Bouthaina Shbib Dabaja
Andrea K. Ng

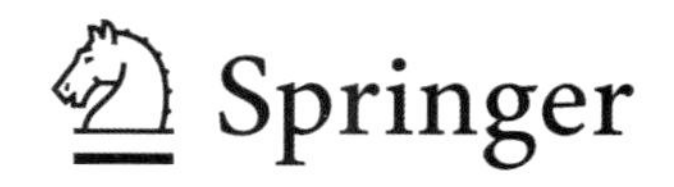

血液系统恶性肿瘤放射治疗
实用图解指南

Radiation Therapy in Hematologic Malignancies
An Illustrated Practical Guide

主　编　〔美〕卜赛伊娜·什比卜·达巴贾
　　　　　　　安德里亚·K. Ng
主　译　何　侠
副主译　郭文杰　尹　丽

天津出版传媒集团
天津科技翻译出版有限公司

著作权合同登记号:图字:02－2019－96

图书在版编目(CIP)数据

血液系统恶性肿瘤放射治疗 :实用图解指南/(美)卜赛伊娜·什比卜·达巴贾(Bouthaina Shbib Dabaja),(美)安德里亚·K. Ng(Andrea K. Ng)主编 ;何侠主译. —天津 :天津科技翻译出版有限公司,2019.7

书名原文:Radiation Therapy in Hematologic Malignancies: An Illustrated Practical Guide

ISBN 978－7－5433－3929－3

Ⅰ.①血… Ⅱ.①卜… ②安… ③何… Ⅲ.①造血系统－肿瘤－放射疗法－图解 Ⅳ.①R733－64

中国版本图书馆 CIP 数据核字(2019)第 092459 号

Translation from the English language edition:
Radiation Therapy in Hematologic Malignancies
An Illustrated Practical Guide
edited by Bouthaina Dabaja and Andrea K. Ng

授权单位:Springer International Publishing Switzerland
出　　版:天津科技翻译出版有限公司
出 版 人:刘 庆
地　　址:天津市南开区白堤路 244 号
邮政编码:300192
电　　话:(022)87894896
传　　真:(022)87895650
网　　址:www. tsttpc. com
印　　刷:北京市雅迪彩色印刷有限公司
发　　行:全国新华书店
版本记录:787×1092　16 开本　12 印张　240 千字
2019 年 7 月第 1 版　2019 年 7 月第 1 次印刷
定价:128.00 元

(如发现印装问题,可与出版社调换)

译者名单

主　译

何　侠　教授、主任医师、博士生导师、博士后合作导师
江苏省肿瘤医院放疗科　主任
江苏省放疗中心/质控中心　主任
南京医科大学放射治疗教研室　主任

副主译

郭文杰　主任医师
江苏省肿瘤医院放疗科近距离治疗中心　主任

尹　丽　副教授、副主任医师、硕士生导师
江苏省肿瘤医院放疗科　秘书
南京医科大学放射治疗教研室　秘书

译　者(以章节先后为序)

费　倩　南京医科大学第四临床医学院
陈　薇　江苏省肿瘤医院放疗科
解　鹏　江苏省肿瘤医院放疗科
姜雪松　江苏省肿瘤医院放疗科
鱼红亮　江苏省肿瘤医院放疗科
吴俚蓉　江苏省肿瘤医院放疗科
孙秀锦　江苏省肿瘤医院放疗科
顾佳佳　江苏省肿瘤医院放疗科
陈震章　江苏省肿瘤医院放疗科
周宏平　南京医科大学附属明基医院肿瘤中心
钱露茜　南京医科大学第四临床医学院
王婷婷　江苏省肿瘤医院放疗科
冯平柏　江苏省肿瘤医院放疗科

编者名单

Chan Yoon Cheah, MBBS, DMedSc Department of Lymphoma/Myeloma, MD Anderson Cancer Center, Houston, TX, USA

Bouthaina Shbib Dabaja, MD Department of Radiation Oncology, University of Texas MD Anderson Cancer Center, Houston, TX, USA

Andrea Riccardo Filippi, MD Department of Oncology, Board Certification in Radiation Oncology, Torino, Italy

Bradford Hoppe, MD, MPH University of Florida Proton Therapy Institute, Jacksonville, FL, USA

Mario Levis, MD Department of Oncology, University of Torino, Torino, Italy

Yexiong Li, MD Department of Radiation Oncology, Cancer Hospital and Institute, Chinese Academy of Medical Sciences (CAMS) and Peking Union Medical College (PUMC), Beijing, China

N. George Mikhaeel, MD Department of Clinical Oncology and Radiotherapy, Guy's & St Thomas' NHS Foundation Trust and King's Health Partners Academic Health Sciences Centre, London, UK

Sarah A. Milgrom, MD Department of Radiation Oncology, MD Anderson Cancer Center, Houston, TX, USA

Andrea K. Ng, MD, MPH Department of Radiation Oncology, Dana-Farber Cancer Institute, Brigham and Women's Hospital, Harvard Medical School, Boston, MA, USA

Chelsea Pinnix, MD, PhD Department of Radiation Oncology, MD Anderson Cancer Center, Houston, TX, USA

Cristina Piva, MD Department of Oncology, University of Torino, Torino, Italy

John P. Plastaras, MD, PhD University of Pennsylvania, Philadelphia, PA, USA

Umberto Ricardi, MD Department of Oncology, University of Torino, Torino, Italy

Grace L. Smith, MD, PhD, MPH Department of Radiation Oncology, MD Anderson Cancer Center, Houston, TX, USA

Lena Specht, MD, PhD Departments of Oncology and Hematology, Rigshospitalet, University of Copenhagen, Copenhagen, Denmark

Stephanie Terezakis, MD Johns Hopkins School of Medicine, Baltimore, MD, USA

Richard Tsang, MD Department of Radiation Oncology, University of Toronto, Princess Margaret Cancer Centre, Toronto, ON, Canada

Andrew Wirth, MB, BS, MD Department of Radiation Oncology, Peter MacCallum Cancer Centre, East Melbourne, VIC, Australia

中文版序言

血液系统恶性肿瘤与实体瘤存在差异,随着基础及转化研究的深入,人们的认识水平日益加深,新的有效药物不断涌现,而影像学技术特别是PET-CT、MRI,以及放疗技术、设备的进步,也使得血液系统恶性肿瘤的治疗较过去发生了明显变化。放射治疗作为局部治疗,与化疗、免疫靶向药物及手术等进行合理的联合应用,使得血液系统恶性肿瘤患者的临床疗效及生活质量有了革命性的飞跃。

近年来,放射治疗技术得到了迅速发展,调强放疗、图像引导放疗及其他新技术方法等,对恶性肿瘤治疗产生了巨大影响。现代放疗技术使精确定位、靶区勾画及给量成为可能,实现了肿瘤局部控制率和生活质量的双赢,对血液系统恶性肿瘤的临床治疗也产生了一定的影响。此书内容上不仅反映了血液系统恶性肿瘤综合治疗的进步,更是对其中放射治疗的新变化进行了系统、详细的阐述,这对当前血液系统恶性肿瘤放射治疗临床实践具有非常好的指导作用和参考价值。

江苏省肿瘤医院是国内最早开展放射治疗的肿瘤中心之一,也是江苏省放射治疗中心和放射治疗医疗质控中心,各类放射治疗技术开展较早,技术水平属国内领先。何侠教授是南京医科大学放射治疗教研室主任,是江苏省放射治疗学科带头人,在国内肿瘤放射界也享有极高的声誉。由何侠教授组织相关专家及学术骨干翻译的《血液系统恶性肿瘤放射治疗:实用图解指南》一书,实用性强,学术内涵丰富,可作为放射肿瘤医师、肿瘤内科及血液科医师的参考书,是广大血液系统肿瘤研究工作者的专业教材,特别对致力于血液肿瘤专科的相关医务人员来说,本书具有重要的学习价值。

中国医学科学院肿瘤医院 放疗科

李晔雄

中文版前言

血液系统是身体的重要构成部分,血液系统恶性肿瘤发病率有逐年升高的趋势。随着免疫学、遗传学、发病机制及临床诊治研究的深入,血液系统恶性肿瘤的治疗策略及方案较过去有了较大改进,如何实现患者生存及生活质量的最大获益,是当前的临床挑战。

放射治疗与手术治疗、药物治疗共同组成肿瘤三大治疗手段。放疗在多种血液恶性肿瘤的治疗中占有不可或缺的重要地位,而随着生物学、遗传学、影像学及免疫靶向药物等的发展,血液系统恶性肿瘤诊治水平已经进入了新阶段,放疗与其他治疗手段的合理联合,使得个体化治疗临床实践成为可能。

本书结合各类血液系统恶性肿瘤的具体病例,展开疾病诊断及治疗方向的详细阐述,图文并茂,深入浅出,重点对放射治疗的作用及应用特点进行讲解,并提出思考及展望,有助于读者更好、更全面地掌握血液恶性肿瘤的现代综合治疗。特别对当今血液系统恶性肿瘤放疗的价值、具体的实施方式、剂量和时机等,做了详细的经验总结并提出了未来的研究方向。本书层次分明、重点突出,很好地体现了血液系统恶性肿瘤临床诊疗工作的"规范化"和"个体化"。我们组织临床一线骨干及从事肿瘤学研究的高校人员对本书进行了翻译,旨在为广大血液系统肿瘤临床放疗医师及研究人员提供参考,提高诊治与研究水平,并使患者受益。

参与本书翻译的人员来自临床一线及高校,受思维方式、参考资料等限制,部分词条翻译会存在差异。希望同行们指正,也敬请读者给予谅解。

最后,感谢在此书翻译过程中做出努力和给予帮助的所有专家及同仁。

江苏省肿瘤医院放疗科主任
江苏省放疗中心/质控中心主任
南京医科大学放射治疗教研室主任

2018年11月于江苏南京

致　谢

身为一名医者，同情心指引我善待每一位患者，这也是我的双亲 Mariam 和 Shbib 灌输给我的理念。我年幼时成了一名孤儿，经济非常困难，感谢我的兄弟 Diaa 和 Safi，是他们的无私付出和帮助，使我得以渡过难关、获得成功。感谢我的丈夫 Mohammad，他是我的希望源泉，在他的不断鼓励下，生活有了更多意义。感谢我的伯乐 James Cox，他给予我很多难得的机会，在他的引领下我选择了现在的职业。感谢我的导师和楷模 Hagop Kantarjian，一直以来给予了我莫大的帮助和支持，他就像一盏明灯，指引着我在专业领域里全方位成长。最后，感谢我的孩子 Zaynab 和 Abbas，成为你们的母亲是我此生最大的荣耀。

目　录

第 1 章

霍奇金淋巴瘤

Stephanie Terezakis,John P. Plastaras

摘 要

本章我们针对霍奇金淋巴瘤(HL)的典型病例的疾病评估和治疗策略展开详细讨论,重点关注放射治疗的作用。

早期预后良好型患者的综合治疗

临床表现

23岁男性患者,2014年1月因“右颈无痛性包块”首诊,既往有链球菌感染和单核细胞增多症病史。患者少量夜间出汗,否认盗汗、发热、消瘦、畏寒和皮肤瘙痒,经验性地使用了阿莫西林(2周)抗感染治疗,症状无明显改善。细针穿刺活检提示非典型性淋巴细胞浸润,高度怀疑为HL。流式细胞仪没有发现异常细胞群。行切除活检1周后病理证实为HL,结节硬化型。实验室检查血细胞计数(CBC)、血生化(CMP)、红细胞沉降率(ESR)均在正常值范围内。颈、胸、腹、盆腔CT提示右侧颈部Ⅱ~Ⅲ区淋巴结肿大,最大横径5.2cm。后行PET-CT检查,提示右颈多个转移性淋巴结,SUV最大值为8.2(图1.1和图1.2),其余部位未发现明显FDG浓聚病灶。

S. Terezakis, MD (✉)
Johns Hopkins School of Medicine,
401 N. Broadway, Suite 1440, Baltimore,
MD 21231, USA
e-mail: stereza1@jhmi.edu

J.P. Plastaras, MD, PhD
University of Pennsylvania,
3400 Civic Center Blvd. TRC4W, Philadelphia,
PA 19104, USA
e-mail: Plastaras@uphs.upenn.edu

病理

最终病理证实为结节硬化型HL,也称经典型HL(NSHL)。NSHL是由淋巴细胞为主的背景下CD15+的R-S细胞所构成。NSHL通常具有特征性的胶原带,胶原带将淋巴结分成多个小结节,小结节内包含一个R-S细胞变异体,称为“陷窝细胞”。虽然NSHL可见于所有年龄,但相比儿童(44%),NSHL在青少年(77%)和成年人(72%)中更为常见[1]。NSHL通常沿着相邻的淋巴结区域浸润,正如本病例表现为右颈Ⅱ~Ⅲ区淋巴结广泛受累。

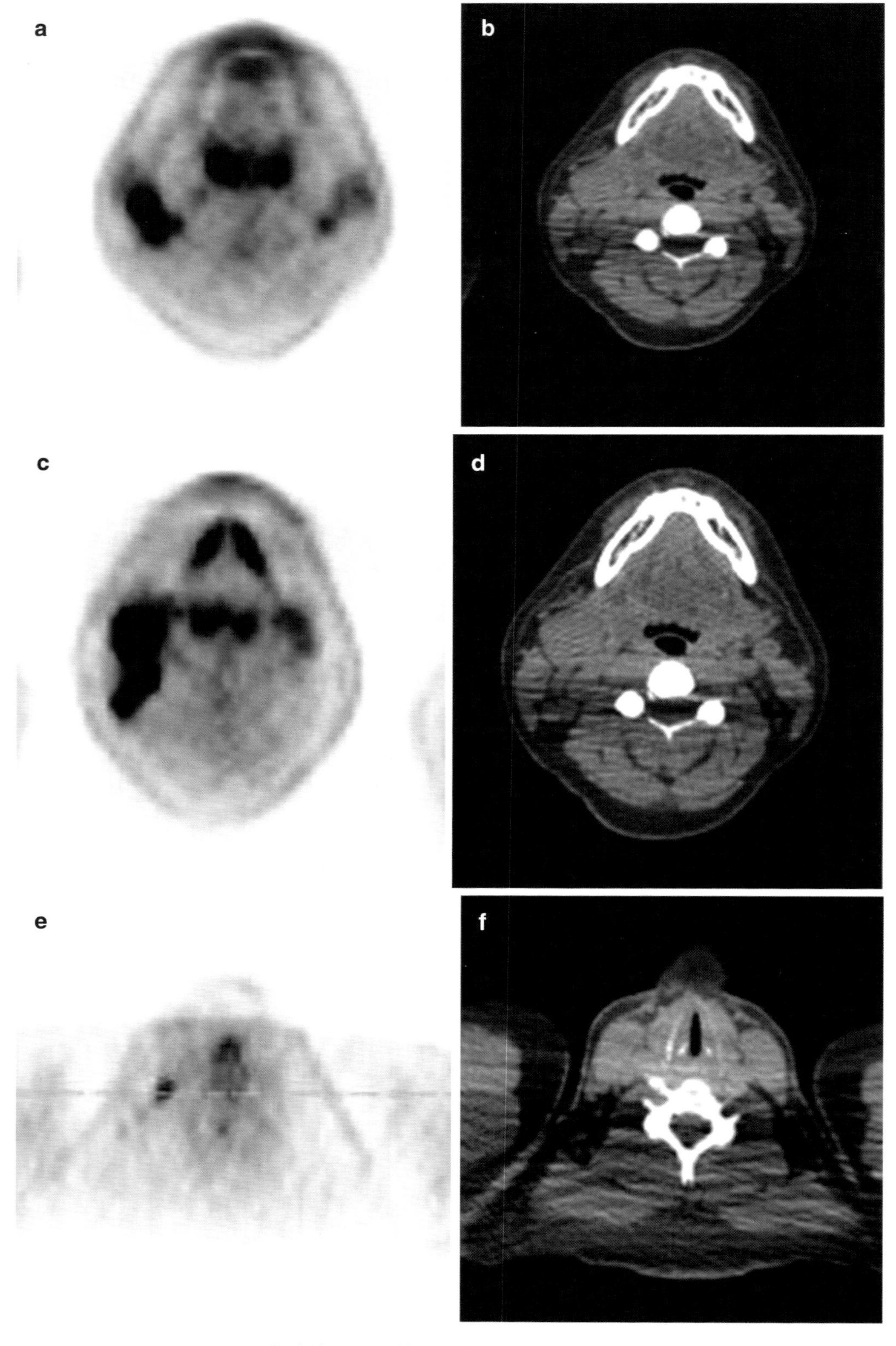

图1.1 化疗前PET-CT轴位图像，显示右颈部病灶的范围。

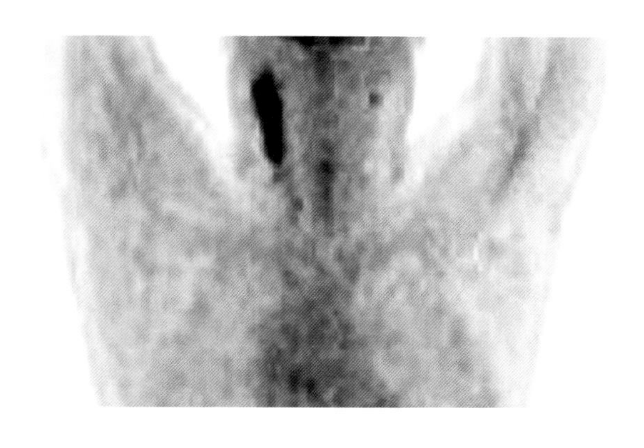

图1.2 化疗前PET-CT冠状位图像,显示病灶的范围。

分期和预后因素

明确病理后,对患者进行临床分期。首先进行详细的病史采集和体格检查。实验室检查包括血常规、血生化、肝功能检查(包括白蛋白)。检测急性时相反应蛋白,包括血沉和C反应蛋白。合并B组症状或Ⅲ期、Ⅳ期的患者应进行骨髓活检。鉴于该患者为IA期,因此没有进行骨髓活检。影像学检查包括头、胸、腹及盆腔增强CT,以进一步评估受累范围[1]。腹盆腔增强CT可以明确腹膜后及盆腔淋巴结是否受累。HL累及肝脏或者脾脏时,可以从CT上看到异常密度区域。^{18}F-FDG PET-CT目前被认为是HL最佳的功能影像学检查手段[2],对于分期而言必不可少。PET显示异常亲和力的区域与肿瘤的侵犯有关。在评估治疗中和治疗后的反应时,PET检查也是至关重要的。经典型HL完成2~3个周期化疗后,后续采用初始方案还是更换方案,PET-CT结果具参考价值[3-5]。治疗期间,PET检查阴性提示预后较好。但鉴于以往研究中PET-阳性患者的样本量较小,最终结论仍需要进一步的研究证实。对于化疗疗效欠佳需要增加化疗强度的患者,早期进行代谢成像可减少这些患者的化疗毒性反应[6]。多项大规模临床试验在化疗结束后行PET复查,用以指导是否进行放疗和照射部位,特别是晚期HL[7,8]。为客观判断化疗反应,目前正在进行中的临床研究及临床指南均使用多维尔(Deauville)评分标准,该标准基于纵隔内血池和肝脏的摄取程度[9]。了解化疗早期和化疗结束后患者的反应,有助于临床医生为HL患者制订个体化基于危险分层的治疗方案。目前,早期HL患者的HD10研究结果仍然是基石。

除了影像学表现外,还有一些其他的预后因素:分期、受累区域个数、大肿块、B组症状、实验室检查(包括血沉)及年龄。晚期(Ⅲ期或Ⅳ期)患者预后更差[10]。B组症状是细胞因子分泌的结果,可以视为疾病具有生物学侵袭性。血沉、血红蛋白水平和血浆白蛋白水平均为不良预后因素[11]。根据以上预后因素,HL被分为预后良好型或者预后不佳型,不同的淋巴瘤协作组织所纳入的预后评估标准有所不同(表1.1)。因此,在对临床研究的数据进行分析时,要明确两种预后类型("良好"和"不佳")的具体定义,这对于选择恰当的治疗方案至关重要。

本例患者是年轻人,没有B组症状及大肿块,病变局限在右颈,实验室检查结果均在正常范围。因此,无论根据哪个定义标准,该HL患者均为预后良好型。

治疗方案

已有随机对照研究证实,预后良好型患者降低放疗剂量可行。德国霍奇金淋巴瘤研究组(GHSG)HD10研究采用2×2设计,患者接受2或4周期ABVD化疗,随后行受累野放疗(IFRT)20 Gy或30 Gy。不同化疗周期或放疗剂量组之间,5年无治疗失败和总体生存均未发现显著性差异[12]。值得关注的是,GHSG对于良好预后的定义,不同于欧洲癌症研究与治疗组织(EORTC)和加拿大国立癌症

表 1.1 各协作组织中不良预后因素的定义

德国霍奇金淋巴瘤研究组（GHSG）
1. 血沉>50 mm/h（无 B 组症状），血沉>30mm/h（有 B 组症状）
2. 纵隔/肿块 MMR >0.33
3. 淋巴结受累区域>2
4. 任何结外病变
欧洲癌症研究与治疗组织（EORTC）
1. 年龄≥50 岁
2. 血沉>50mm/h（无 B 组症状），血沉>30mm/h（有 B 组症状）
3. 纵隔/胸廓 MTR >0.35
4. 淋巴结受累区域>3
加拿大国立癌症研究所（NCIC）
1. 年龄≥ 40 岁
2. 混合细胞型或淋巴细胞消减型
3. >50mm/h 或有 B 症状
4. 纵隔/肿块 MMR >0.33 或病灶直径>10cm
5. 淋巴结受累区域>3

MMR，纵隔肿物比，即纵隔肿物最大径/胸腔最大径。MTR，纵隔胸腔比，即纵隔肿物最大径/T5~T6 水平胸腔最大径。

研究所（NCIC）（表1.1）。本例患者符合HD10研究中的预后良好型，推荐采用两个周期ABVD方案化疗，再给予局部放疗20Gy。

由于放疗后存在远期毒副反应，有学者提出能否以单独化疗取代放化疗，有多项研究就此展开探讨。但这些研究中，患者的纳入标准、治疗方案和技术上存在较大差异，所以很难给出确切的解释。较为一致的结论是单独化疗组复发率增加。EORTC-GELAH9-F研究纳入619例预后良好型早期HL患者[13]，6周期EBVP方案（表柔比星、博来霉素、长春新碱、泼尼松）化疗并获得完全缓解后，随机进入观察组、20Gy受累野放疗组和30Gy受累野放疗组。两个放疗组4年EFS无统计学差异（20Gy组84%对30Gy组87%），观察组4年的EFS显著减少为70%（*P*<0.001），基于该研究的预先设定条件，观察组被提前终止。值得注意的是，与其他设计类似的研究相比，H9F研究中化疗强度偏弱，可能会导致观察组EFS下降[14]。

同样地，在NCIC-ECOG HD6研究中，共纳入405例早期非大肿块HL，随机分配入组，接受4~6周期ABVD化疗组或者次全淋巴结照射（STNI）±2周期ABVD方案化疗组，与单独化疗组相比，联合治疗组12年FFDP有改善的趋势（92%对87%，*P*=0.05）。亚组分析显示，预后不良型患者接受联合治疗，FFDP明显优于单独化疗（94%对86%，*P*=0.01）[15]，但总生存率却呈现下降（87%对94%，*P*=0.04）。由于该项研究中的联合治疗组，早期毒性反应或非肿瘤性死亡的发生比例较高，导致患者未行放疗总生存率反而未明显下降。因此，就此研究而言，放疗组总生存率低于单独化疗组这个结论并不能完全确立。此外，HD6研究中放疗采用扩大野的STNI照射，没有采用现代的受累野照射，而这种扩大野照射技术在临床早已不再使用，这一点也引起了较大争议。HD6研究的结论不支持联合治疗，于是支持单独化疗的学者提出，4~6个周期ABVD方案可以获得良好的生存结果[14]。但由于现代放疗技术进步——采用受累野，靶区范围缩小，剂量降低，综合治疗与单纯化疗的作用仍有待进一步确定。

为进一步明确放疗在联合治疗中的影响，将五项临床试验纳入荟萃分析，最终结果显示去除放疗后，复发率增加[16]。另两项基于SEER数据库的分析显示，早期HL患者采用单独化疗，总生存率降低[17,18]。

考虑到患者的生存结果以及挽救治疗的疗效，如果发生严重放疗晚期副反应的风险较大时，也可选择单独化疗。但选择单独化疗时需要做权衡，化疗强度或周期数都需要做相应增加，以防止肿瘤复发后需要进行高剂量放疗和(或)干细胞移植,从而带来更大的毒副反应。究竟对患者增加治疗还是减少治疗，对治疗中PET阴性的患者免于放疗是否还能获得良好的生存结果,当前有临床研究正在进行中。虽然这一治疗策略有一定前景，但是治疗期间的PET结果是否具有预后价值,并且其是否可用于指导成年患者的风险分层治疗目前尚不清楚。比如,在H10试验中，预后良好组患者接受两个周期ABVD方案化疗后,PET结果显示阴性,患者后续未行放疗,而是继续行第三周期化疗。但该试验组由于治疗失败率过高而被提前终止,该组患者在全部3周期化疗结束后接受了放疗。首次中期分析显示,试验组中有16例发生疾病进展,而对照标准组仅7例。研究结果评估机构认为,试验组取得预期非劣效性结果的可能性不大,因此该研究被提前关闭[19]。英国国立癌症研究的RAPID试验，也对早期(Ⅰ/Ⅱ期、不合并B症状及纵隔大肿块)患者治疗中期PET结果的作用进行了研究,3个周期ABVD化疗后PET阴性的患者被随机分入观察组或者IFRT组，该研究属非劣效性设计，中位随访45.7个月。两组3年PFS相近(IFRT组93.8%对观察组90.7%),PFS差异的95%可信区间已超出预设7%的非劣效性界值。另外,被分入IFRT组的患者中,有多数实际上未行放疗。通过二次分析,发现IFRT组3年PFS有明显的改善(3年PFS RT组:97.1%对无RT组:90.8%,P=0.02)。由于该研究的意向性分析显示3年PFS无差异，但符合方案分析却显示存在显著差异，因此该研究的结果很难去做进一步的分析解释[20]。

放疗靶区和技术

近年霍奇金淋巴瘤化疗领域进展迅速,在当前的有效化疗背景下,累及野(IFRT)照射已取代扩大野(EFRT)照射,成为标准的放疗技术,并获得多项随机对照研究证实。早期患者选择单独化疗，容易出现原受累淋巴结区的复发。为尽可能地缩小照射范围,照射野只包括原受累的淋巴结区，不包括其周围的正常组织[21],EORTC-GELA引入了“INRT”的概念[22],利用已获得的临床信息,包括化疗前后的CT和FDG-PET影像等来勾画靶区。INRT的应用，要基于化疗前治疗体位的PET-CT扫描与定位模拟CT扫描的融合。

但通常情况下,患者化疗前、治疗体位下的影像学资料难以获得。因此,提出累及部位照射(ISRT)指南:靶区仅包及初始累及淋巴结区,在缺少化疗前影像或者无法精确融合影像的情况下,允许靶区边界适当扩大[23]。ISRT照射的提出，是在照射技术及PET-CT、3D和4D CT、适形放疗、图像引导技术应用的背景下产生的,取代了过去基于2D治疗计划和骨性结构解剖的IFRT照射。

本例患者采用ISRT照射受累淋巴结区(图1.3)。化疗前GTV包含初始受累区域。患者化疗反应好,复查PET-CT未发现FDG浓聚灶。虽然PET评估疗效达到完全缓解(CR),但化疗后CT影像上仍显示存在残留病灶,将CT显示的残留病灶包入化疗后GTV。CTV包括化疗前GTV的上下纵向区域,不包括轴向区域(图1.2)。根据肿瘤周围正常结构解剖位置的变化,对CTV行适当调整。患者颈部使用了可重复的定位装置固定,CTV外扩5mm形成PTV。与纵隔不同，不需要做过大的外扩(图1.3和图1.4)。

采用3D适形放疗,20Gy低剂量照射,分割剂量2Gy。AP/PA方向照射,放置楔形板以保证靶区剂量均匀性更优(图1.5)。

治疗后评估

既往采用EFRT技术，患者放疗后出现远期副反应较多，有多项研究对此进行报

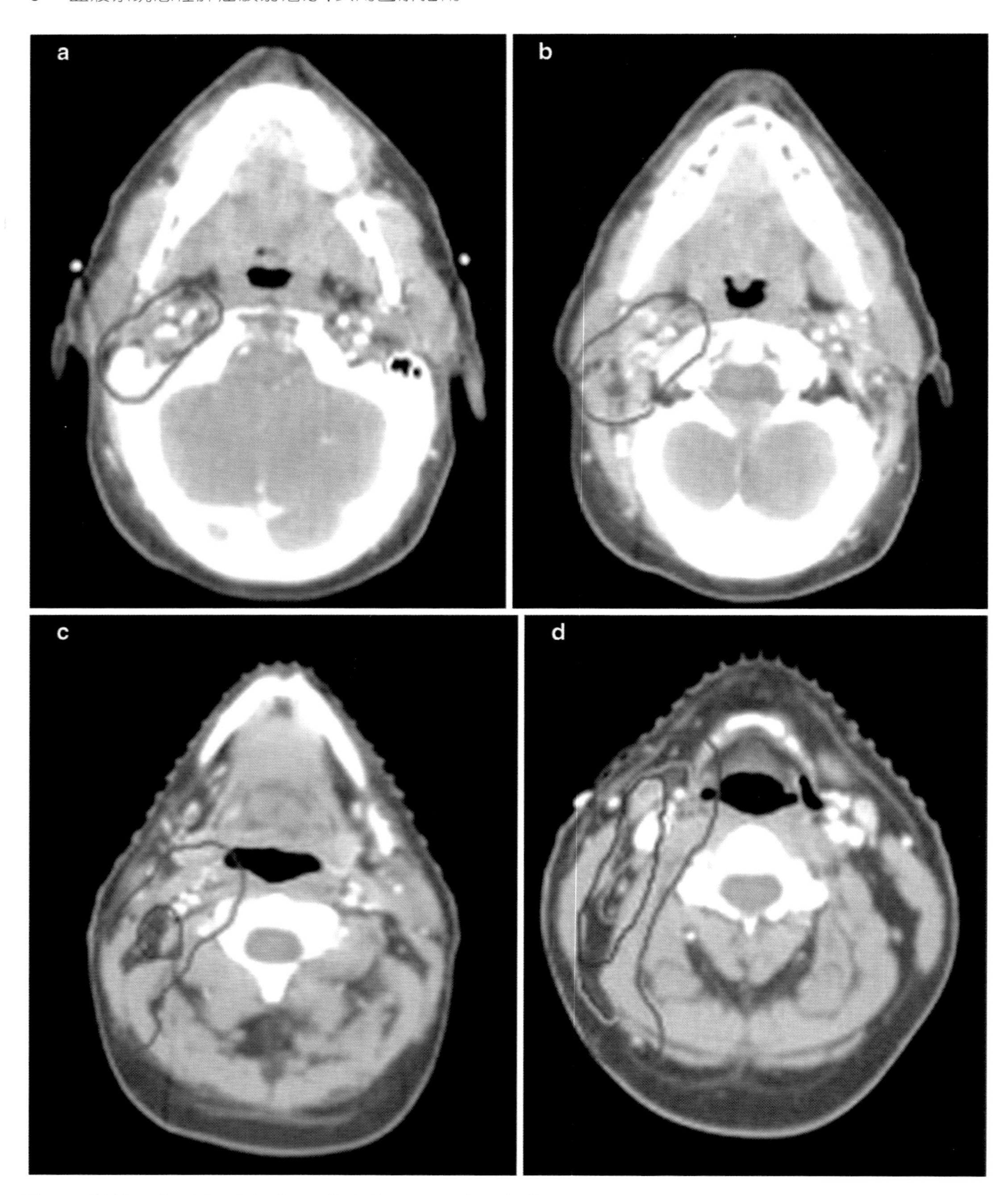

图1.3 模拟CT靶区勾画（轴位）。化疗前GTV（红色），化疗后GTV（绿色）、CTV（浅蓝色）、PTV（粉色）。（待续）

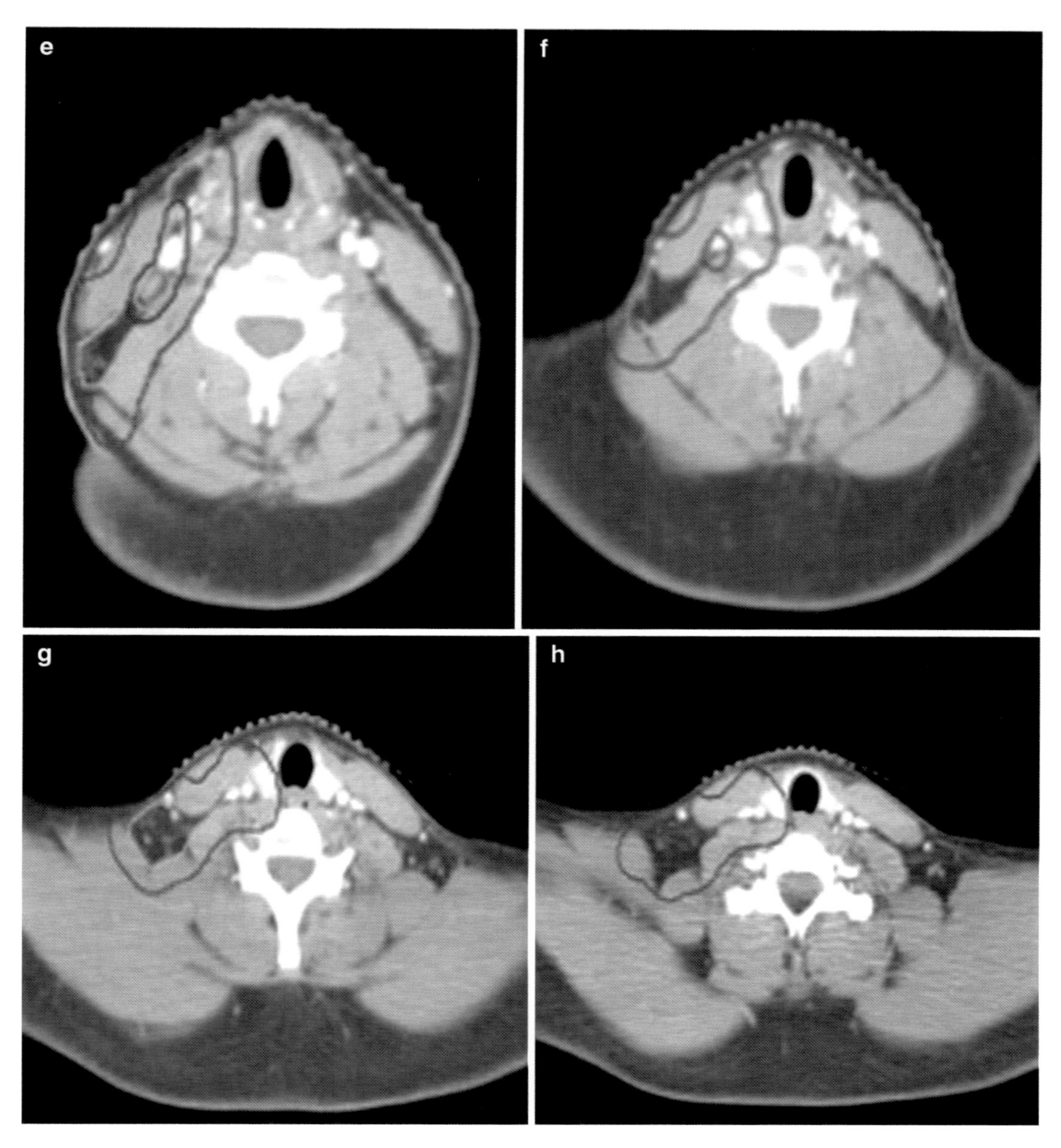

图1.3(续)

道。但近年霍奇金淋巴瘤的放疗已趋于“缩野”及“减量”。该患者在放疗过程中发生了1级乏力和1级食管炎。治疗后两年内无乏力和食管炎，也没有相关后遗症。鉴于其ISRT部位,长期随访中要着重甲状腺功能评估。

对患者的长期随访非常重要,有助于理解如何采用ISRT和INRT来缩小照射野,减少相关的远期副反应[24]。另外,使用缩小野照射的数据显示，采用INRT或者ISRT并没有降低临床生存获益。Paumier等报道,按照EORTC-GELA指南对早期HL患者行INRT,5年PFS为92%[25]。同样,Filippi等对ⅡA期患者采用ISRT技术,3年无复发生存率达99%[26]。目前GHSG开放的HD17试验,入组初诊中期患者,在两周期加强BEACOPP方案和两周期ABVD方案化疗后,以FDG-PET进行评估。患者随机分

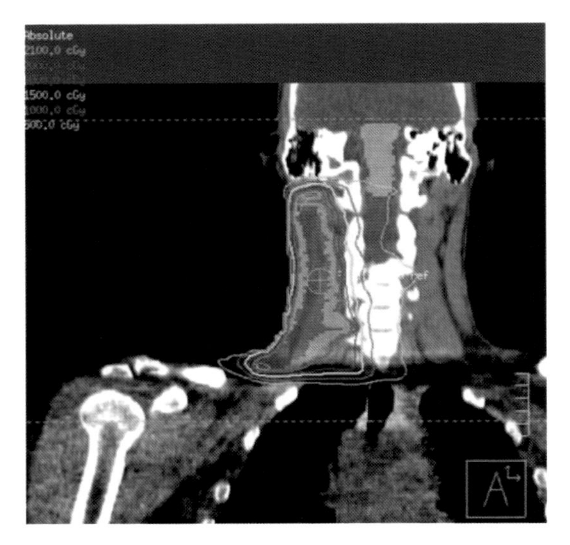

图1.4 调强放疗计划显示100%等剂量线（红色）覆盖的CTV范围（深黄色阴影）。

入标准组或试验组，标准组指无论PET结果如何，患者接受标准IFRT治疗，而试验组PET阴性的患者，则进行观察；如果PET结果阳性，则继续接受INRT。

早期预后不良型患者的综合治疗

临床表现

28岁男性患者，劳累后出现呼吸困难和胸痛。胸部X线片显示纵隔增宽，胸部CT显示前纵隔一个9.5cm×5cm×4.5cm肿块，双侧锁骨上淋巴结肿大，伴心包积液（图1.5）。行锁骨上淋巴结切除活检，病理结果为经典型NSHL。

分期、预后因素

患者病史特点为近两个月进行性加重的劳力性呼吸困难，无B组症状和上腔静脉综合征。体格检查示左锁骨上区活检瘢痕愈合良好，右锁骨上区略饱满，未见其他部位淋巴结肿大。实验室检查提示全血细胞计数正常，血沉12mm/h。PET-CT检查示FDG高摄取病灶局限在双侧锁骨上窝和前纵隔

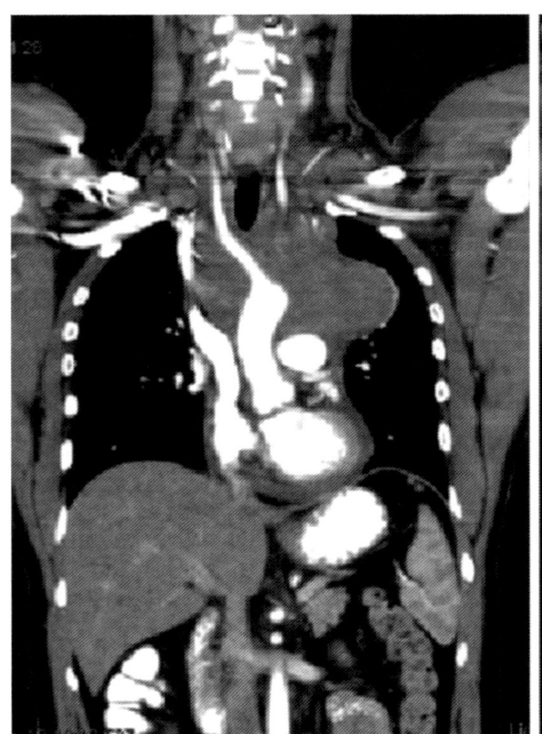

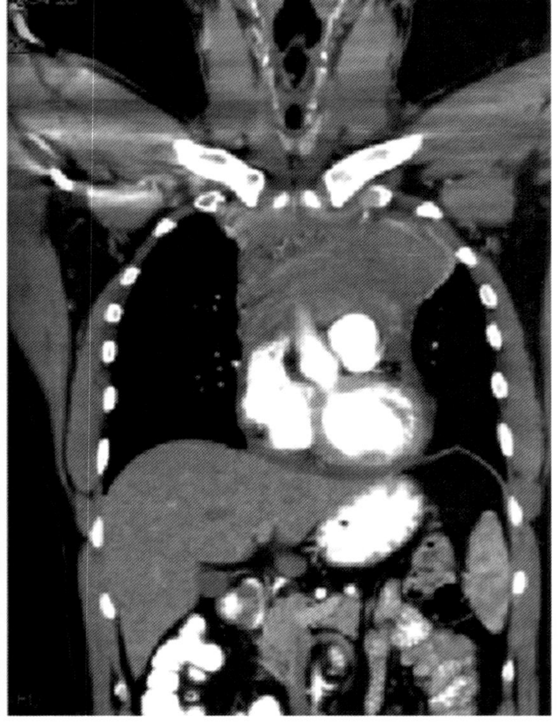

图1.5 化疗前CT冠状位图像，注意颈部两侧病灶、纵隔内肿块以及心包积液。

(图1.6)。虽然存在心包积液,但没有心包淋巴结病或者横膈下病变。

该患者无B组症状,实验室检查均在正常值范围内。无大肿块,病灶最大横径小于10cm,MMR<0.33。共有三处病灶(两侧锁骨上和纵隔),根据GHSG标准,该患者属预后不良型,但根据EORTC标准,属预后良好型。

治疗方案

预后不良的早期患者,除ABVD方案外,研究者们还探索了其他化疗方案、最佳化疗周期和最佳放疗剂量等。EORTC的HD11试验、H9U试验[27,28],比较了4~6个周期ABVD化疗与4个周期BEACOPP化疗后,给予20~30Gy IFRT的疗效。EORTC H9U试验中,接受BEACOPP或ABVD化疗的患者,未发现4年EFS或OS上的差异。GHSG HD11试验中,4周期BEACOPP+20Gy IFRT组较4周期ABCD+20Gy IFRT组5年无治疗失败(FFTF)显著增高,但接受BEACOPP+30Gy IFRT的患者,5年的FFTF与ABVD组无差异。接受BEACOPP方案的患者发生严重的毒性反应比例较高。

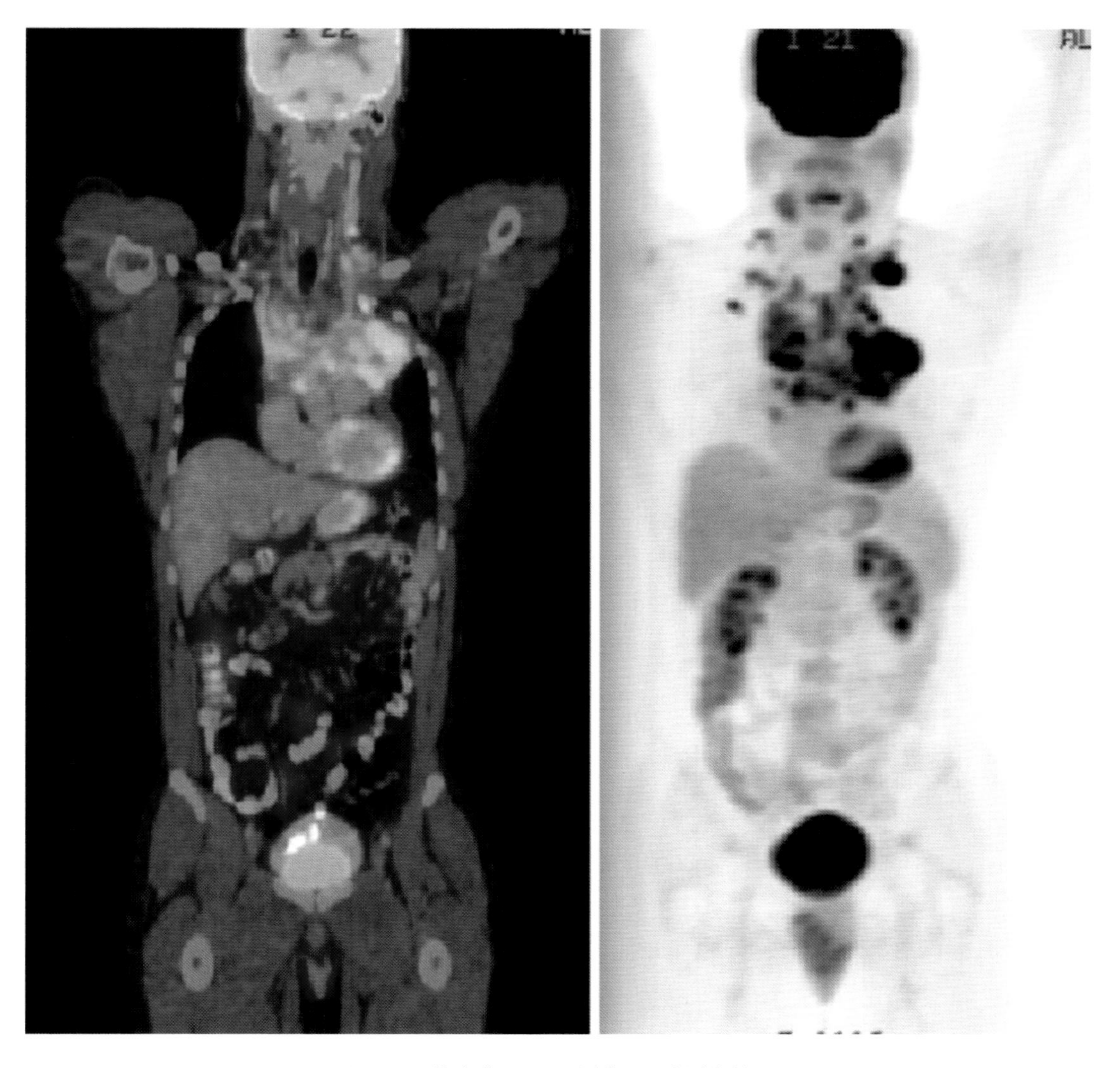

图1.6 化疗前PET-CT图像,显示原发灶。

GHSG的HD14试验[29],对比了4个周期ABVD化疗和2个周期的BEACOPP加2个周期ABVD(2+2方案),随后再予以30Gy IFRT。尽管2+2方案显著改善了5年的FFTF,但也带来了更多的毒性并且总生存率方面并没有获益。E2469试验中对Ⅰ期和Ⅱ期大肿块患者进行了亚组分析,发现ABVD加放疗与Stanford V相比,5年FFTF和OS无统计学差异[30]。鉴于以上数据,在北美地区,ABVD仍然是预后不良型早期患者最广泛接受的化疗方案。关于化疗周期的问题,EORTC-H8U和EORTC-H9U试验[27,31]这两项研究均表明,4个周期和6个周期化疗其EFS没有差异。这表明对于早期患者而言,4个周期的化疗是足够的。但值得注意的是,GSHG HD11试验排除了ⅡB期、有纵隔淋巴结肿大或者结外病变的患者。对于具有多种危险因素的早期患者,应考虑进行更多疗程的化疗。

GSHG HD11试验中曾探讨过预后不良型患者最佳放疗剂量的问题[28]。4个周期的BEACOPP或者ABVD后,比较20Gy和30Gy IFRT的疗效。中位随访82个月,5年的FFTF率分别为81.1%、85.3%、86.8%和87.0%。30Gy IFRT组中患者采用BEACOPP或ABVD方案,5年的FFTF率无统计学差异。但4个周期ABVD后予以20Gy的IFRT组患者,5年FFTF明显较差。作者认为,对于早期预后不良型HL患者,4个周期ABVD加30Gy IFRT是最佳的治疗方案。尽管GSHG HD11结果不支持4个周期ABVD后降低放疗剂量,但有一项单中心研究结果表明,化疗后完全缓解的患者予以20~25Gy 的照射剂量是足够的[32,33]。

根据GSHG标准,该患者应为预后不良型,唯一的不良因素即有三处病灶。患者接受了完整的4个周期ABVD化疗,获得了完全缓解,随后接受了ISRT(30.6Gy,17次)。

放疗靶区和技术

ISRT用来照射原发受累淋巴结,包括双侧锁骨上和纵隔淋巴结。图1.7a、b显示了在计划CT上的CTV和PTV,CTV的勾画没有考虑心包积液,因为心包积液通常都是反应性的。如果将其纳入靶区必然会增加心脏的照射剂量。

患者为手臂向下体位(这对于年轻女性尤为重要,为了将乳房组织局限在照射野内)。采用深吸屏气(DIBH)技术,以降低肺、心脏和大血管的照射剂量。蝴蝶IMRT技术使用前射线300°~380°和后射线160°~210°,以限制侧面低剂量照射。图1.8a、b是冠状位和横断面的剂量分布图像,图1.9是DVH曲线。采用IMRT和DIBH技术使得心脏的平均剂量为5.4Gy,肺的平均剂量为8.8Gy。左冠状动脉的平均剂量为7.1Gy。

治疗后评估

患者在治疗结束后出现了食管炎和轻度乏力的副反应。1个月的随访后,这些症状逐渐消失。随访中每年行甲状腺功能检查。远期心脏风险相较于采用大野高剂量照射的患者要明显降低。当然,患者还可以通过降低传统的心血管疾病危险因素取得生存获益,包括高血压、高脂血症、糖尿病和一些生活方式的调整(健康饮食,规律运动,不吸烟)。治疗后10年要对患者进行基本的心脏功能评估,包括休息和负荷状态下的超声心动图检查。如果患者有吸烟史,10年内每年需要进行低剂量胸部CT检查。

难治性和复发性疾病

临床表现

37岁男性患者,2009年初诊上纵隔典型

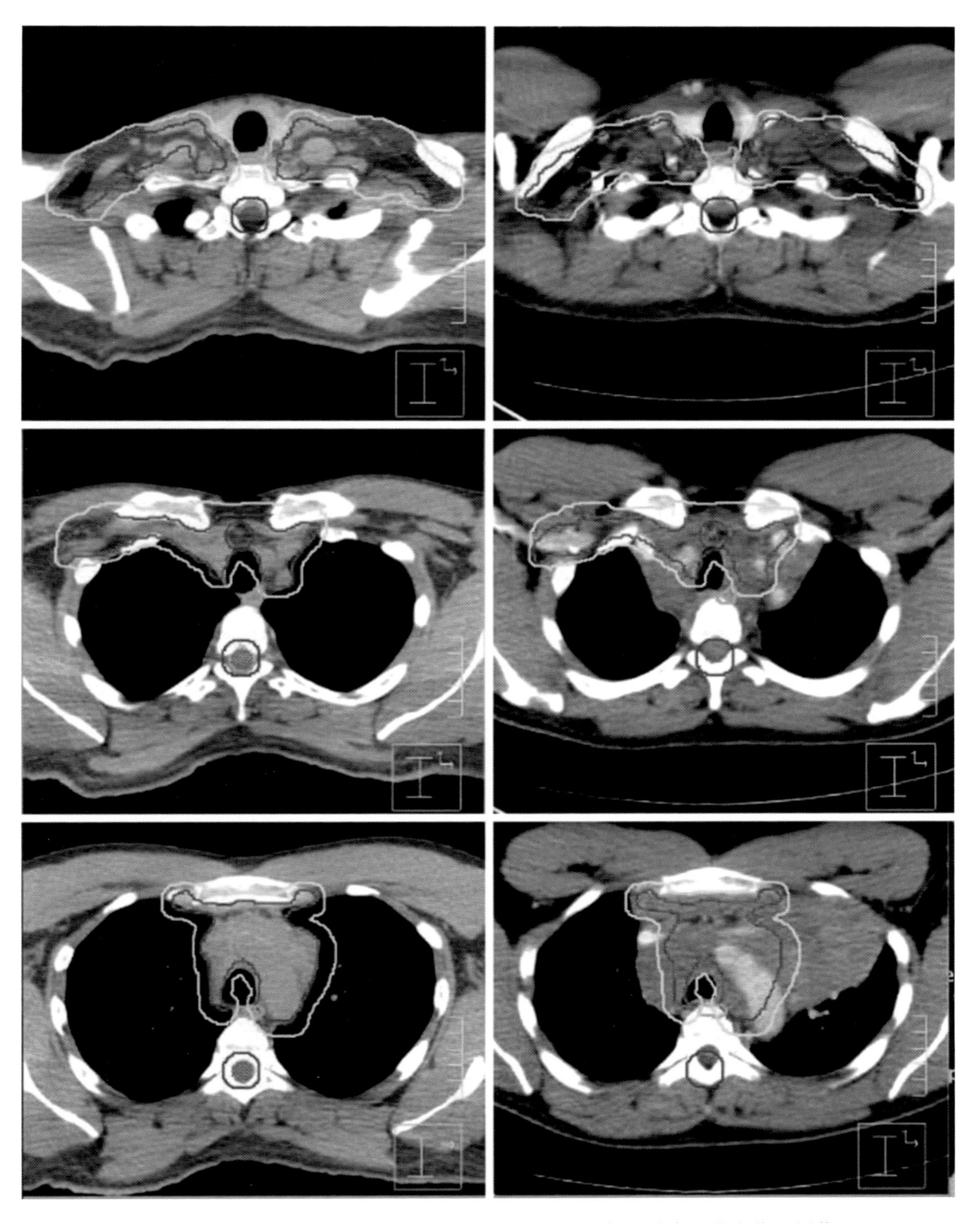

图1.7　CTV(红色),PTV(绿色)。左侧是模拟CT,右侧是融合了化疗前CT图像。

性HL。接受了6个周期ABVD化疗,没有辅助治疗。6个月后,患者纵隔处复发,接受了ICE方案(例如,异环磷酰胺、卡铂和依托泊苷)的挽救治疗,随后予以白消安/环磷酰胺准备方案后行外周干细胞移植,后达到CR。3年后,随访CT检查发现上纵隔出现复发。PET-CT证实上纵隔气管前有一个3cm×1.9cm淋巴肿块,SUV值为11.5,向下侵犯到胸骨后前纵

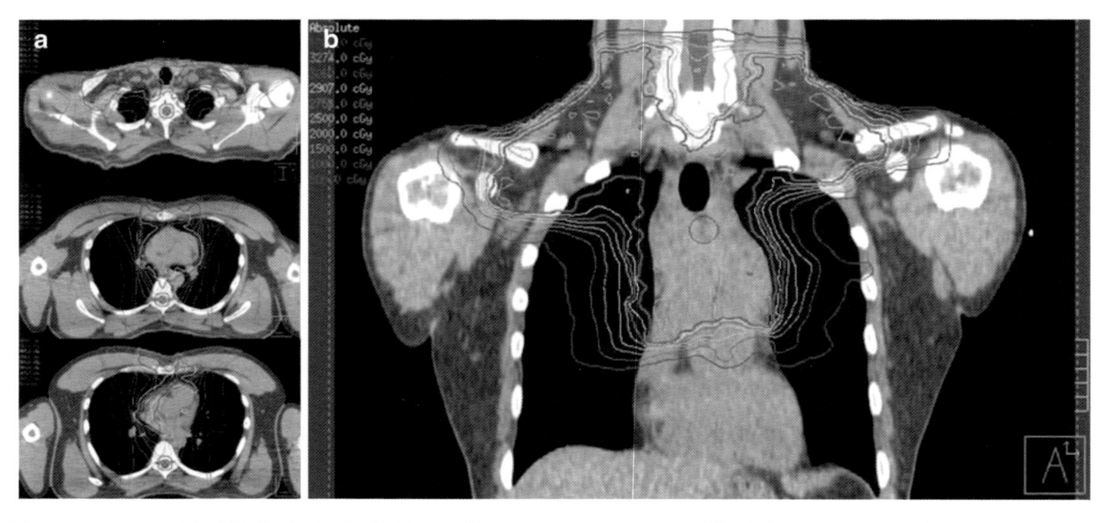

图1.8　(a)100%等剂量线(红色)覆盖的PTV范围,避开了左室和左冠状动脉。(b)冠状位等剂量线,运用“蝴蝶技术”限制了低剂量区域的范围,使用IMRT降低了心脏各个结构的剂量。

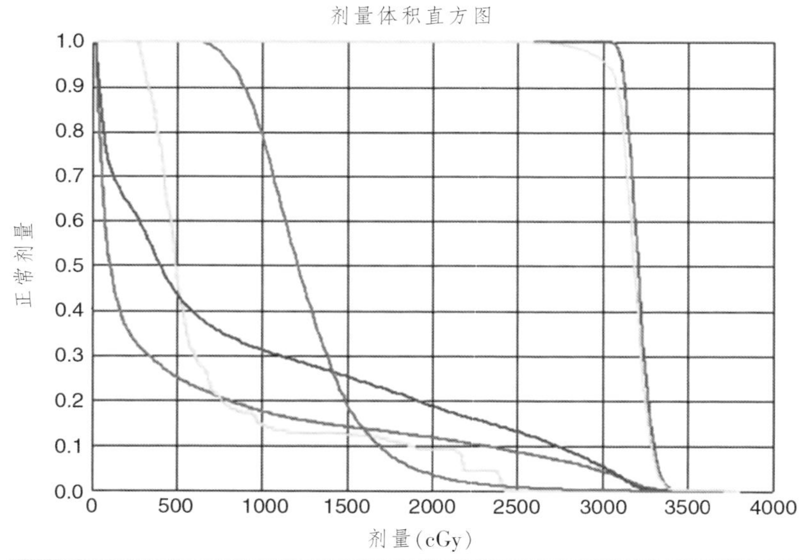

ROI Statistics

Line Type	ROI	Trial or Record	Min.	Max.	Mean	Std. Dev.
	iCTV	Apprvd	2654.1	3734.6	3208.7	67.7
	Heart	Apprvd	17.3	3523.0	542.3	897.6
	LCA	Apprvd	268.0	2430.3	707.4	569.3
	Lungs	Apprvd	13.2	3551.1	877.6	1006.7
	larynx	Apprvd	408.9	3177.2	1259.2	339.4
	pPTV_3060	Apprvd	1756.9	3734.6	3175.3	104.2

图1.9　危及器官的剂量值,尤其是肺(蓝色)、心脏(粉色)。

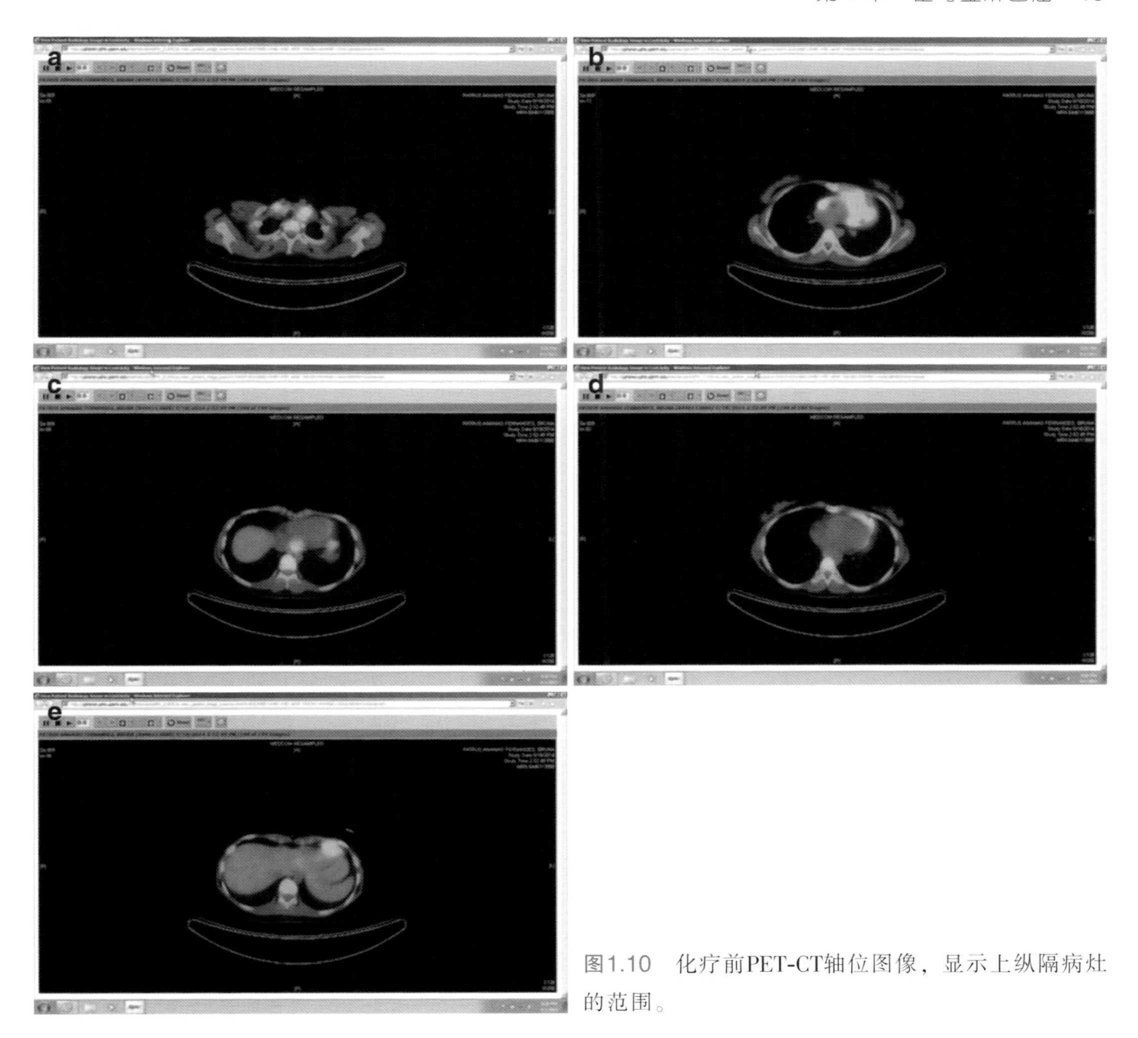

图1.10　化疗前PET-CT轴位图像，显示上纵隔病灶的范围。

隔3.7cm×1.5cm(图1.10)。未发现其他疾病。通过支气管内镜活检(EBUS)，证实疾病复发。

病理、分期和预后因素

病理证实复发病灶为大量成熟的小淋巴细胞和少量核仁明显的双核细胞。免疫组化显示不典型细胞表达CD30和CD15。淋巴细胞背景中主要是CD-20阳性的B细胞。原位杂交EBV(EBER)为阴性。缺乏混合的炎性背景是少见的，但细胞形态和免疫表型结果与经典型HL一致。从以往病例分析，复发患者的临床预后因素包括淋巴结复发部位(结外复发比结内复发预后差)、复发的时间、一线挽救化疗的反应[1]。

治疗方案

二、三线治疗对于HL患者仍然有潜在的治疗价值。复发通常发生在4年内，但迟发性复发仍是可能的。治疗方案包括标准化疗(加或不加放疗)、单独放疗，或者高强度化疗后移植加或不加放疗。高强度治疗加自体干细胞移植(ASCT)已经成为复发与原发难治性患者的一个标准的挽救治疗方案。多数患者采用这一方案再联合放疗可以从中获益。根据临床具体情况，决定进行移植前或移植后放疗。合适的挽救治疗方案的选择基于几个因素，包括初始治疗强度、是否曾获得完全缓解、病情缓解的持续时间、疾病复发的部位和范围。为了延长无病生存时间，单纯放疗适用于那些病灶局限且没有全身症状的患者[34]。虽然该患者没有采用标准挽救方案也没有行ASCT，但有证据表明，复发或难治性患者仍然可以通过单纯放疗获益。

最后，全身治疗失败是影响高发难治性患者生存的最可能的原因。新药物带来了希望，如靶向药Brentuximab vedotin，为抗CD30单克隆抗体，临床初期治疗中显示良好的效果[35-38]。Ⅱ期研究显示，102例复发难治性患者接受最多16个周期的Brentuximab直至疾病进展或不可接受的毒性出现，所有患者中位PFS为5.6个月，取得CR的患者维持中位时间为20.5个月，55%的患者出现了3级及以上不良事件，最常见的是中性粒细胞减少症(20%)[36]。目前Brentuximab已被批准用于ASCT失败或不适合ASCT且至少两次化疗失败的HL患者。也有研究探索了Brentuximab在常规经典方案化疗失败后拟行ASCT患者中的作用。

放疗靶区和技术

复发或原发难治性患者通常会接受高剂量放疗，先进的治疗技术，如调强放射治疗(IMRT)或质子治疗，可减少对周围正常组织的照射剂量，使患者获益。IMRT或质子治疗可以减少心脏、肺和乳腺组织的照射剂量，照射腹部和骨盆时，减少放疗敏感的生殖器官剂量。复发或难治性患者，放射性肺炎的发生率较高，因此，减少对胸腔的照射剂量显得尤为重要[39,40,42]。最新指南指出，使用IMRT计划时，既应考虑到关键脏器，也要同时保证靶区的覆盖。肺V5<55%，肺平均照射剂量<13.5Gy，可以显著降低放射性肺炎的风险。深吸屏气技术的使用对于减少重要器官照射剂量至关重要[41]。使用了具有肺毒性化疗药物(如Brentuximab或白消安)的患者，放射性肺炎的风险增加。因此，肺的照射体积和平均剂量非常重要[41]。

这个病例采用了ISRT，结合PET-CT影像勾画纵隔中复发病灶靶区。在没进行有效化疗的情况下，较大的外放边界包括邻近的淋巴结更为合适[23]。GTV的勾画结合了PET- CT图像，CTV在GTV基础上外扩1.5cm，正常组织的勾画包括周围的肺和骨。采用4D CT检测呼吸运动，最大位移是横向3mm。PTV在CTV基础上外扩1cm（图1.11)。IMRT总剂量为45Gy，分割剂量为1.8Gy，使用图像引导锥形束CT(CBCT)每天扫描(图1.12)，先对骨性结构位置校准，然后再对纵隔内软组织肿块进行位置校准。

治疗后评估

该患者在治疗过程中发生了2级食管炎和1级乏力。3个月后，这些急性不良反应消失。考虑到病灶的部位和之前的治疗情况，需要进行心肺毒性的长期评估。

病灶局限的患者，可以行单独挽救放疗。GHSG研究了数据库4754例患者，其中100例首次治疗失败后行单独放疗，5年FFTF为28%，5年总生存率为51%，预后因素包括B组症状和复发分期。这项研究的中位剂量为40Gy[34]。当然，剂量高于40Gy与潜在的晚期心肺毒性相关，特别是接受阿霉素和博莱霉素治疗的患者。这些因素必须要与致命性的复发风险进行权衡考量。

晚期

临床表现

28岁女性，颈部淋巴结无痛性进行性肿大，初未引起重视，几个月后出现左侧腋窝淋巴结肿大就诊。急诊胸片检查显示纵隔增

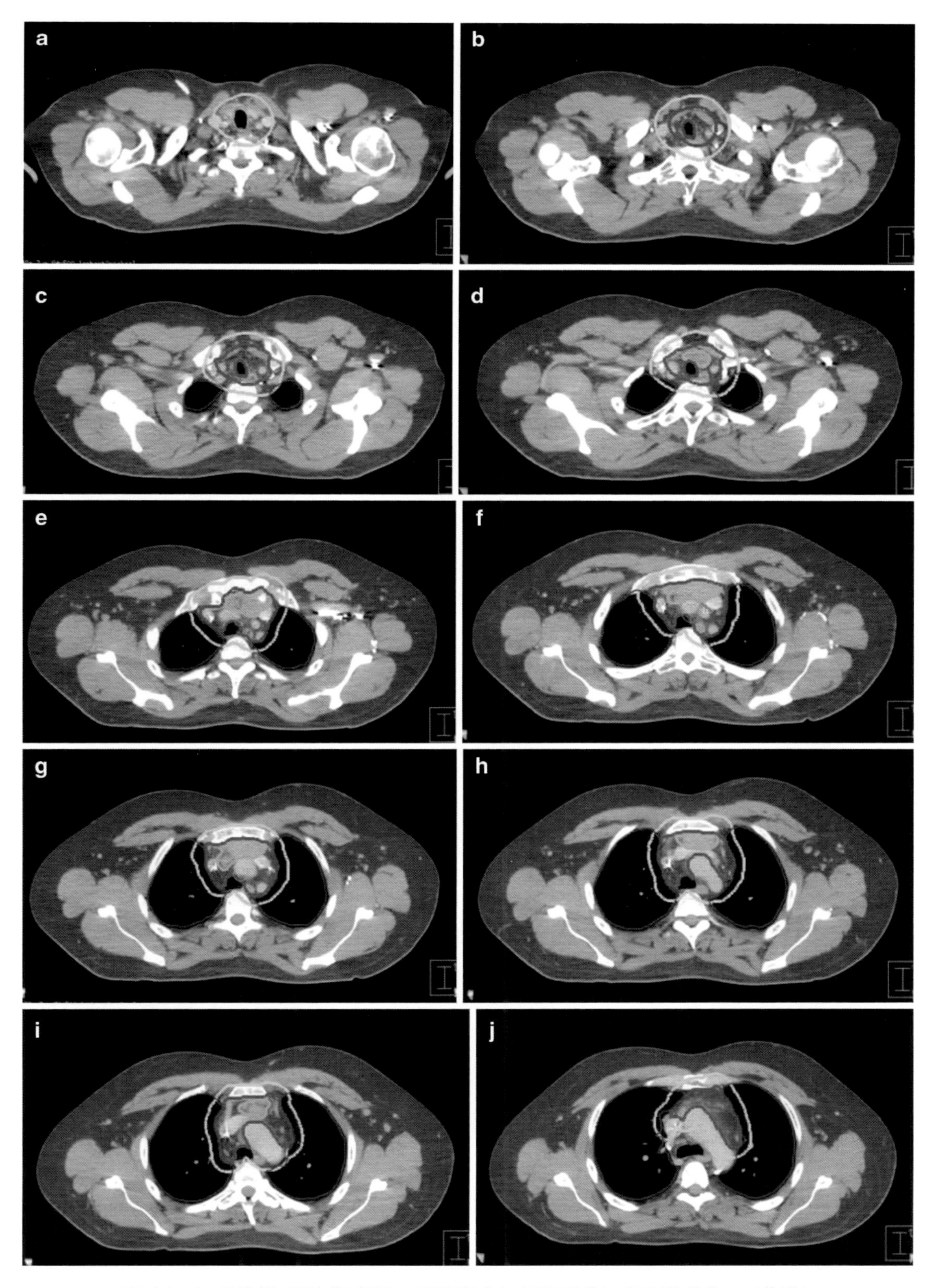

图1.11　(a–l)模拟(CT轴位)靶区。GTV(绿色),CTV(蓝色),PTV(浅蓝色)。(待续)

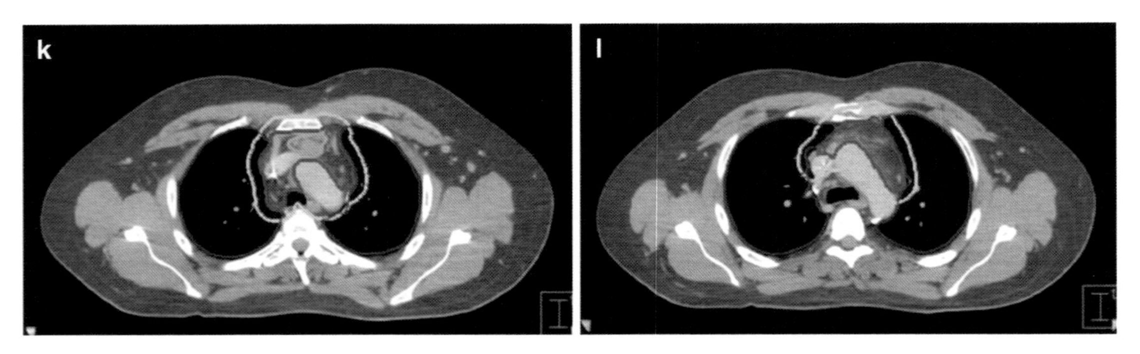

图1.11（续）

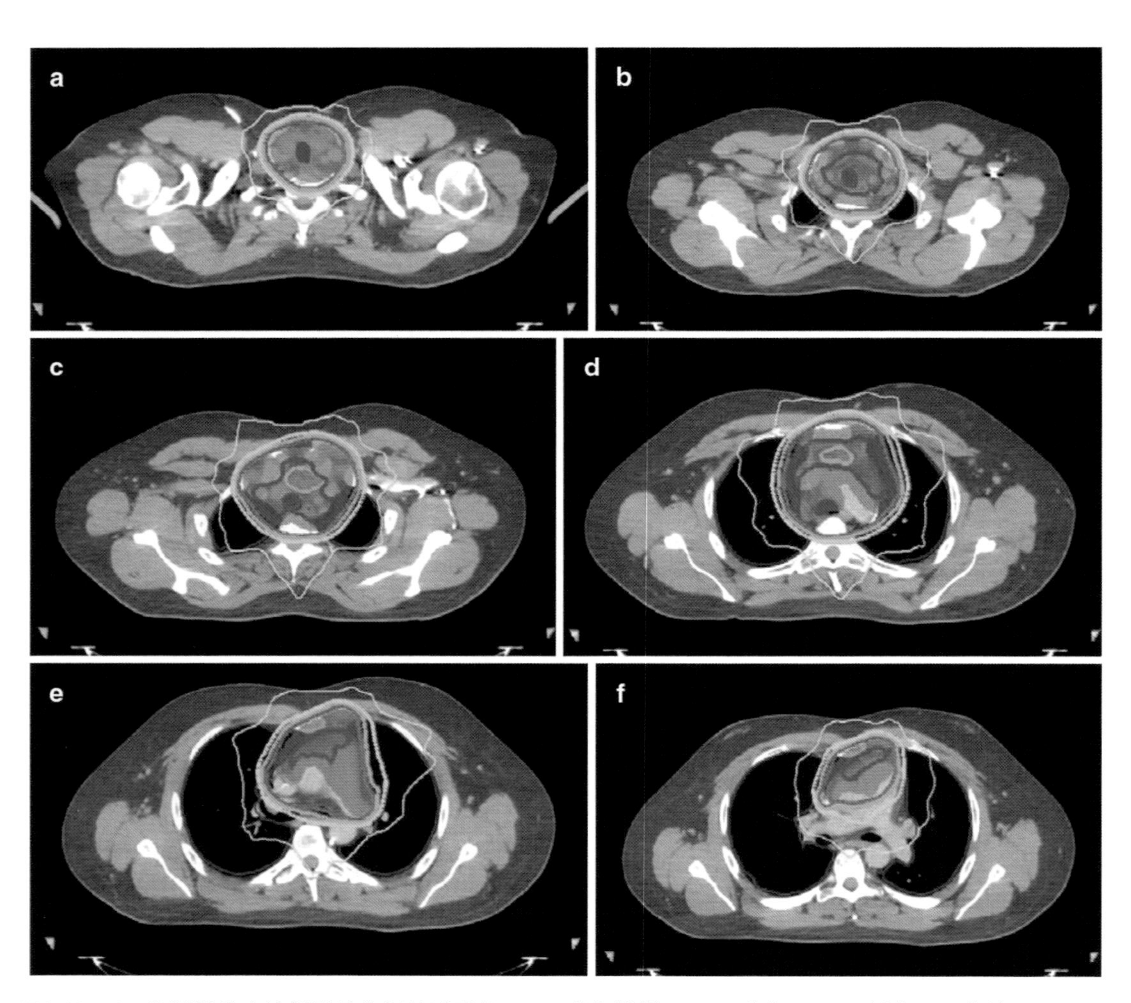

图1.12 (a–f)调强放疗计划显示良好的适形性，PTV（紫色阴影），CTV（蓝色），GTV（绿色）。（待续）

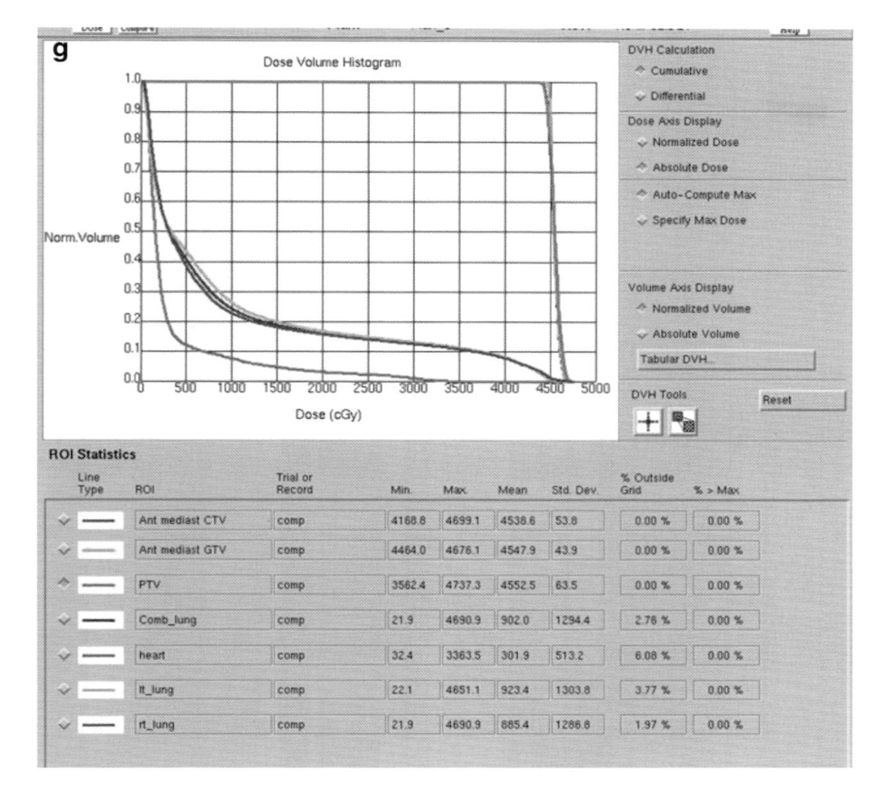

图1.12(续) (g)DVH显示靶区剂量覆盖达标,邻近结构如肺和心脏剂量低。

宽,T5/T6水平超过正常纵隔宽度的1/3。无B组症状。住院后颈胸部CT显示纵隔内有一个7.5cm×7.2cm的肿块,颈部、锁骨上和腋窝均有淋巴结肿大。盆腔CT显示横膈下肝胃韧带处肿大的淋巴结(3cm×2cm)。

病理、分期和预后因素

颈部淋巴结活检证实为结节硬化型HL。PET-CT结果与CT一致:纵隔内8cm肿块,SUV值16.6(图1.13),肝胃和腹腔淋巴结有摄取区,疑有肿瘤浸润。

之前已提到,Ⅲ/Ⅳ期或者有B组症状的患者推荐骨髓活检。因此,该患者进行了骨髓活检,结果阴性。最终确诊为经典型HL,ⅢAX期(X表示大肿块)。根据晚期病例的国际预后评分(IPS)系统,包含7个不良预后因素(男性、年龄大于45岁、Ⅳ期、血红蛋白<10^5g/L、白细胞计数>15×10^9/L、淋巴细胞计数<0.6×10^9/L、白蛋白<40g/L),该患者IPS为2(低白蛋白和血红蛋白),归为预后良好型。IPS的提出是基于5141例Ⅲ/Ⅳ期采用化疗加或不加放疗的患者,得分越高5年无进展生存越差(0分84%,5分及以上42%)。自1998年报道后,近年随着疗效的提高,IPS高分与低分之间的生存差别有减小,但IPS在现代诊疗系统中仍有一定的预后价值[44]。

治疗方案

晚期HL患者治疗的基础是高强度的多药化疗,但是化疗方案的选择存在争议。20世纪70年代,研究证明疗效和毒性的改善,因此6~8个周期ABVD取代了MOPP(氮芥、长春新碱、丙卡巴肼、泼尼松)[45,46]。GHSG的系列随机对照试验(HD9,HD12,HD15),证明了6个周期强化BEACOPP方案相比BEACOPP基础方案和其他混合方案,可以带来

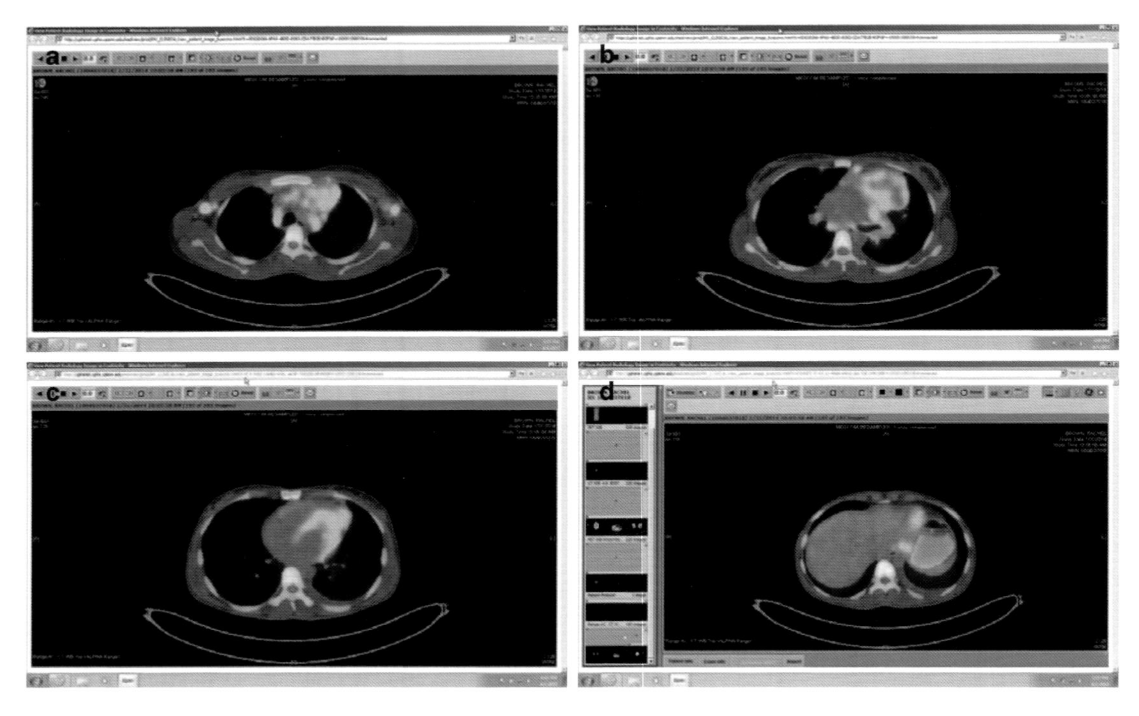

图1.13 (a–d)ⅢAX期：化疗前PET-CT轴位图像，显示纵隔肿块、心包病灶以及肝胃淋巴结肿大。

更高的FFR和OS[7,47,48]。然而，由于BEACOPP强化方案的毒性较高，特别是生殖毒性和第二肿瘤，因此在美国尚未采用。EORTC 20012研究纳入549例高危Ⅲ/Ⅳ期患者，比较ABVD ×8与BEACOPP（4–高剂量/4–标准剂量，无放疗）两种治疗方案。初步报告平均随访3.8年，BEACOPP组的无进展生存期更优（在第4年72.8%对83.4%，HR=0.58，*P*=0.005）[49]，总4年生存率两组无显著差异（86.7%对90.3%，HR=0.71，*P*=0.208）。一项系统综述评价这两种方案治疗晚期HL患者的疗效，共纳入5项研究，不包括EORTC 20012，作者认为晚期患者采用高剂量BEACOPP方案比ABVD方案在无进展生存和总生存方面有更多获益[50]。

2个周期后，PET-CT显示所有病灶除了右锁骨上区和纵隔均有良好反应，纵隔内仍有一个6.4cm×4cm肿块，SUV值3.6，高于肝脏SUV值。继续4个周期ABVD方案后，PET-CT显示纵隔肿块进一步缩小为4.6cm×1.7cm，SUV值2.6，略高于平均肝脏SUV值（2.2）。经多学科会诊后，推荐该患者放疗。

对于晚期患者而言，选择有效化疗方案是最重要的。后续是否需要接受放疗，主要取决于前期选择了哪个化疗方案及肿瘤反应情况（基于CT影像的解剖学变化及基于PET-CT影像的代谢学变化）。HD12试验中，患者原发灶大于5cm，那些BEACOPP方案化疗后仍有残余的患者被随机分入30Gy放疗组或者不放疗组，结果发现放疗可以进一步控制病灶，尤其是CT检查有残余病灶的患者[48]。GHSG HD15试验比较了不同组合/周期的BEACOPP方案的疗效，对PET阳性残余病灶至少2.5cm的患者加用放疗[7]。BEACOPP化疗且PET阴性的患者，4年PFS为91.5%；而PET阳性且进行了放疗的患者，其4年PFS为86.1%。有趣的是，PET阳性且CT评估肿瘤退缩幅度较差（低于40%）的患者，复发风险增加[51]。临床采用强度较弱的化疗方案时，放疗的作用目前尚不明确，化疗后明显缓解的患者，如存在原发大肿块、CT残留病灶和FDG阳性，可考虑增加放疗。EORTC将MOPP/AVD方案化疗后完全缓解的Ⅲ/Ⅳ期患者随机分入30 Gy IFRT组或观察组，结果显示两组之间并无差异[52]。获得部分缓解的患者全部接受了IFRT，其PFS和OS与获得CR的患者相似[53]。作者认为这一结果与残留病灶接受了放射治疗有关。对于本例患者，不仅在6个周期ABVD方案后有残余病灶，化疗两个周期后的PET-CT显示只有部分缓解[54]。多维尔(Deauville)评分评估两个周期化疗后PET反应的预后价值，1~3分为阴性，4~5分为阳性。阳性患者3年PFS为28%，阴性患者为95%[55]。治疗过程中PET- CT评估的具体标准仍在研究中，但中期扫描阴性提示预后良好，残余病灶得到控制。

放疗靶区和技术

Ⅲ/Ⅳ期患者进行放疗时，要合理把握范围，仅对残留区域进行照射。对晚期患者而言，ISRT不是指患者治疗前所有PET高摄取区域，而是残余的GTV病灶，考虑到影像融合误差，外扩一定范围生成CTV[23]。化疗后CR的晚期患者的研究中，放疗剂量的范围20~30Gy。基于EORTC和HD15试验[7,53]，30Gy对于治疗残余病灶是一个合理的选择。对本例患者，CTV包含残余病灶以及最初累及的邻近区域。为了减少肺毒性，CTV不包括腋窝，尤其是化疗获得完全缓解时。降低心脏毒性是一个难题，尤其是残留病灶连续(或直接向前)浸润时。为了最大程度地降低心脏、肺和乳腺组织的照射剂量，可以采用适形治疗、IMRT或质子放疗。对于接受多药多周期化疗

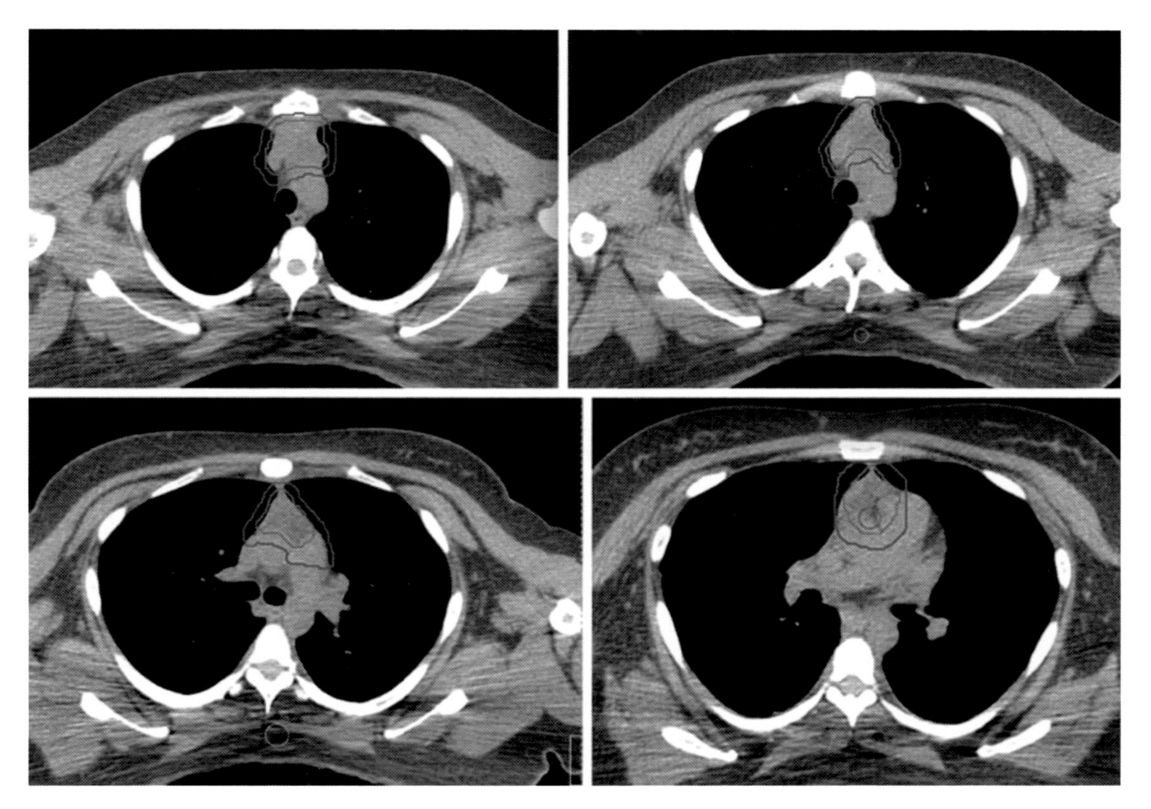

图1.14　模拟CT(轴位)图像，CTV(红色)，PTV(蓝色)。

的晚期患者，采用较小的照射野，并需要特别注意危及器官的保护。图1.14为模拟定位CT扫描的横断面图像：CTV（红色）和PTV（蓝色），还包括最初的纵隔原发FDG高摄取区。没有照射的部位包括双侧腋窝、心脏前病灶、双侧颈部、腹部病灶。这一治疗方案的依据，来自MD安德森癌症中心一项104例Ⅲ期霍奇金淋巴瘤患者的回顾性研究，该放疗方案在治疗大肿块患者时，在局部控制率、无病生存率和总生存率方面均获益。存在腋窝、颈部和纵隔大肿块的患者均能从该放疗方案中获益。由于腹部病灶的复发率非常低，作者建议不包括最初累及的腹部病灶[64]。

此外，照射野增加腋窝或心脏前区的照射会增加肺和心脏的毒性风险，导致毒性风险可能大于获益。图1.15显示靶区包括纵隔及腋窝引起肺照射剂量大幅增加，尤其是当屏气技术不能实行的时候。

大肿块病例：临床表现及治疗相关毒性反应、何时放弃放疗

临床表现

18岁女性，双侧颈淋巴结肿大，使用抗生素后不消退。切除活检显示结节硬化型霍奇金淋巴瘤，PET-CT显示双侧颈部、纵隔、食管周围和左横膈区域有高代谢结节（图1.16）。直立位胸片证实该患者纵隔增大。无B组症状，ESR为2，其他实验室检查无特殊。诊断ⅡAX期经典型HL，根据病灶数量和体积大小，归为预后不良型。患者进行了卵子冻存，使用泼尼松后肿大的颈淋巴结部分消退。超声心动图提示射血分数正常且无瓣膜异常。肺功能检查无明显异常。

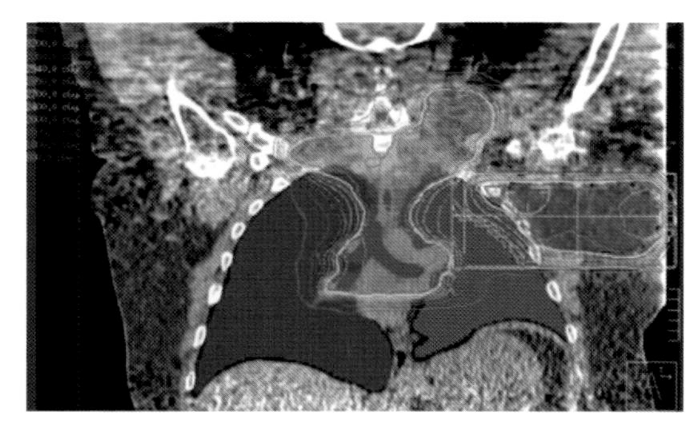

图1.15 靶区包括纵隔和腋窝病灶时会增加患者肺部的剂量。

3个周期ABVD化疗后，PET-CT显示完全代谢反应，但纵隔和心脏左侧有残留病灶。左侧心包隔病灶缩小到1cm×1cm。患者出现咳嗽，肺功能提示肺CO弥散量递减，因此第4个周期ABVD方案中没有加博来霉素，并给予泼尼松治疗肺炎。推荐患者进行放疗。在这种情况下，是否使用联合治疗方案尚不明确。

心脏和肺的毒性

图1.17显示的是采用质子放疗前-后/后-前野，处方剂量为30Gy。肺平均照射剂量为11.6Gy，肺V20为30%。心脏的平均照射剂量为29Gy。在本病例中，考虑到联合治疗的风险和获益，特别是考虑到急性肺毒性和晚期心血管毒性，倾向采用单纯化疗。淋巴瘤患者放射性肺炎的风险一般低于肺癌患者，肺癌患者往往有吸烟史且伴有慢性阻塞性肺疾病。采用化疗和巩固放疗的患者发生肺炎的风险为3%~13%[41,43]。Koh等建议肺平均照射剂量低于14 Gy，V20小于36%[43]。Fox等指出，肺平均照射剂量超过13.5 Gy和V20超过33.5%与放射性肺炎有关[40]。Cella等发现左肺V30≥32%容易引起有症状的放射性肺炎[56]。该患者的肺平均剂量（11.6 Gy）和V20（30%）表明发生放射性肺炎的风险较低，但需要注意的是，该患者发生了有症状的博来霉素诱

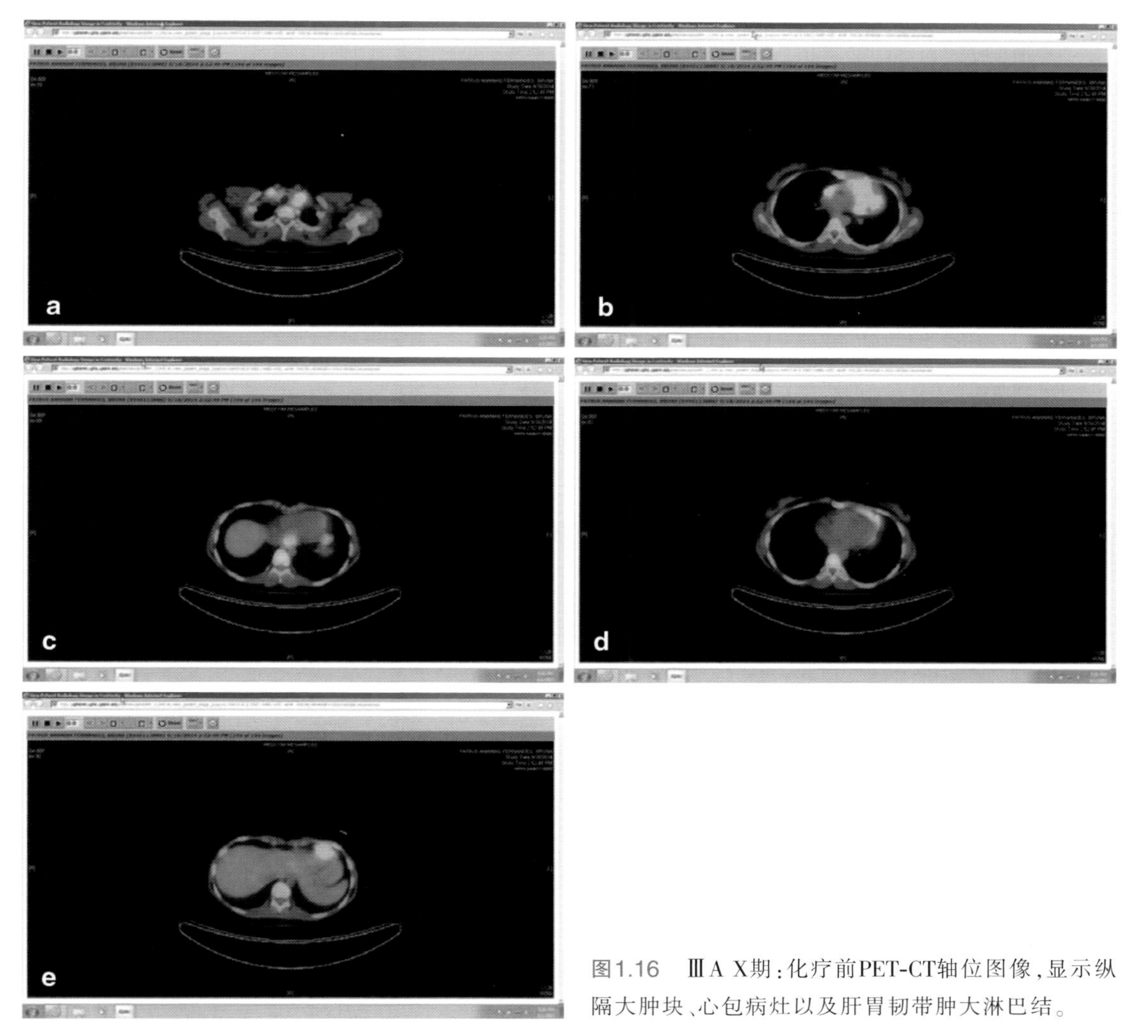

图1.16 ⅢA X期：化疗前PET-CT轴位图像，显示纵隔大肿块、心包病灶以及肝胃韧带肿大淋巴结。

导的肺炎，需要类固醇治疗。虽然博来霉素并未显示出增加放射性肺炎的风险，应对患者进行肺功能检测并且延迟放射治疗直到患者肺炎痊愈。

过去认为心脏具有一定的放疗抵抗性，但随着高能直线加速器的出现，现在认为心脏应该尽可能被保护。心脏究竟可以承受多大的辐射剂量，部分取决于患者随访的时间有多长[57]。一项研究纳入了1969—1998年的1279例HL患者，发生心脏事件的累积率：5年为2.2%，10年为4.5%，15年为9.6%，20年为16%[58]。晚期心脏并发症包括缺血和心脏瓣膜病。在一项对1474名1965—1995年间接受治疗的HL幸存者的研究中，30年心血管病的累积发病率为34.5%（12.9%心肌梗死和19.7%心脏瓣膜病）[59]。心脏并发症的风险也取决于观察的密切程度。Wethal等开展了一项研究，对接受40Gy放疗且没有使用心脏保护的霍奇金淋巴瘤幸存者，在治疗后22年行超声心动图检查，发现有39%的幸存者出现晚期轻度到重度主动脉瓣狭窄[60]。一些研究者尝试基于剂量学参数建立心脏病风险模型。严重瓣膜疾病似乎与剂量有关，剂量从30Gy增加到≥40Gy时，发生瓣膜病的风险从1.4倍增加到11.8倍[61]。很少有关于淋巴瘤体积预测毒性反应的数据；然而，对于乳腺癌

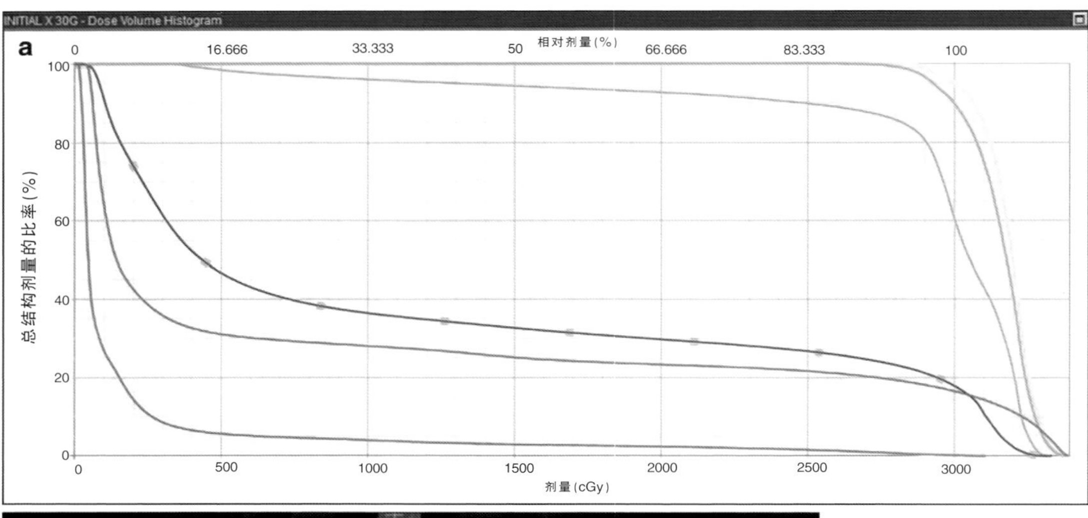

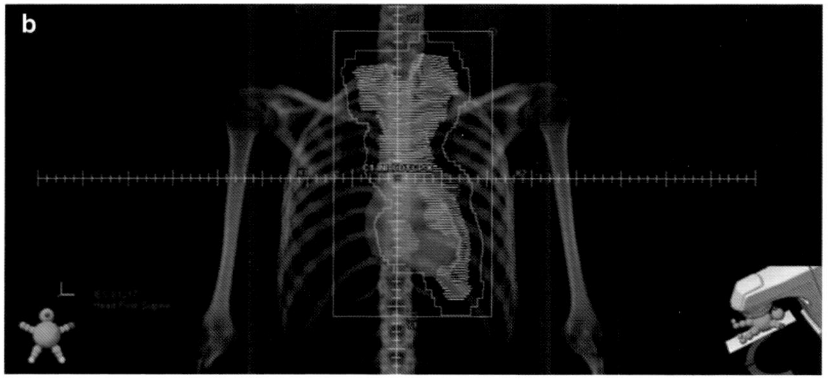

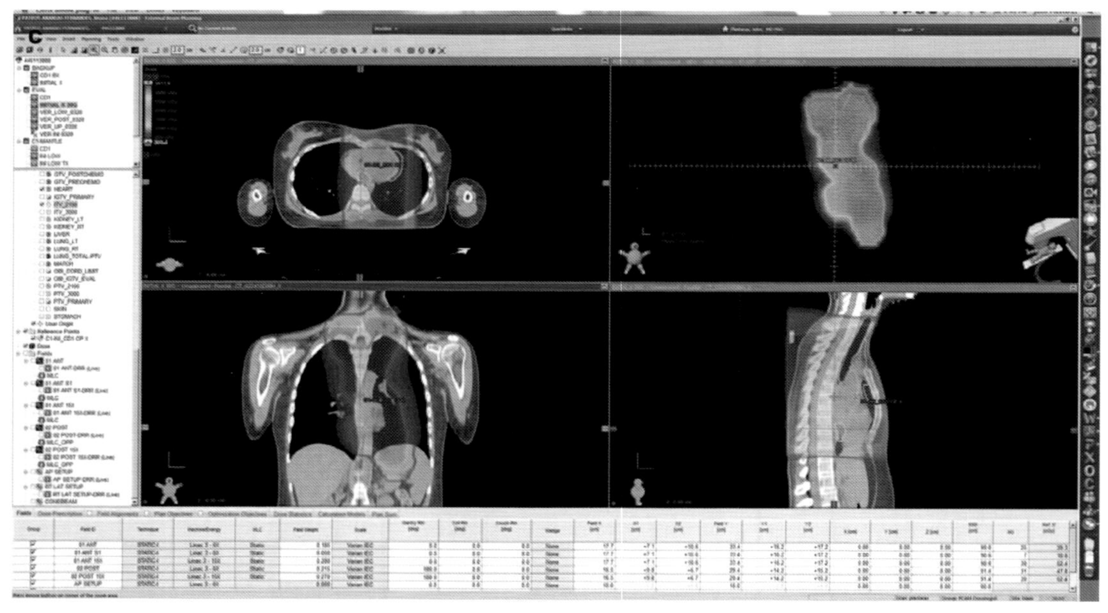

图1.17　ⅡAX期大体积病灶。AP-PA计划,处方剂量30Gy:(a)DVH表明心脏高剂量(橙色,平均剂量29Gy),可耐受剂量:肺(深紫色)和乳腺(粉色)。(b)CTV(绿色),心脏(橙色)。(c)上面两幅图是轴位,下面是冠状位和矢状位。

患者,心脏的平均剂量已被认为是辐射因素相关的心血管疾病的决定性因素,相对危险度为7.4%/Gy[62]。基于其剂量体积直方图模型重建的方法,以上这种评估方式可能存在缺陷,还有其他的数据证实低至中等剂量的辐射与晚期心脏毒性的风险。一项荟萃分析将低至中等剂量的照射与心血管疾病评估风险度2.5%/ Sv联系起来[63]。

在本例患者,心脏平均剂量29Gy是安全的吗?我们认为这是不可接受的。对于一个18岁可治愈疾病的患者而言,30年后的毒性副反应是非常重要的考量因素。应该考虑其他治疗策略,而不应该让患者暴露在如图1.17所示的计划中,导致晚期不良反应的风险较高。

鉴于3个周期化疗后的完全代谢反应,可能第4个周期后会停止化疗,但H10试验表明这种方式存在高复发风险[19]。该患者附加了两个周期的AVD方案化疗,因为肺的原因没有加博来霉素。H6试验中单独化疗组有良好的长期生存,6个周期的A(B)VD化疗对于该患者而言,是替代综合治疗的一个合理选择。

治疗后评估

该患者对接下来的化疗耐受且没有出现并发症。治疗结束后的4个月,患者恢复了月经周期。考虑到使用了阿霉素,建议患者规律锻炼,预防心血管疾病。患者无吸烟史,按照推荐的随访计划,建议患者去上大学的时候也不要吸烟[24]。

总结

HL的临床管理应综合考虑多种因素,如病理学、放射学和反应标准等。我们应充分理解如何更好地在综合治疗中应用放疗,目前放疗的照射野和剂量较过去已经显著减少。患者方面的因素如并发症、家族史和随访可信度等,也会影响疾病的管理及放疗的应用。如何进一步调整照射野,实现个体化最佳治疗靶区,是未来需要进一步努力实现的目标。

(费倩 陈薇 译 尹丽 校)

参考文献

1. Terezakis S, Hudson MM, Constine LS. Hodgkin's disease. In: Halperin EC, Constine LS, Tarbell NJ, Kun LE, editors. Pediatric radiation oncology. 5th ed. Philadelphia: Lippincott Williams and Wilkins; 2011. p. 137–65.
2. Jerusalem G, Warland V, Najjar F, et al. Whole-body 18F-FDG PET for the evaluation of patients with Hodgkin's disease and non-Hodgkin's lymphoma. Nucl Med Commun. 1999;20(1):13–20.
3. Gallamini A, Rigacci L, Merli F, et al. The predictive value of positron emission tomography scanning performed after two courses of standard therapy on treatment outcome in advanced stage Hodgkin's disease. Haematologica. 2006;91(4):475–81.
4. Hutchings M, Loft A, Hansen M, et al. FDG-PET after two cycles of chemotherapy predicts treatment failure and progression-free survival in Hodgkin lymphoma. Blood. 2006;107(1):52–9.
5. Moskowitz AJ, Yahalom J, Kewalramani T, et al. Pretransplantation functional imaging predicts outcome following autologous stem cell transplantation for relapsed and refractory Hodgkin lymphoma. Blood. 2010;116(23):4934–7.
6. Friedman DL, Chen L, Wolden S, et al. Dose-intensive response-based chemotherapy and radiation therapy for children and adolescents with newly diagnosed intermediate-risk hodgkin lymphoma: a report from the Children's Oncology Group Study AHOD0031. J Clin Oncol. 2014;32(32):3651–8.
7. Engert A, Haverkamp H, Kobe C, et al. Reduced-intensity chemotherapy and PET-guided radiotherapy in patients with advanced stage Hodgkin's lymphoma (HD15 trial): a randomised, open-label, phase 3 non-inferiority trial. Lancet. 2012;379(9828):1791–9.
8. Kobe C, Dietlein M, Franklin J, et al. Positron emission tomography has a high negative predictive value for progression or early relapse for patients with residual disease after first-line chemotherapy in advanced-stage Hodgkin lymphoma. Blood. 2008;112(10):3989–94.
9. Barrington SF, Qian W, Somer EJ, et al. Concordance

between four European centres of PET reporting criteria designed for use in multicentre trials in Hodgkin lymphoma. Eur J Nucl Med Mol Imaging. 2010;37(10):1824–33.
10. Smith RS, Chen Q, Hudson MM, et al. Prognostic factors for children with Hodgkin's disease treated with combined-modality therapy. J Clin Oncol. 2003;21(10):2026–33.
11. Specht L. Prognostic factors in Hodgkin's disease. Semin Radiat Oncol. 1996;6(3):146–61.
12. Engert A, Plütschow A, Eich HT, et al. Reduced treatment intensity in patients with early-stage Hodgkin's lymphoma. N Engl J Med. 2010;363(7):640–52.
13. Eghbali H, Brice P, Creemers G, et al. Comparison of three radiation dose levels after EBVP regimen in favorable supradiaphragmatic clinical stages I-II Hodgkin's lymphoma: preliminary results of the EORTC-GELA H9-F trial. Blood. 2005;106(11).
14. Straus DJ. Radiotherapy should be omitted in most patients. Clin Adv Hematol Oncol. 2014;12(4): 247–9.
15. Meyer RM, Gospodarowicz MK, Connors JM, et al. ABVD alone versus radiation-based therapy in limited-stage Hodgkin's lymphoma. N Engl J Med. 2012;366(5):399–408.
16. Herbst C, Rehan FA, Skoetz N, et al. Chemotherapy alone versus chemotherapy plus radiotherapy for early stage hodgkin lymphoma. Cochrane Database Syst Rev. 2011;(2).
17. Koshy M, Rich SE, Mahmood U, Kwok Y. Declining use of radiotherapy in stage I and II Hodgkin's disease and its effect on survival and secondary malignancies. Int J Radiat Oncol Biol Phys. 2012;82(2):619–25.
18. Parikh R, Yahalom J, Talcott J, et al. Early-stage Hodgkin disease: the utilization of radiation therapy and its impact on overall survival. Int J Radiat Oncol Biol Phys. 2014;90(1):S5.
19. Raemaekers JM, Andre MP, Federico M, et al. Omitting radiotherapy in early positron emission tomography-negative stage I/II hodgkin lymphoma is associated with an increased risk of early relapse: clinical results of the preplanned interim analysis of the randomized EORTC/LYSA/FIL H10 trial. J Clin Oncol. 2014;32(12):1188–94.
20. Radford J, Illidge T, Counsell N, Hancock B, Pettengell R, Johnson P, et al. Results of a trial of PET-directed therapy for early-stage Hodgkin's lymphoma. N Engl J Med. 2015;372(17):1598–607.
21. Shahidi M, Kamangari N, Ashley S, Cunningham D, Horwich A. Site of relapse after chemotherapy alone for stage I and II Hodgkin's disease. Radiother Oncol. 2006;78(1):1–5.
22. Girinsky T, van der Maazen R, Specht L, Aleman B, Poortmans P, Lievens Y, et al. Involved node radiotherapy (INRT) in patients with early Hodgkin lymphoma: concepts and guidelines. Radiother Oncol. 2006;79(3):270–7.
23. Specht L, Yahalom J, Illidge T, Berthelsen AK, Constine LS, Eich HT, et al. Modern radiation therapy for Hodgkin lymphoma: field and dose guidelines from the international lymphoma radiation oncology group (ILROG). Int J Radiat Oncol Biol Phys. 2014;89(4):854–62.
24. Ha CS, Hodgson DC, Advani R, et al. ACR appropriateness criteria follow-up of Hodgkin lymphoma. J Am Coll Radiol. 2014;11(11):1026–33.
25. Paumier A, Ghalibafian M, Beaudre A, Ferreira I, Pichenot C, Messai T, et al. Involved-node radiotherapy and modern radiation treatment techniques in patients with Hodgkin lymphoma. Int J Radiat Oncol Biol Phys. 2011;80(1):199–205.
26. Filippi AR, Ciammella P, Piva C, Ragona R, Botto B, Gavarotti P, et al. Involved-site image guided intensity modulated versus 3D conformal radiation therapy in early stage supradiaphragmatic Hodgkin lymphoma. Int J Radiat Oncol Biol Phys. 2014;89(2):370–5.
27. Thomas J, Fermé C, Noordijk EM, Eghbali H, Henry-Amar M. The EORTC-GELA treatment strategy in clinical stages I-II HL: results of the H9-F and H9-U trials. International Symposium on Hodgkin Lymphoma; Cologne, Presentation. 2007.
28. Eich HT, Diehl V, Görgen H, Pabst T, Markova J, Debus J, et al. Intensified chemotherapy and dose-reduced involved-field radiotherapy in patients with early unfavorable Hodgkin's lymphoma: final analysis of the German Hodgkin Study Group HD11 trial. J Clin Oncol. 2010;28(27):4199–206.
29. von Tresckow B, Plütschow A, Fuchs M, Klimm B, Markova J, Lohri A, et al. Dose-intensification in early unfavorable Hodgkin's lymphoma: final analysis of the German Hodgkin Study Group HD14 trial. J Clin Oncol. 2012;30(9):907–13.
30. Advani RH, Hong F, Fisher RI, Bartlett NL, Robinson KS, Gascoyne RD, et al. Randomized phase III trial comparing ABVD plus radiotherapy with the Stanford V regimen in patients with stages I or II locally extensive, bulky mediastinal Hodgkin lymphoma: a subset analysis of the North American Intergroup E2496 Trial. J Clin Oncol. 2015;33(17):1936–42.
31. Ferme C, Eghbali H, Meerwaldt JH, Rieux C, Bosq J, Berger F, et al. Chemotherapy plus involved-field radiation in early-stage Hodgkin's disease. EORTC-GELA H8 Trial. N Engl J Med. 2007;357(19): 1916–27.
32. Laskar S, Kumar DP, Khanna N, Menon H, Sengar M, Arora B, et al. Radiation therapy for early stage unfavorable Hodgkin lymphoma: is dose reduction feasible? Leuk Lymphoma. 2014;55(10):2356–61.
33. Torok JA, Wu Y, Prosnitz LR, Kim GJ, Beaven AW, Diehl LF, et al. Low-dose consolidation radiation therapy for early stage unfavorable Hodgkin lymphoma. Int J Radiat Oncol Biol Phys. 2015;92(1): 54–9.
34. Josting A, Nogová L, Franklin J, et al. Salvage radiotherapy in patients with relapsed and refractory Hodgkin's lymphoma: a retrospective analysis from the German Hodgkin Lymphoma Study Group. J Clin Oncol. 2005;23(7):1522–9.
35. Gopal AK, Chen R, Smith SE, et al. Durable remissions in a pivotal phase 2 study of brentuximab vedotin in relapsed or refractory Hodgkin lymphoma. Blood. 2015;125(8):1236–43.
36. Younes A, Gopal AK, Smith SE, et al. Results of a pivotal phase II study of brentuximab vedotin for patients with relapsed or refractory Hodgkin's lymphoma. J Clin Oncol. 2012;30(18):2183–9.

37. Younes A, Bartlett NL, Leonard JP, et al. Brentuximab vedotin (SGN-35) for relapsed CD30-positive lymphomas. N Engl J Med. 2010;363(19):1812–21.
38. Gopal AK, Bartlett NL, Forero-Torres A, et al. Brentuximab vedotin in patients aged 60 years or older with relapsed or refractory CD30-positive lymphomas: a retrospective evaluation of safety and efficacy. Leuk Lymphoma. 2014;55(10):2328–34.
39. Plastaras JP, Mesina A, Grover S, et al. Factors for radiation pneumonitis in patients with lymphoma treated with chemotherapy and photon or proton radiation therapy. http://dx.doi.org/10.1016/j.ijrobp.2014.05.2005.
40. Fox AM, Dosoretz AP, Mauch PM, et al. Predictive factors for radiation pneumonitis in Hodgkin lymphoma patients receiving combined-modality therapy. Int J Radiat Oncol Biol Phys. 2012;83(1):277–83.
41. Pinnix CC, Smith GL, Milgrom S, Osborne EM, Reddy JP, Akhtari M, et al. Predictors of radiation pneumonitis in patients receiving intensity modulated radiation therapy for Hodgkin and non-Hodgkin lymphoma. Int J Radiat Oncol Biol Phys. 2015;92(1):175–82.
42. Girinsky T, Pichenot C, Beaudre A, et al. Is intensity-modulated radiotherapy better than conventional radiation treatment and three-dimensional conformal radiotherapy for mediastinal masses in patients with Hodgkin's disease, and is there a role for beam orientation optimization and dose constraints assigned to virtual volumes? Int J Radiat Oncol Biol Phys. 2006;64(1):218–26.
43. Koh ES, Sun A, Tran TH, et al. Clinical dose-volume histogram analysis in predicting radiation pneumonitis in Hodgkin's lymphoma. Int J Radiat Oncol Biol Phys. 2006;66(1):223–8.
44. Moccia AA, Donaldson J, Chhanabhai M, et al. International prognostic score in advanced-stage Hodgkin's lymphoma: altered utility in the modern era. J Clin Oncol. 2012;30(27):3383–8.
45. Santoro A, Bonadonna G, Valagussa P, et al. Long-term results of combined chemotherapy-radiotherapy approach in Hodgkin's disease: superiority of ABVD plus radiotherapy versus MOPP plus radiotherapy. J Clin Oncol. 1987;5(1):27–37.
46. Canellos GP, Anderson JR, Propert KJ, et al. Chemotherapy of advanced Hodgkin's disease with MOPP, ABVD, or MOPP alternating with ABVD. N Engl J Med. 1992;327(21):1478–84.
47. Diehl V, Franklin J, Pfreundschuh M, et al. Standard and increased-dose BEACOPP chemotherapy compared with COPP-ABVD for advanced Hodgkin's disease. N Engl J Med. 2003;348(24):2386–95.
48. Borchmann P, Haverkamp H, Diehl V, et al. Eight cycles of escalated-dose BEACOPP compared with four cycles of escalated-dose BEACOPP followed by four cycles of baseline-dose BEACOPP with or without radiotherapy in patients with advanced-stage Hodgkin's lymphoma: final analysis of the HD12 trial of the German Hodgkin Study Group. J Clin Oncol. 2011;29(32):4234–42.
49. Carde P, Karrasch M, Fortpied C, et al. ABVD (8 cycles) versus BEACOPP (4 escalated cycles≥4 baseline) in stage III-IV high-risk Hodgkin lymphoma (HL): first results of EORTC 20012 Intergroup randomized phase III clinical trial. J Clin Oncol. 2012;30(Suppl):510s, abstr 8002.
50. Bauer K, Skoetz N, Monsef I, et al. Comparison of chemotherapy including escalated BEACOPP versus chemotherapy including ABVD for patients with early unfavourable or advanced stage Hodgkin lymphoma. Cochrane Database Syst Rev. 2011;8:CD007941.
51. Kobe C, Kuhnert G, Kahraman D, et al. Assessment of tumor size reduction improves outcome prediction of positron emission tomography/computed tomography after chemotherapy in advanced-stage Hodgkin lymphoma. J Clin Oncol. 2014;32(17):1776–81.
52. Aleman BM, Raemaekers JM, Tirelli U, et al. Involved-field radiotherapy for advanced Hodgkin's lymphoma. N Engl J Med. 2003;348(24):2396–406.
53. Aleman BM, Raemaekers JM, Tomiŝiĉ R, et al. Involved-field radiotherapy for patients in partial remission after chemotherapy for advanced Hodgkin's lymphoma. Int J Radiat Oncol Biol Phys. 2007;67(1):19–30.
54. Gallamini A, Hutchings M, Rigacci L, et al. Early interim 2-[18F]fluoro-2-deoxy-D-glucose positron emission tomography is prognostically superior to international prognostic score in advanced-stage Hodgkin's lymphoma: a report from a joint Italian-Danish study. J Clin Oncol. 2007;25(24):3746–52.
55. Gallamini A, Barrington SF, Biggi A, et al. The predictive role of interim positron emission tomography for Hodgkin lymphoma treatment outcome is confirmed using the interpretation criteria of the Deauville five-point scale. Haematologica. 2014;99(6):1107–13.
56. Cella L, Liuzzi R, D'Avino V, et al. Pulmonary damage in Hodgkin's lymphoma patients treated with sequential chemo-radiotherapy: predictors of radiation-induced lung injury. Acta Oncol. 2014;53(5):613–9.
57. Hodgson DC. Late effects in the era of modern therapy for Hodgkin lymphoma. Hematology Am Soc Hematol Educ Program. 2011;2011:323–9.
58. Galper SL, Yu JB, Mauch PM, et al. Clinically significant cardiac disease in patients with Hodgkin lymphoma treated with mediastinal irradiation. Blood. 2011;117(2):412–8.
59. Aleman BM, van den Belt-Dusebout AW, De Bruin ML, et al. Late cardiotoxicity after treatment for Hodgkin lymphoma. Blood. 2007;109(5):1878–86.
60. Wethal T, Lund MB, Edvardsen T, et al. Valvular dysfunction and left ventricular changes in Hodgkin's lymphoma survivors. A longitudinal study. Br J Cancer. 2009;101(4):575–81.
61. Cutter DJ, Schaapveld M, Darby SC, et al. Risk of valvular heart disease after treatment for Hodgkin lymphoma. J Natl Cancer Inst. 2015;107(4):djv 008.
62. Darby SC, Ewertz M, McGale P, et al. Risk of ischemic heart disease in women after radiotherapy for breast cancer. N Engl J Med. 2013;368(11):987–98.
63. Little MP, Azizova TV, Bazyka D, et al. Systematic review and meta-analysis of circulatory disease from exposure to low-level ionizing radiation and estimates of potential population mortality risks. Environ Health

Perspect. 2012;120(11):1503–11.
64. Phan J, Mazloom A, Abboud M, Salehpour M, Reed V, Zreik T, Shihadeh F, Fisher C, Wogan C, Dabaja BS. Consolidative radiation therapy for stage III Hodgkin lymphoma in patients who achieve complete response after ABVD chemotherapy. Am J Clin Oncol. 2011;34(5):499–505. doi:10.1097/COC.0b013e3181f477a8.

第 2 章

弥漫性大 B 细胞淋巴瘤

N.George Mikhaeel, Lena Specht

摘 要

本章介绍弥漫性大B细胞淋巴瘤(DLBCL)的典型病例，就其合理评估和疾病管理进行讨论，重点关注放射治疗。

早期 DLBCL 综合治疗

临床表现

34 岁男性患者，既往体健，2012 年 1 月发现右侧颈部肿大包块，3 月就诊于耳鼻咽喉外科，体检右颌下区一个 5cm×3cm×2cm 淋巴结，无其他异常，无 B 组症状，一般情况良好。

N.G. Mikhaeel, MD (✉)
Department of Clinical Oncology and Radiotherapy, Guy's & St Thomas' NHS Foundation Trust and King's Health Partners Academic Health Sciences Centre, Westminster Bridge Road, London SE1 7EH, UK
e-mail: George.Mikhaeel@gstt.nhs.uk

L. Specht, MD, PhD
Department of Oncology and Hematology, Rigshospitalet, University of Copenhagen, Blegdamsvej 9, Copenhagen 2100, Denmark
e-mail: lena.specht@regionh.dk

病理

肿大淋巴结行切除活检。镜下显示淋巴结组织结构完全破坏，主要以大的泡状核中心母细胞弥漫性增生为主，有些核有包膜。散在见有丝分裂、凋亡细胞和反应性淋巴细胞。肿瘤细胞 CD20、CD79a、CD10、BCL2、CD38 阳性，病灶区域 CD30 阳性。CD3、CD5、CD 15、CD23、CD4/3 和细胞周期蛋白 D1 均阴性。70%细胞 Ki-67 阳性。诊断弥漫性大 B 细胞淋巴瘤(DLBCL)，伴中心母细胞变异，生发中心 B 细胞样表型(GCB)。

DLBCL 有三种常见的形态变异：中心母细胞、免疫母细胞和间变性细胞[1]。其中中心母细胞变异是最常见的一种。基因表达谱将 DLBCL 分为两个亚型：生发中心 B 细胞型(GCB)和激活的外周 B 细胞型(ABC)[2-4]。GCB 亚型比 ABC 亚型对利妥昔单抗化疗反应更好[5]。对肿瘤微环境的基因表达谱进行研究，发现非恶性细胞群的预后价值[5]。有组织提出 GCB 和非 GCB 两种具备不同免疫表型的 DLBCL 分类亚型[6-10]，其中 CD10 阳性与 GCB 型相关。然而，这种免疫表型的进一步细分并没有体现出预后价值，在临床上也未广泛应用[11]。DLBCL 通常表现 CD20 阳性，这是抗 CD20 抗体发挥治疗作用的基础。20%~30%病例表达 BCL2 基因，表明 DLBCL 可能由滤泡性淋巴瘤转变而来，但似乎预后意义不大，至少对 GCB 亚型而言是这样[8]。Ki-67 检测细胞增殖分数通常很高（超过 40%），有可能大于 90%。但在大多数研究中，并没有显示出预后意义[7,12,13]。最近研究证明，MYC 易位、BCL2 和 BCL6 同时表达存在时患者预后差，即所谓的“双重打击”[14-16]。本例患者没有行 MYC 和 BCL6 的检测。

分期和预后因素

该例患者转至血液科，接受体检、血液检查、全身 PET-CT 和骨髓活检。PET-CT 显示在近右颈诊断性淋巴结切除部位见一最大径 3cm 的肿大淋巴结（图 2.1）。融合包块长径小于 7.5cm，未发现其他部位存在病变。LDH 正常。骨髓活检阴性。因此，根据 Ann Arbor 分期，病灶仅累及右上颈部，属ⅠA 期[17]。

侵袭性淋巴瘤的预后指数，包括国际预后指数（IPI）[危险因素：Ann Arbor 分期Ⅲ~Ⅳ期，结外受累部位>1，LDH 升高，年龄>60 岁，PS 评分≥2（ECOG）][18]，根据年龄调整的 IPI[危险因素：Ann Arbor 分期Ⅲ~Ⅳ期，LDH 升高，PS 评分≥2（ECOG）]，及根据早期病变调整的 IPT [危险因素：年龄大于 60 岁，Ⅱ期，LDH 升高，PS 评分≥2（ECOG）][19]。大肿块通常定义为肿瘤直径≥7.5cm。该例患者属ⅠA 期，非大肿块，无危险因素。

治疗方案

患者接受 3 个周期 R-CHOP 方案化疗（利妥昔单抗，环磷酰胺，长春新碱，波尼松和阿霉素）。然后行原发灶 ISRT[20]，总剂量 30Gy，分 15 次照射，5 次/周。治疗中出现吞咽疼痛，给予对乙酰氨基酚片止痛对症处理，未见其他急性副反应。放疗结束两个月后，PET-CT 检查显示完全缓解（CR）。CT 显示右上颈见 1.2cm×0.7cm 稍大淋巴结。之后定期随访，两年半未见肿瘤复发。

短程化疗加 ISRT 对于低危、非大肿块的早期 DLBCL 患者而言，是理想的治疗选择，两年 PFS 和 OS 均超过 90%[21]。探索放疗

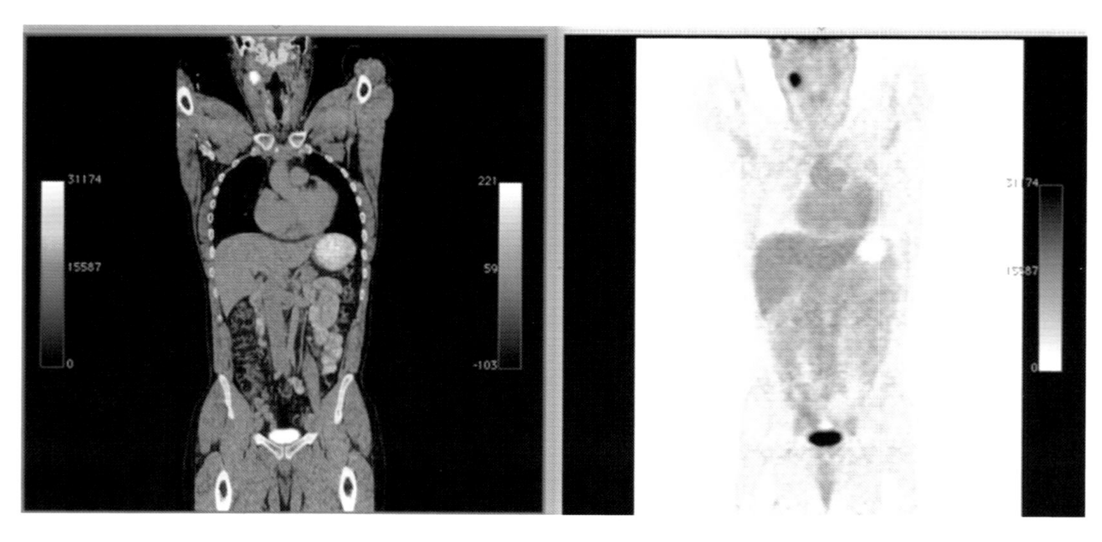

图 2.1 早期弥漫性大 B 细胞淋巴瘤患者化疗前 PET-CT 扫描图像。

价值的随机研究，大多在无利妥昔单抗的年代[19,22-24]，且结论因多种原因受到质疑[25]，在利妥昔单抗治疗引入后，对放疗价值探索的研究近年逐渐减少。

NCCN 指南提出 6 个周期 R-CHOP 化疗±ISRT 的治疗方案[26]。对于存在大肿块、LDH 升高等危险因素的患者，推荐选择 6 周期的足量化疗，但目前尚缺乏随机临床试验的证实。需要注意的是，蒽环类化疗药物会导致患者心脏衰竭的风险增加[27]。另外，仅行 6 周期足量化疗而未进行放疗，会造成患者局控率的下降[28]。

放疗靶区和技术

DLBCL 的综合治疗中，免疫化疗主要起到消除微转移病变的作用，放疗通常作为全身化疗后的巩固治疗。国际淋巴瘤放射肿瘤学组织（ILROG）最近发表了非霍奇金淋巴瘤的放疗指南[20]。

临床靶区（CTV）包括所有治疗前的肉眼可见病灶（GTV）。该例患者化疗前的 PET-CT 扫描结果见图 2.1。PET 阳性区域以淡蓝色表示，CT 图像上的整个 GTV 区域以红色勾画（图 2.2）。

该例患者免疫化疗后行 CT 扫描，其体位与化疗前 PET-CT 扫描体位大致相同，将化疗前后的图像进行融合，将 GTV 导入计划 CT 图像中（图 2.3）。

在化疗后的计划 CT 图像上再次勾画 CTV，参考化疗前的 PET-CT 图像，同时要考虑到肿瘤缩小和其他解剖部位的变化。CTV 包括 GTV 和其他诊断切除的淋巴结区域。由于化疗引起解剖位置变化，CTV 需要进行适当调整，排除正常未受累的肌肉组织。当然，CTV 也可能因为存在一些不确定的区域，或者由于患者体位的原因而扩大。图 2.4 中 CTV 以粉红色表示。

由于颈部位移很小，未勾画内靶区（ITV）。整个治疗过程中，考虑到系统误差和患者摆位误差，PTV 在 CTV 基础上外扩 5mm，见图 2.5。

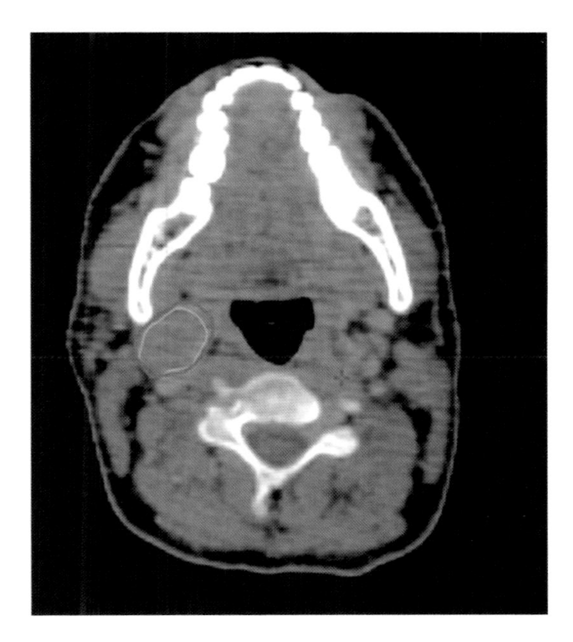

图 2.2 化疗前 PET-CT 扫描图像。PET+：蓝色；GTV：红色。

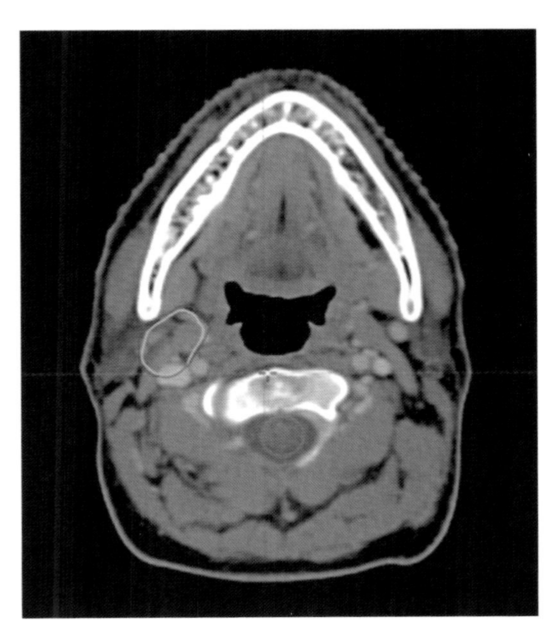

图 2.3 化疗后定位 CT 扫描。化疗前 GTV：红色；化疗前 PET+：蓝色（化疗前后的图像进行融合时做了一些调整）。

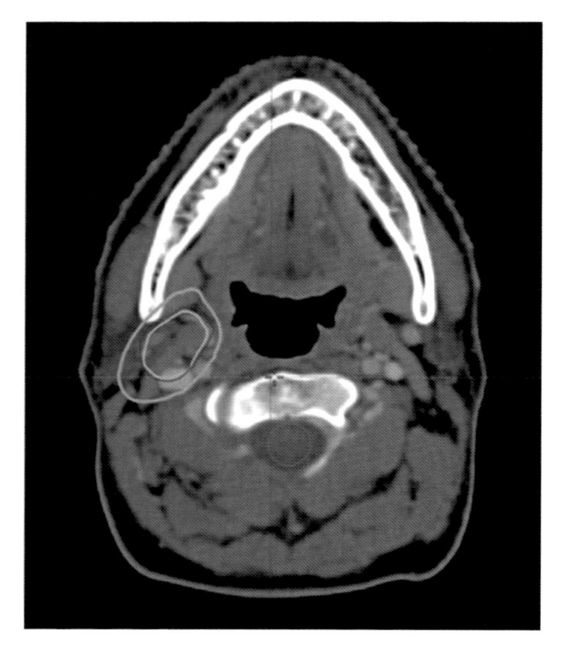

图 2.4 化疗后定位 CT 扫描。CTV:粉色;化疗前 GTV:红色;化疗前 PET+:蓝色。

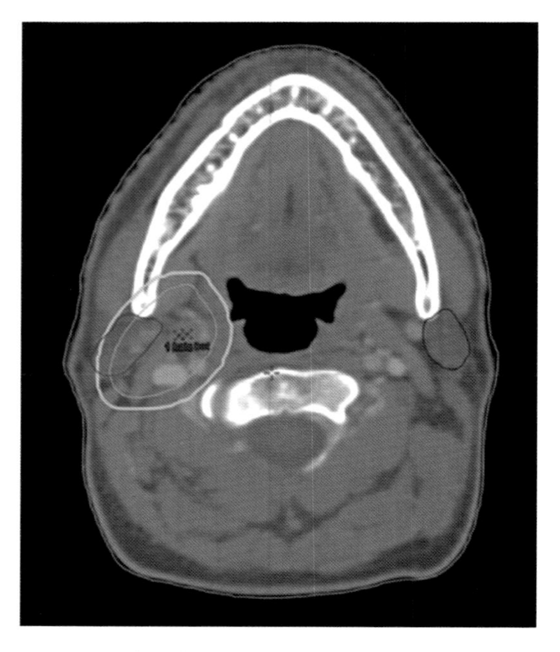

图 2.5 化疗后定位 CT 扫描。CTV:粉色;PTV:蓝色。

放疗计划设计采用容积弧形技术,PTV 处方剂量覆盖的适形度良好(图 2.6a–c)。

处方剂量 30Gy/15 次,5 次/周。剂量选择的依据来源于英国的大型前瞻性随机临床研究,结果显示 30Gy 和 40Gy 对于高级别淋巴瘤没有差别[29]。

治疗后评估

治疗计划显示,咽右侧接受的照射剂量接近处方剂量。因此,该例患者在照射 1 周后,尤其在进食时,可能会出现该区域的疼痛不适,应使用止痛剂治疗,该急性反应一般于治疗结束 2 周后逐渐消退。

由于肿瘤原发部位邻近右侧腮腺和颌下腺,需要注意尽可能减少以上腺体的照射剂量。

约 50%右侧颌下腺接受了 30Gy 的剂量,由于颌下腺耐受剂量为 36Gy,因此患者未出现右颌下腺唾液分泌功能的损害。左侧颌下腺受照剂量很低。

约 80%右侧腮腺接受了 26Gy 或更高的剂量,已接近腮腺常规限制剂量,因此放疗后右侧腮腺的唾液分泌量将有所下降。但由于左侧腮腺受照剂量很低,预计患者治疗后仅有轻度口干。应告知患者保持良好的口腔卫生并定期进行口腔检查。骨结构受照剂量很低,不必考虑放射性骨坏死出现。

与大多数患者一样,本例采用适形精确放疗技术和适度的照射剂量,远期副作用较小。前面也提到过,对于低危、非大肿块的早期 DLBCL 患者而言,短程化疗加 ISRT(30Gy)是一个理想的选择,永久治愈率超过 90%[21,28,30]。

难活性 DLBCL,腹部大肿块

临床表现

58 岁女性,既往体健,因腹痛和呕吐就诊。检查发现右上腹部一个病理性肿块。感

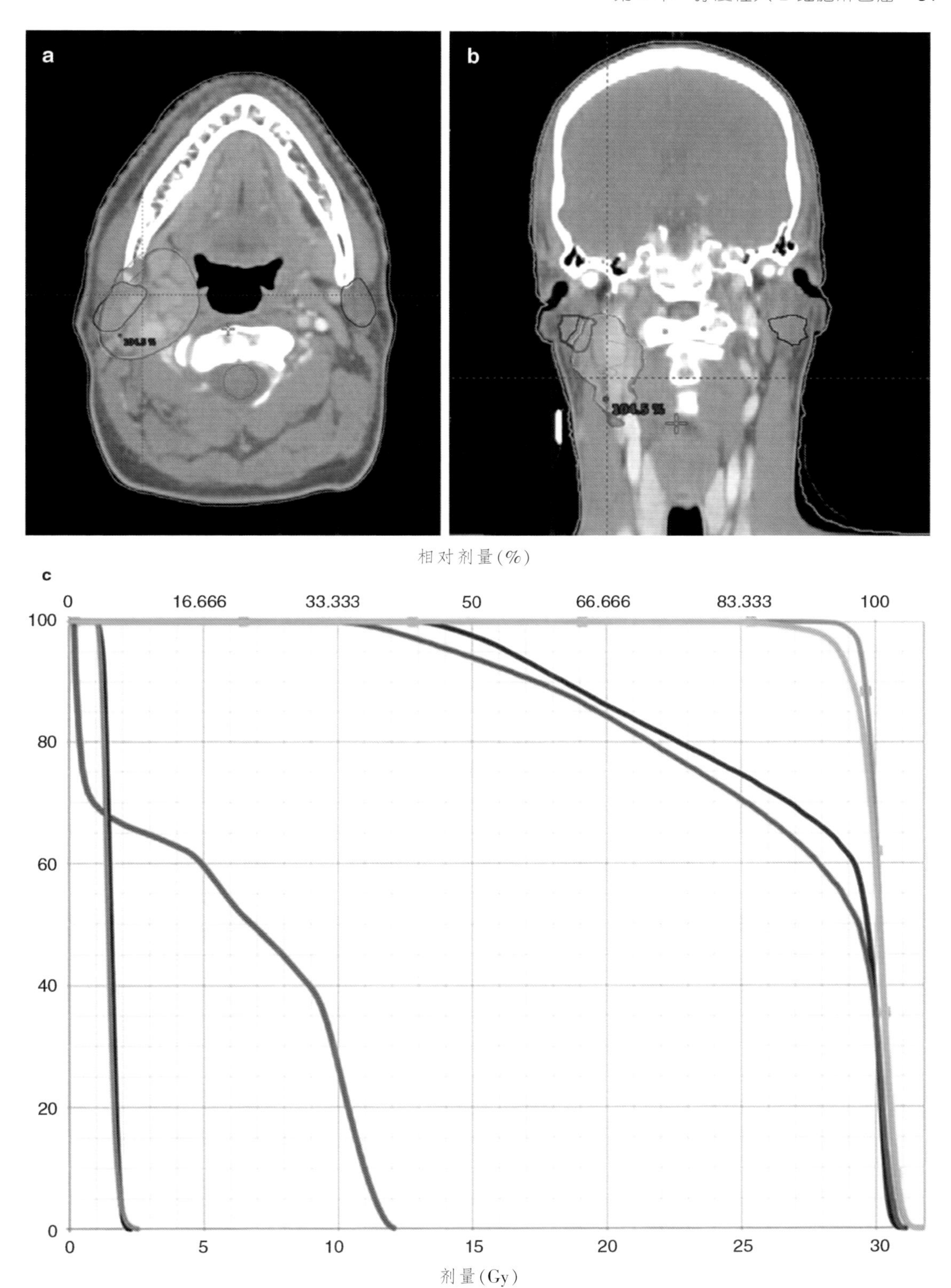

图 2.6　(a)治疗计划,大于 95%的处方剂量。(b)冠状位。(c)DVH。CTV:粉色;PTV:蓝色;脊髓:紫色;腮腺:深蓝色;下颌下腺:绿色。

染检查提示病毒阴性。腹部CT扫描显示腹内一个轴面14.3cm×10.3cm、长13cm的肿块，伴右肾内侧移位，压迫下腔静脉尚未引起完全阻塞。CT引导下经皮穿刺活检提示弥漫性大B细胞淋巴瘤(DLBCL)。

病理

纵隔肿块活检，镜下见恶性淋巴细胞CD79a+，CD20+均阳性，证实B细胞来源。进一步免疫组化证实属活化B细胞亚型DLBCL：MUM1+，BCL2+，BCL6+，p53+，CD30+/−，CD10+/−，增殖分数(Ki−67)>90%。原位杂交结果显示，未见MYC、IgH、BCL2、BCL6重排。DLBCL的分型在前面的病例中已经讨论过。

分期和预后因素

根据体检、血液检查(血常规、血生化、LDH)、全身FDG-PET-CT和骨髓活检(BMB)进行分期。PET-CT显示FDG高摄取腹腔肿块横跨肠系膜上、下区域(SUV值为18.5)，横膈上区域没有受累(图2.7)。预后指数在前面的病例中已经讨论过。

治疗方案

经淋巴瘤多学科讨论(MDM)，进一步确定该病例的组织学诊断和疾病分期（ⅡA期大肿块)，IPI为1(LDH升高)，低危组，年龄调整的IPI也为1。推荐采用6个周期R-CHOP-21免疫化疗再加后续的巩固放疗。

晚期DLBCL(Ⅲ~Ⅳ期或者早期伴有大肿块）采用6个周期R-CHOP-21方案化疗(利妥昔单抗，环磷酰胺，阿霉素，长春新碱，泼尼松，每21天的第一天开始给药)。3期随机对照试验表明，R-CHOP方案优于CHOP[31−33]。虽然每2周的CHOP-14方案优于CHOP-21方案，但增加了利妥昔单抗后，结果未见差别。一项大型3期随机对照研究显示R-CHOP-21和R-CHOP-14[34]之间没有差异。8个周期的化疗尚未发现优于6个周期[35]。

该例患者的大肿块被认为是危险因素之一，但IPI体系并未将其纳入，因此该例患者仍归为低风险(IPI 0−1)[18]。复发大多出现在原发部位，尤其是大肿块。对于大肿块的巩固放疗，传统上在化疗后进行。几项单

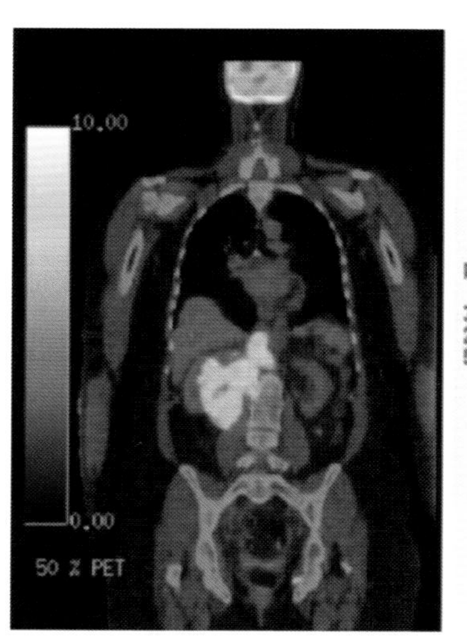

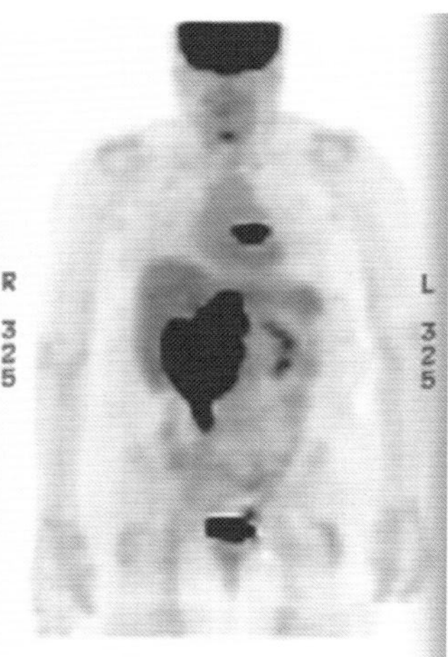

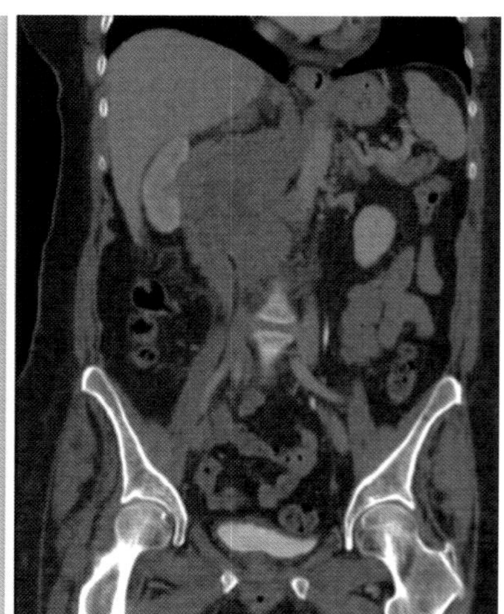

图2.7 最早的PET-CT扫描图像，显示右腹部有一异常肿块。

中心研究显示,大肿块患者接受放疗可以显著改善 PFS 和 OS，局控率通常为 90%~100%[28,36,37]。加入利妥昔单抗后,由于疗效得到显著提高，巩固性放疗的价值受到质疑。MInT 研究发现，小于 60 岁的患者采用 CHOP 联合利妥昔单抗治疗预后良好，亚组分析 823 例具有大肿块的患者,预后分析显示利妥昔单抗治疗可显著减少但未完全消除大肿块的不良预后影响[38]。近期一项已随访 6 年的研究结果显示,放疗可以消除大肿块的不利影响[39]。最近的德国 RICOVER-60 研究的结果表明,60 岁以上患者接受 R-CHOP 方案化疗后，对≥7.5cm 大肿块或结外病灶进行巩固性放疗可以有效改善 PFS(3 年 PFS 88%对 62%,*P*<0.001)和 OS(3 年 OS 90%对 65%,*P*=0.001)[40]。另一项德国研究(UNFOLDER 试验/DSHNHL 2004-3;*ClinicalTrials.gov* 注册号 NCT 00278408）评价对年龄 18~60 岁、年龄调整的 IPI 评分 0 或 1 分、有大肿块(≥7.5cm)的患者,巩固性放疗的作用。患者随机分入 R-CHOP-14 组或 R-CHOP-21 化疗后巩固性放疗组或对照化疗后观察组,未放疗观察组由于 EFS 较差而被关闭，与巩固放疗组相比 3 年 EFS 65%对 81%(第十二届恶性淋巴瘤国际会议，卢加诺,瑞士,2013)。这项研究的最终结果令人期待，目前证据支持对≥7.5cm 的大肿块患者进行巩固性放疗。经多学科讨论后,推荐患者进行巩固性放疗。

对化疗后 PET-CT 检查仍存在残留活性病灶者,是否需要进行巩固放疗,还需要经过临床研究的验证。已有证据表明,存在残留病灶(>2cm)与无残留病灶相比,患者疾病复发的风险增加[41]。

该患者行 3 个周期 R-CHOP 化疗后，PET-CT 扫描显示肿瘤体积减小 (10cm×7.5cm),FDG 摄取值减少 (SUV 值最大为 11.7),残留病灶摄取值多维尔(Deauville)评

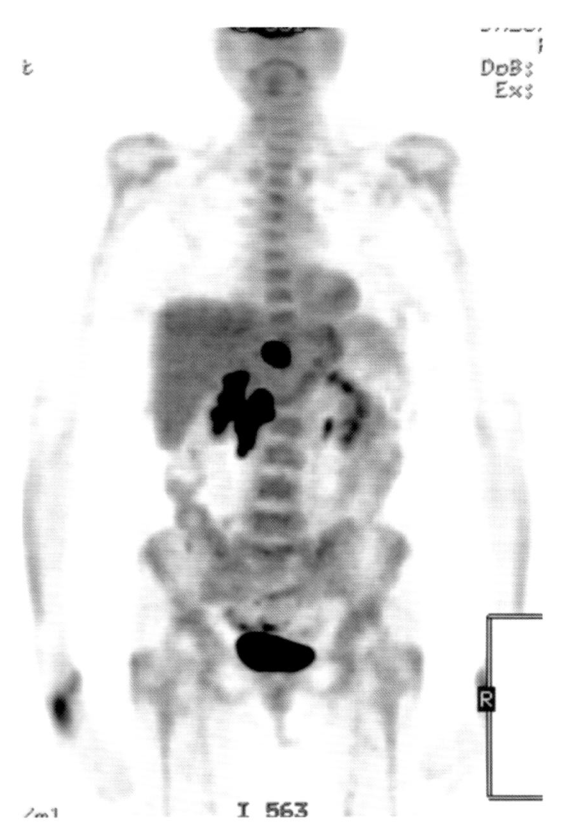

图 2.8　3 个周期 R-CHOP 方案化疗后的大块残余病灶。

分为 5 分(图 2.8)。继续给予 3 个周期的化疗,6 个周期化疗结束后，再次进行 PET-CT 扫描,结果显示摄取值[SUV 值最大为 8,多维尔(Deauville 评分)4 分]和肿块大小均进一步减少(图 2.9)。

为评价患者的治疗反应,治疗期间影像学复查,PET-CT 优于 CT[42]。早期获得完全代谢反应的患者,预后优于存在残余活性病灶者,但两组间的差别,不同的 DLBCL 研究中存在不同[43-48]。基于治疗中 PET-CT(iPET)影像结果以实时调整治疗方案,目前有数项 HL 和侵袭性 NHL 的随机研究正在进行。尚无证据支持早期更改治疗方案可以改善 CLBCL 的结果，另外也无其他更有效的替代治疗方案。因此,iPET 结果目前还不能作为更改治疗方案的依据。iPET 提示有残留病灶,仍继

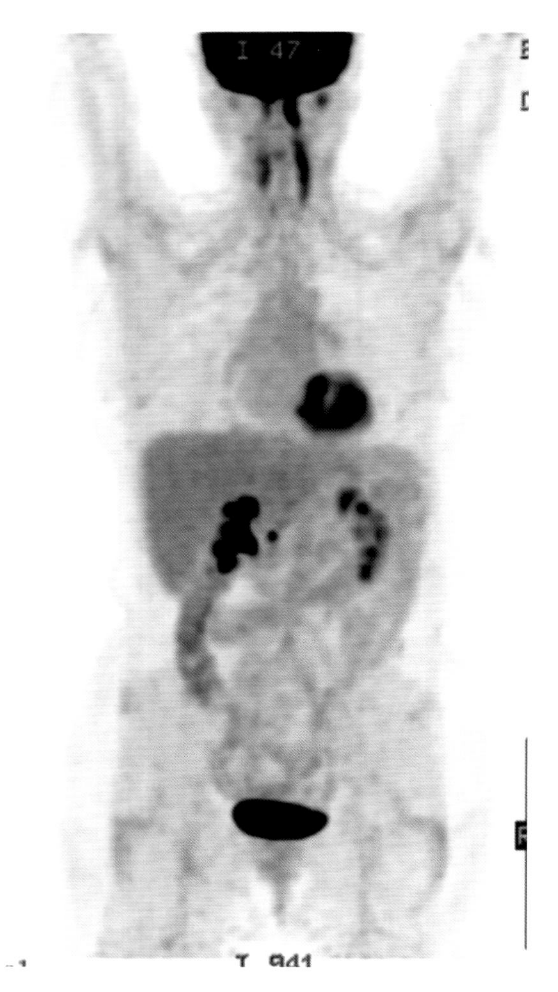

图 2.9 6个周期 R-CHOP 方案后 PET-CT 扫描图像,显示肿块和 FDG 活性进一步减小。

续使用目前最有效的 R-CHOP 方案。

为制订后续挽救治疗方案，在淋巴瘤 MDM 中对该病例进行再次讨论。原发性难治性 DLBCL 通常定义为化疗缓解后，较短时间内(<6个月)出现疾病进展或失败,且接受挽救治疗仍预后较差。R-CHOP 方案失败后,标准治疗为挽救治疗缓解后,再予以大剂量化疗或对合适患者进行自体造血干细胞移植(SCT)。CORAL 研究表明,R-CHOP 后进行挽救治疗，疗效比初始 CHOP 方案后挽救治疗差，提示 R-CHOP 治疗失败代表患者预后较差(R-CHOP 组:CHOP 组,51%对 83%),疗效也更差(3 年 EFS 21%对 47%)[49]。DLBCL 患者一线接受美罗华治疗,在1年内出现复发,通常预后较差。常用的挽救方案(包括 DHAP、ESHAP、ICE、GPD,IGEV)无一优于其他方案。而对于既往使用过利妥昔单抗的患者,有必要进一步探索更有效的挽救治疗方案。

对存在预后不良因素的患者,为提高挽救治疗疗效，在可行的情况下可考虑放疗。其依据在于对失败模式的分析发现,SCT 后 50%~75%的治疗失败仍位于原发部位[50]。但目前 SCT 后放疗的最佳时机和确切疗效还不明确。多数临床医生选择移植后进行局部放疗,来增加疾病控制、避免毒性反应重叠,尤其是纵隔放疗后可能引起的肺炎。挽救性化疗反应不理想的情况下,可以将放疗优先于 SCT,以促进疾病缓解,提高成功结果的概率。

目前没有前瞻性证据证实,围移植期的放疗可以改善生存。有回顾性研究表明,放疗可以提高局部控制率和 PFS。一项来自罗彻斯特大学的回顾性研究分析了 176 例患者,结果显示放疗可以改善疾病特异性生存率和 OS，并且接受 R-CHOP 方案治疗的患者比 CHOP 方案治疗的患者获益更大,可能因为 R-CHOP 失败的患者存在更多的治疗抵抗[51]。

该患者接受两个周期 R-ICE 方案化疗，PET-CT 显示肿块缩小到 6cm×5cm,FDG 活性 5.7(Deauville 评分为 4)(图 2.10)。患者接受了干细胞移植，移植后第 30 天,PET 扫描见 4×5cm 残余软组织肿块且 FDG 活性为 3.7,Deauville 评分为 3,考虑患者获得疾病缓解,建议进行腹腔残余病灶的放疗(图 2.11)。残余病灶给量 46Gy，原发灶 36Gy，放疗后 16 个月,患者一直保持缓解状态且没有发生副作用。

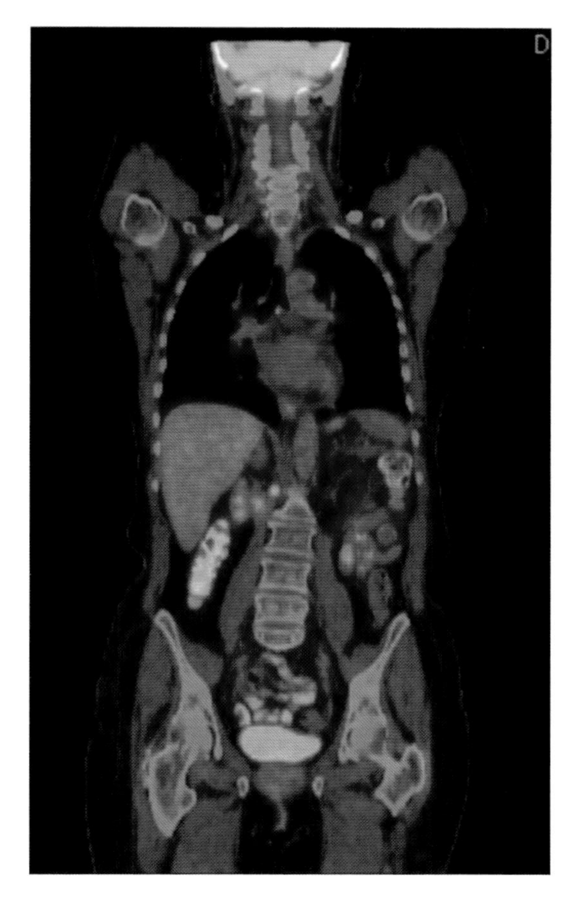

图 2.10 两周期 RICE 方案后 PET-CT 扫描图像，显示 6cm×4cm 肿块。

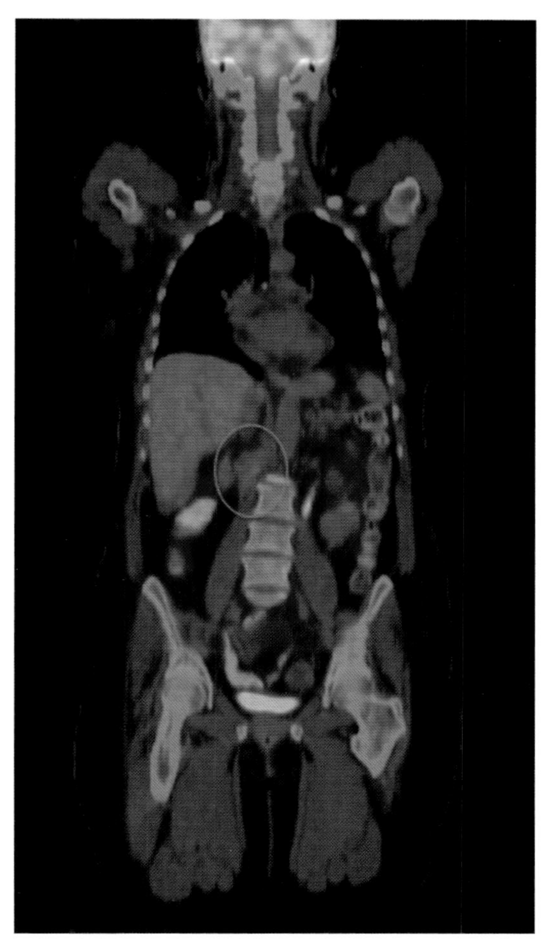

图 2.11 PET-CT 无 FDG 聚集的残余病灶。

放疗靶区和技术

因有少部分右肾可能会被包括在照射野内，因此在模拟 CT 扫描前患者接受了肾图检查(鉴别性肾功能检查)。左肾贡献了肾功能的 60%，右肾占 40%。患者取仰卧位、双臂置于两侧，采用深吸屏气技术进行模拟定位 CT 扫描，扫描前 6 小时禁食，范围上至横膈下至髂嵴。为包及病灶累及部位及根据新发表的 ILROG 指南定义的 ISRT，定位 CT 图像应结合治疗前 PET-CT 影像和移植后的 PET-CT 影像来勾画靶区[20]。CTV 包括肿瘤原发灶，注意由于治疗后肿瘤体积缩小，肾脏已回到正常的解剖位置。PTV 在此基础上外扩 8mm。由于采用了深吸屏气技术、减少了器官运动，此病例的 PTV 可以适当缩小。采用 IMRT 技术以获得良好的剂量适形性(图 2.12 和图 2.13)。CT 上的难治性残余病灶给予 46Gy/20 次，原发灶给予 36Gy/20 次，每周治疗 5 天，共 4 周。该治疗计划在确保危及器官最小受量的同时，充分满足了 PTV 给量(V95: 98.9%)。右肾 V10 和 V20 分别为 40%和 22%。左肾 V10 和 V20 分别为 10%和 2%。肝脏的 V10 为 7%，肝脏的平均照射剂量为 7.9Gy(图 2.14)。

巩固放疗的标准剂量通常为 30Gy[29]，对于难治性病例来说，需要更高的照射剂量以

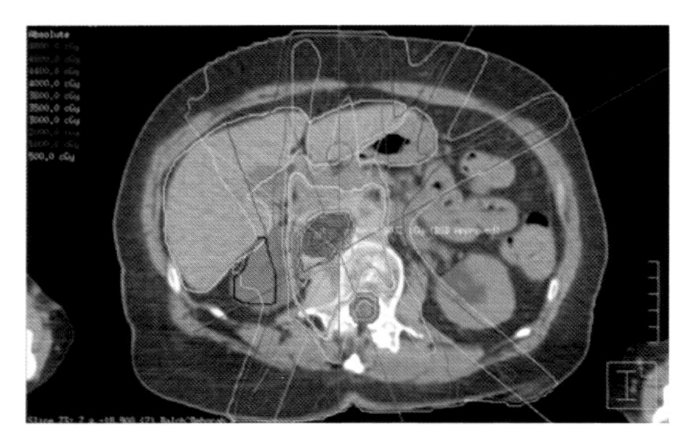

图 2.12 IMRT 计划轴位图像。

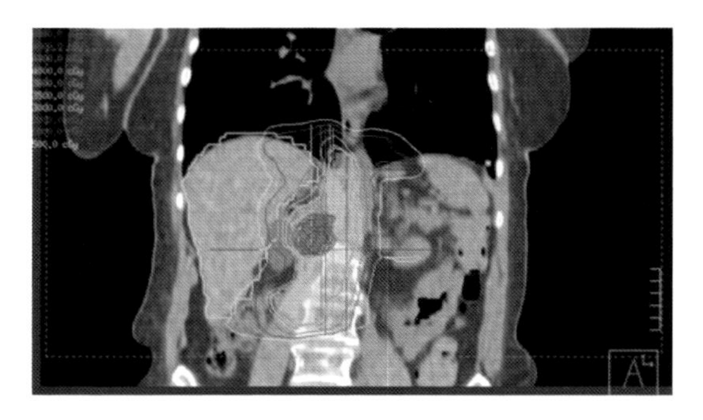

图 2.13 IMRT 计划冠状位图像。

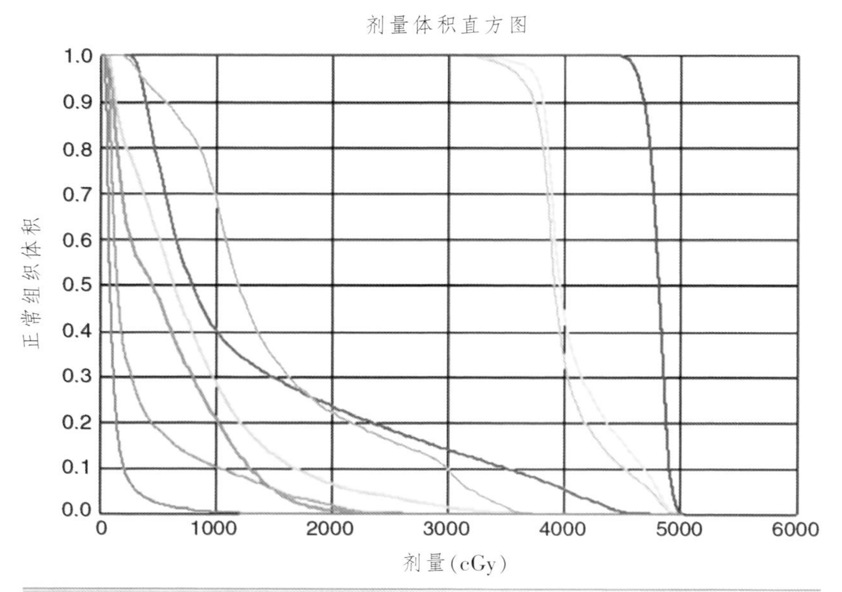

ROI Statistics

Line Type	ROI	Trial or Record	Min.	Max.	Mean	Std. Dev.
	PTV_	BSD Approved	2441.5	5009.0	3999.2	318.4
	CTV 36	BSD Approved	2482.5	5009.0	4084.1	337.2
	integrated boost to 46	BSD Approved	4361.5	5009.0	4798.3	90.8
	Esophagus	BSD Approved	62.5	2610.4	579.7	481.8
	Kidney_R	BSD Approved	225.7	4737.0	1348.5	1178.5
	Kidney_L	BSD Approved	55.7	2462.8	347.6	464.0
	Liver	BSD Approved	50.0	3657.3	797.7	663.4

图 2.14 DVH。

克服放疗抵抗。

治疗后评估

治疗按计划进行，中间未出现中断，后患者逐渐出现了中度乏力。在第二周结束时，患者还出现了餐后中度腹胀和恶心，给予饮食调整及止吐药。

致谢

感谢肿瘤科及 PET 中心 Anne Kiil Berthelsen 博士、放疗科 Deborah Schut，对本章中 PET 和放疗图片提供的大力帮助。

（费倩　陈薇　译　尹丽　校）

参考文献

1. Swerdlow SH, Campo E, Harris NL, Jaffe ES, Pileri SA, Stein H, Thiele J, Vardiman JW, editors. WHO Classification of tumours of haematopoietic and lymphoid tissues. Lyon: IARC; 2008.
2. Alizadeh AA, Eisen MB, Davis RE, Ma C, Lossos IS, Rosenwald A, Boldrick JC, Sabet H, Tran T, Yu X, Powell JI, Yang L, Marti GE, Moore T, Hudson Jr J, Lu L, Lewis DB, Tibshirani R, Sherlock G, Chan WC, Greiner TC, Weisenburger DD, Armitage JO, Warnke R, Staudt LM. Distinct types of diffuse large B-cell lymphoma identified by gene expression profiling. Nature. 2000;403:503–11.
3. Rosenwald A, Wright G, Chan WC, Connors JM, Campo E, Fisher RI, Gascoyne RD, Muller-Hermelink HK, Smeland EB, Giltnane JM, Hurt EM, Zhao H, Averett L, Yang L, Wilson WH, Jaffe ES, Simon R, Klausner RD, Powell J, Duffey PL, Longo DL, Greiner TC, Weisenburger DD, Sanger WG, Dave BJ, Lynch JC, Vose J, Armitage JO, Montserrat E, Lopez-Guillermo A, Grogan TM, Miller TP, LeBlanc M, Ott G, Kvaloy S, Delabie J, Holte H, Krajci P, Stokke T, Staudt LM. The use of molecular profiling to predict survival after chemotherapy for diffuse large-B-cell lymphoma. N Engl J Med. 2002;346:1937–47.
4. Shipp MA, Ross KN, Tamayo P, Weng AP, Kutok JL, Aguiar RC, Gaasenbeek M, Angelo M, Reich M, Pinkus GS, Ray TS, Koval MA, Last KW, Norton A, Lister TA, Mesirov J, Neuberg DS, Lander ES, Aster JC, Golub TR. Diffuse large B-cell lymphoma outcome prediction by gene-expression profiling and supervised machine learning. Nat Med. 2002;8:68–74.
5. Lenz G, Wright G, Dave SS, Xiao W, Powell J, Zhao H, Xu W, Tan B, Goldschmidt N, Iqbal J, Vose J, Bast M, Fu K, Weisenburger DD, Greiner TC, Armitage JO, Kyle A, May L, Gascoyne RD, Connors JM, Troen G, Holte H, Kvaloy S, Dierickx D, Verhoef G, Delabie J, Smeland EB, Jares P, Martinez A, Lopez-Guillermo A, Montserrat E, Campo E, Braziel RM, Miller TP, Rimsza LM, Cook JR, Pohlman B, Sweetenham J, Tubbs RR, Fisher RI, Hartmann E, Rosenwald A, Ott G, Muller-Hermelink HK, Wrench D, Lister TA, Jaffe ES, Wilson WH, Chan WC, Staudt LM. Stromal gene signatures in large-B-cell lymphomas. N Engl J Med. 2008;359:2313–23.
6. Choi NC, Timothy AR, Kaufman SD, Carey RW, Aisenberg AC. Low dose fractionated whole body irradiation in the treatment of advanced non-Hodgkin's lymphoma. Cancer. 1979;43:1636–42.
7. Colomo L, Lopez-Guillermo A, Perales M, Rives S, Martinez A, Bosch F, Colomer D, Falini B, Montserrat E, Campo E. Clinical impact of the differentiation profile assessed by immunophenotyping in patients with diffuse large B-cell lymphoma. Blood. 2003;101:78–84.
8. Hans CP, Weisenburger DD, Greiner TC, Gascoyne RD, Delabie J, Ott G, Muller-Hermelink HK, Campo E, Braziel RM, Jaffe ES, Pan Z, Farinha P, Smith LM, Falini B, Banham AH, Rosenwald A, Staudt LM, Connors JM, Armitage JO, Chan WC. Confirmation of the molecular classification of diffuse large B-cell lymphoma by immunohistochemistry using a tissue microarray. Blood. 2004;103:275–82.
9. Meyer PN, Fu K, Greiner TC, Smith LM, Delabie J, Gascoyne RD, Ott G, Rosenwald A, Braziel RM, Campo E, Vose JM, Lenz G, Staudt LM, Chan WC, Weisenburger DD. Immunohistochemical methods for predicting cell of origin and survival in patients with diffuse large B-cell lymphoma treated with rituximab. J Clin Oncol. 2011;29:200–7.
10. Muris JJ, Meijer CJ, Vos W, Van Krieken JH, Jiwa NM, Ossenkoppele GJ, Oudejans JJ. Immunohistochemical profiling based on Bcl-2, CD10 and MUM1 expression improves risk stratification in patients with primary nodal diffuse large B cell lymphoma. J Pathol. 2006;208:714–23.
11. Gutierrez-Garcia G, Cardesa-Salzmann T, Climent F, Gonzalez-Barca E, Mercadal S, Mate JL, Sancho JM, Arenillas L, Serrano S, Escoda L, Martinez S, Valera A, Martinez A, Jares P, Pinyol M, Garcia-Herrera A, Martinez-Trillos A, Gine E, Villamor N, Campo E, Colomo L, Lopez-Guillermo A. Gene-expression profiling and not immunophenotypic algorithms predicts prognosis in patients with diffuse large B-cell lymphoma treated with immunochemotherapy. Blood. 2011;117:4836–43.
12. Saez AI, Saez AJ, Artiga MJ, Perez-Rosado A, Camacho FI, Diez A, Garcia JF, Fraga M, Bosch R, Rodriguez-Pinilla SM, Mollejo M, Romero C, Sanchez-Verde L, Pollan M, Piris MA. Building an outcome predictor model for diffuse large B-cell lymphoma. Am J Pathol. 2004;164:613–22.
13. Winter JN, Weller EA, Horning SJ, Krajewska M, Variakojis D, Habermann TM, Fisher RI, Kurtin PJ, Macon WR, Chhanabhai M, Felgar RE, Hsi ED, Medeiros LJ, Weick JK, Reed JC, Gascoyne RD. Prognostic significance of Bcl-6 protein expression in DLBCL treated with CHOP or R-CHOP: a

prospective correlative study. Blood. 2006;107:4207–13.
14. Green TM, Young KH, Visco C, Xu-Monette ZY, Orazi A, Go RS, Nielsen O, Gadeberg OV, Mourits-Andersen T, Frederiksen M, Pedersen LM, Moller MB. Immunohistochemical double-hit score is a strong predictor of outcome in patients with diffuse large B-cell lymphoma treated with rituximab plus cyclophosphamide, doxorubicin, vincristine, and prednisone. J Clin Oncol. 2012;30:3460–7.
15. Horn H, Ziepert M, Becher C, Barth TF, Bernd HW, Feller AC, Klapper W, Hummel M, Stein H, Hansmann ML, Schmelter C, Moller P, Cogliatti S, Pfreundschuh M, Schmitz N, Trumper L, Siebert R, Loeffler M, Rosenwald A, Ott G. MYC status in concert with BCL2 and BCL6 expression predicts outcome in diffuse large B-cell lymphoma. Blood. 2013;121:2253–63.
16. Johnson NA, Slack GW, Savage KJ, Connors JM, Ben-Neriah S, Rogic S, Scott DW, Tan KL, Steidl C, Sehn LH, Chan WC, Iqbal J, Meyer PN, Lenz G, Wright G, Rimsza LM, Valentino C, Brunhoeber P, Grogan TM, Braziel RM, Cook JR, Tubbs RR, Weisenburger DD, Campo E, Rosenwald A, Ott G, Delabie J, Holcroft C, Jaffe ES, Staudt LM, Gascoyne RD. Concurrent expression of MYC and BCL2 in diffuse large B-cell lymphoma treated with rituximab plus cyclophosphamide, doxorubicin, vincristine, and prednisone. J Clin Oncol. 2012;30:3452–9.
17. Carbone PP, Kaplan HS, Musshoff K, Smithers DW, Tubiana M. Report of the committee on Hodgkin's disease staging classification. Cancer Res. 1971;31:1860–1.
18. The International Non-Hodgkin's Lymphoma Prognostic Factors Project. A predictive model for aggressive non-Hodgkin's lymphoma. N Engl J Med. 1993;329:987–94.
19. Miller TP, Dahlberg S, Cassady JR, Adelstein DJ, Spier CM, Grogan TM, LeBlanc M, Carlin S, Chase E, Fisher RI. Chemotherapy alone compared with chemotherapy plus radiotherapy for localized intermediate- and high-grade non-Hodgkin's lymphoma. N Engl J Med. 1998;339:21–6.
20. Illidge T, Specht L, Yahalom J, Aleman B, Berthelsen AK, Constine L, Dabaja BS, Dharmarajan K, Ng A, Ricardi U, Wirth A. Modern radiation therapy for nodal non Hodgkin lymphoma – target definition and dose guidelines from the International Lymphoma Radiation Oncology Group (ILROG). Int J Radiat Oncol Biol Phys. 2014;89:49–58.
21. Persky DO, Unger JM, Spier CM, Stea B, LeBlanc M, McCarty MJ, Rimsza LM, Fisher RI, Miller TP. Phase II study of rituximab plus three cycles of CHOP and involved-field radiotherapy for patients with limited-stage aggressive B-cell lymphoma: Southwest Oncology Group study 0014. J Clin Oncol. 2008;26:2258–63.
22. Bonnet C, Fillet G, Mounier N, Ganem G, Molina TJ, Thieblemont C, Ferme C, Quesnel B, Martin C, Gisselbrecht C, Tilly H, Reyes F. CHOP alone compared with CHOP plus radiotherapy for localized aggressive lymphoma in elderly patients: a study by the Groupe d'Etude des Lymphomes de l'Adulte. J Clin Oncol. 2007;25:787–92.
23. Horning SJ, Weller E, Kim K, Earle JD, O'Connell MJ, Habermann TM, Glick JH. Chemotherapy with or without radiotherapy in limited-stage diffuse aggressive non-Hodgkin's lymphoma: Eastern Cooperative Oncology Group study 1484. J Clin Oncol. 2004;22:3032–8.
24. Reyes F, Lepage E, Ganem G, Molina TJ, Brice P, Coiffier B, Morel P, Ferme C, Bosly A, Lederlin P, Laurent G, Tilly H. ACVBP versus CHOP plus radiotherapy for localized aggressive lymphoma. N Engl J Med. 2005;352:1197–205.
25. Wirth A. The rationale and role of radiation therapy in the treatment of patients with diffuse large B-cell lymphoma in the Rituximab era. Leuk Lymphoma. 2007;48:2121–36.
26. NCCN Clinical practice guidelines in oncology, non-hodgkin's lymphomas version 2.2015. 2015. www.nccn.org
27. Moser EC, Noordijk EM, van Leeuwen FE, le Cessie S, Baars JW, Thomas J, Carde P, Meerwaldt JH, van Glabbeke M, Kluin-Nelemans HC. Long-term risk of cardiovascular disease after treatment for aggressive non-Hodgkin lymphoma. Blood. 2006;107:2912–9.
28. Phan J, Mazloom A, Medeiros LJ, Zreik TG, Wogan C, Shihadeh F, Rodriguez MA, Fayad L, Fowler N, Reed V, Horace P, Dabaja BS. Benefit of consolidative radiation therapy in patients with diffuse large B-cell lymphoma treated with R-CHOP chemotherapy. J Clin Oncol. 2010;28:4170–6.
29. Lowry L, Smith P, Qian W, Falk S, Benstead K, Illidge T, Linch D, Robinson M, Jack A, Hoskin P. Reduced dose radiotherapy for local control in non-Hodgkin lymphoma: a randomised phase III trial. Radiother Oncol. 2011;100:86–92.
30. Aanaes K, Kristensen E, Ralfkiaer EM, von Buchwald C, Specht L. Improved prognosis for localized malignant lymphomas of the head and neck. Acta Otolaryngol. 2010;130:626–31.
31. Coiffier B, Lepage E, Briere J, Herbrecht R, Tilly H, Bouabdallah R, Morel P, Van Den NE, Salles G, Gaulard P, Reyes F, Lederlin P, Gisselbrecht C. CHOP chemotherapy plus rituximab compared with CHOP alone in elderly patients with diffuse large-B-cell lymphoma. N Engl J Med. 2002;346:235–42.
32. Pfreundschuh M, Trumper L, Osterborg A, Pettengell R, Trneny M, Imrie K, Ma D, Gill D, Walewski J, Zinzani PL, Stahel R, Kvaloy S, Shpilberg O, Jaeger U, Hansen M, Lehtinen T, Lopez-Guillermo A, Corrado C, Scheliga A, Milpied N, Mendila M, Rashford M, Kuhnt E, Loeffler M. CHOP-like chemotherapy plus rituximab versus CHOP-like chemotherapy alone in young patients with good-prognosis diffuse large-B-cell lymphoma: a randomised controlled trial by the MabThera International Trial (MInT) Group. Lancet Oncol. 2006;7:379–91.
33. Sehn LH, Donaldson J, Chhanabhai M, Fitzgerald C, Gill K, Klasa R, MacPherson N, O'Reilly S, Spinelli JJ, Sutherland J, Wilson KS, Gascoyne RD, Connors JM. Introduction of combined CHOP plus rituximab therapy dramatically improved outcome of diffuse large B-cell lymphoma in British Columbia. J Clin Oncol. 2005;23:5027–33.

34. Cunningham D, Hawkes EA, Jack A, Qian W, Smith P, Mouncey P, Pocock C, Ardeshna KM, Radford JA, McMillan A, Davies J, Turner D, Kruger A, Johnson P, Gambell J, Linch D. Rituximab plus cyclophosphamide, doxorubicin, vincristine, and prednisolone in patients with newly diagnosed diffuse large B-cell non-Hodgkin lymphoma: a phase 3 comparison of dose intensification with 14-day versus 21-day cycles. Lancet. 2013;381:1817–26.
35. Pfreundschuh M, Schubert J, Ziepert M, Schmits R, Mohren M, Lengfelder E, Reiser M, Nickenig C, Clemens M, Peter N, Bokemeyer C, Eimermacher H, Ho A, Hoffmann M, Mertelsmann R, Trumper L, Balleisen L, Liersch R, Metzner B, Hartmann F, Glass B, Poeschel V, Schmitz N, Ruebe C, Feller AC, Loeffler M. Six versus eight cycles of bi-weekly CHOP-14 with or without rituximab in elderly patients with aggressive CD20+ B-cell lymphomas: a randomised controlled trial (RICOVER-60). Lancet Oncol. 2008;9:105–16.
36. Dorth JA, Prosnitz LR, Broadwater G, Diehl LF, Beaven AW, Coleman RE, Kelsey CR. Impact of consolidation radiation therapy in stage III-IV diffuse large B-cell lymphoma with negative post-chemotherapy radiologic imaging. Int J Radiat Oncol Biol Phys. 2012;84:762–7.
37. Shi Z, Das S, Okwan-Duodu D, Esiashvili N, Flowers C, Chen Z, Wang X, Jiang K, Nastoupil LJ, Khan MK. Patterns of failure in advanced stage diffuse large B-cell lymphoma patients after complete response to R-CHOP immunochemotherapy and the emerging role of consolidative radiation therapy. Int J Radiat Oncol Biol Phys. 2013;86:569–77.
38. Pfreundschuh M, Ho AD, Cavallin-Stahl E, Wolf M, Pettengell R, Vasova I, Belch A, Walewski J, Zinzani PL, Mingrone W, Kvaloy S, Shpilberg O, Jaeger U, Hansen M, Corrado C, Scheliga A, Loeffler M, Kuhnt E. Prognostic significance of maximum tumour (bulk) diameter in young patients with good-prognosis diffuse large-B-cell lymphoma treated with CHOP-like chemotherapy with or without rituximab: an exploratory analysis of the MabThera International Trial Group (MInT) study. Lancet Oncol. 2008;9:435–44.
39. Pfreundschuh M, Kuhnt E, Trumper L, Osterborg A, Trneny M, Shepherd L, Gill DS, Walewski J, Pettengell R, Jaeger U, Zinzani PL, Shpilberg O, Kvaloy S, de Nully BP, Stahel R, Milpied N, Lopez-Guillermo A, Poeschel V, Grass S, Loeffler M, Murawski N. CHOP-like chemotherapy with or without rituximab in young patients with good-prognosis diffuse large-B-cell lymphoma: 6-year results of an open-label randomised study of the MabThera International Trial (MInT) Group. Lancet Oncol. 2011;12:1013–22.
40. Held G, Murawski N, Ziepert M, Fleckenstein J, Poschel V, Zwick C, Bittenbring J, Hanel M, Wilhelm S, Schubert J, Schmitz N, Loffler M, Rube C, Pfreundschuh M. Role of radiotherapy to bulky disease in elderly patients with aggressive B-cell lymphoma. J Clin Oncol. 2014;32:1112–8.
41. Dabaja BS, Phan J, Mawlawi O, Medeiros LJ, Etzel C, Liang FW, Podoloff D, Oki Y, Hagemeister FB, Chuang H, Fayad LE, Westin JR, Shihadeh F, Allen

ease in elderly patients with aggressive B-cell lymphoma. J Clin Oncol. 2014;32:1112–8.
41. Dabaja BS, Phan J, Mawlawi O, Medeiros LJ, Etzel C, Liang FW, Podoloff D, Oki Y, Hagemeister FB, Chuang H, Fayad LE, Westin JR, Shihadeh F, Allen

PK, Wogan CF, Rodriguez MA. Clinical implications of positron emission tomography-negative residual computed tomography masses after chemotherapy for diffuse large B-cell lymphoma. Leuk Lymphoma. 2013;54:2631–8.
42. Barrington SF, Mikhaeel NG, Kostakoglu L, Meignan M, Hutchings M, Mueller SP, Schwartz LH, Zucca E, Fisher RI, Trotman J, Hoekstra OS, Hicks RJ, O'Doherty MJ, Hustinx R, Biggi A, Cheson BD. Role of imaging in the staging and response assessment of lymphoma: consensus of the International Conference on Malignant Lymphomas Imaging Working Group. J Clin Oncol. 2014;32:3048–58.
43. Casasnovas RO, Meignan M, Berriolo-Riedinger A, Bardet S, Julian A, Thieblemont C, Vera P, Bologna S, Briere J, Jais JP, Haioun C, Coiffier B, Morschhauser F. SUVmax reduction improves early prognosis value of interim positron emission tomography scans in diffuse large B-cell lymphoma. Blood. 2011;118:37–43.
44. Haioun C, Itti E, Rahmouni A, Brice P, Rain JD, Belhadj K, Gaulard P, Garderet L, Lepage E, Reyes F, Meignan M. [18F]fluoro-2-deoxy-D-glucose positron emission tomography (FDG-PET) in aggressive lymphoma: an early prognostic tool for predicting patient outcome. Blood. 2005;106:1376–81.
45. Itti E, Meignan M, Berriolo-Riedinger A, Biggi A, Cashen AF, Vera P, Tilly H, Siegel BA, Gallamini A, Casasnovas RO, Haioun C. An international confirmatory study of the prognostic value of early PET/CT in diffuse large B-cell lymphoma: comparison between Deauville criteria and DeltaSUVmax. Eur J Nucl Med Mol Imaging. 2013;40:1312–20.
46. Mikhaeel NG, Hutchings M, Fields PA, O'Doherty MJ, Timothy AR. FDG-PET after two to three cycles of chemotherapy predicts progression-free and overall survival in high-grade non-Hodgkin lymphoma. Ann Oncol. 2005;16:1514–23.
47. Pregno P, Chiappella A, Bello M, Botto B, Ferrero S, Franceschetti S, Giunta F, Ladetto M, Limerutti G, Menga M, Nicolosi M, Priolo G, Puccini B, Rigacci L, Salvi F, Vaggelli L, Passera R, Bisi G, Vitolo U. Interim 18-FDG-PET/CT failed to predict the outcome in diffuse large B-cell lymphoma patients treated at the diagnosis with rituximab-CHOP. Blood. 2012;119:2066–73.
48. Safar V, Dupuis J, Itti E, Jardin F, Fruchart C, Bardet S, Vera P, Copie-Bergman C, Rahmouni A, Tilly H, Meignan M, Haioun C. Interim [18F]fluorodeoxyglucose positron emission tomography scan in diffuse large B-cell lymphoma treated with anthracycline-based chemotherapy plus rituximab. J Clin Oncol. 2012;30:184–90.
49. Gisselbrecht C, Glass B, Mounier N, Singh GD, Linch DC, Trneny M, Bosly A, Ketterer N, Shpilberg O, Hagberg H, Ma D, Briere J, Moskowitz CH, Schmitz N. Salvage regimens with autologous transplantation for relapsed large B-cell lymphoma in the rituximab era. J Clin Oncol. 2010;28:4184–90.

50. Mundt AJ, Williams SF, Hallahan D. High dose chemotherapy and stem cell rescue for aggressive non-Hodgkin's lymphoma: pattern of failure and implications for involved-field radiotherapy. Int J Radiat Oncol Biol Phys. 1997;39:617–25.
51. Biswas T, Dhakal S, Chen R, Hyrien O, Bernstein S, Friedberg JW, Fisher RI, Liesveld J, Phillips G, Constine LS. Involved field radiation after autologous stem cell transplant for diffuse large B-cell lymphoma in the rituximab era. Int J Radiat Oncol Biol Phys. 2010;77:79–85.

第 3 章

滤泡性淋巴瘤

Bradford Hoppe

摘　要

滤泡性淋巴瘤是非霍奇金淋巴瘤中第二常见的病理类型，居惰性淋巴瘤的首位。放射治疗是滤泡性淋巴瘤的重要治疗手段。局部区域24~30Gy的放疗是早期滤泡性淋巴瘤患者的标准治疗方式。晚期肿瘤患者，姑息性低剂量放疗(2Gy/次×2次)能获得中位18个月的控制时间。本章就两例不同的临床病例，讨论滤泡性淋巴瘤的流行病学、分期、治疗方案，并深入分析放射治疗靶区的设计及计划优化。

临床表现

病例 1

68 岁老年男性患者，右侧腹股沟处肿块，否认有任何 B 组症状，否认创伤史及近期感染史，右侧腹股沟区可触及一个 4cm 无痛性、可移动的肿块。

B. Hoppe, MD, MPH
University of Florida Proton Therapy Institute,
2015 North Jefferson St., Jacksonville,
FL 32206, USA
e-mail: bhoppe@floridaproton.org

病例 2

82 岁女性Ⅳ期滤泡性淋巴瘤患者，既往接受过免疫治疗和化疗，近期出现腹部巨大包块。

2014 年，美国约有 70 000 例新诊断为非霍奇金淋巴瘤患者[1]。非霍奇金淋巴瘤约有 60 个亚型，滤泡性淋巴瘤是非霍奇金淋巴瘤中第二常见的病理类型(约 20%)，居惰性淋巴瘤首位。

滤泡性淋巴瘤多发生于老年人，平均年龄 60 岁，很少发生于儿童和青少年[2,3]。最常见症状是无痛性淋巴结肿大，随时间或大或小，约 20%的患者合并 B 组症状，约 80%的患者初诊时为Ⅲ~Ⅳ期[2,3]。

病理、典型和有意义的标记物

病例1 右腹股沟淋巴结病理诊断为I级滤泡性淋巴瘤伴区域浸润。免疫组化显示为CD10(+),BCL6(+),BCL2(+)。

病例2 该例患者不适宜接受辅助化疗，尽管应该通过重复活检以证实是否存在病理类型的升级，但对于该患者而言，活检属于高侵入性的操作。

在非霍奇金淋巴瘤的鉴别诊断中，相对于粗针穿刺活检，淋巴结切除活检在分型和分级上更有优势。

滤泡性淋巴瘤起源于淋巴结生发中心的B细胞。WHO对滤泡性淋巴瘤的生长模式及分级进行了定义[4]。淋巴结内滤泡性淋巴瘤的生长模式包括滤泡性、局部滤泡性、弥漫混合性、弥漫性。分级系统基于淋巴结内中心母细胞的数目：1级，每高倍视野5个及以下中心母细胞；2级，每高倍视野6~15个中心母细胞；3A级，每高倍视野超过15个中心母细胞，仍有中心细胞；3B级，中心母细胞形成瘤片，无中心细胞。

正常的滤泡中心细胞表达CD10和BCL6、BCL2为阴性，而滤泡树突细胞表达CD21。而滤泡性淋巴瘤细胞BCL2阳性[5](约85%)，高级别滤泡性淋巴瘤细胞CD10阴性[5]。另外，滤泡性淋巴瘤有特异性的t(14;18)染色体异位，导致BCL2基因重组和表达，进而引起BCL2抗凋亡蛋白过表达，此过表达可被PCR或FISH法检测到。高级别肿瘤常有BCL6基因重排。

分期、预后因素和诊断依据

病例1 患者行PET-CT及颈胸腹盆腔CT检查，显示腹股沟区肿大淋巴结，SUV最大值为8.4(见图3.1a,b)。该患者血液学检查无异常，骨髓无浸润。其淋巴瘤国际预后指数(FLIPI)和FLIPI2均为1分，FLIPI1评分为低危，FLIPI2评分为中危。

病例2 患者行PEC-CT检查，显示右中腹肠系膜10cm×7cm大小肿大淋巴结，SUV最大值18.2，周围及腹主动脉旁有数枚增大的高摄取淋巴结。另外，该患者双侧盆腔、腹股沟、腋窝、颈部均见肿大淋巴结(图3.2)。考虑到该患者存在明确广泛复发，行胸腹盆腔CT检查已足够，PET-CT检查不是必需的。

滤泡性淋巴瘤的分期参照其他非霍奇金淋巴瘤采用Ann Arbor系统。病情检查必须包含患者病史、体格检查(尤其是淋巴结区域)以评估B组症状、疾病程度、体力情况。血液学检查包括全血计数、乳酸脱氢酶

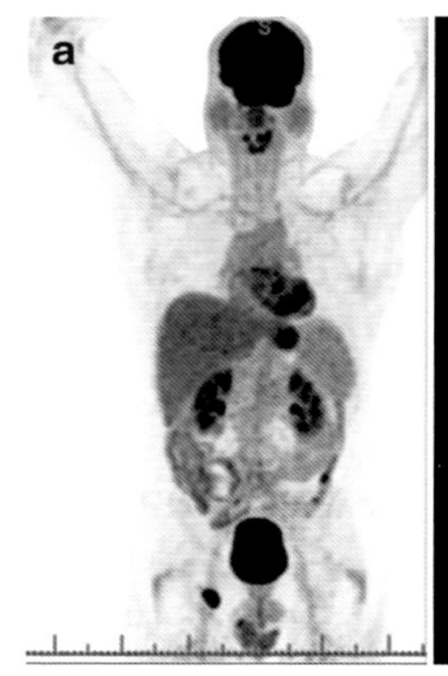

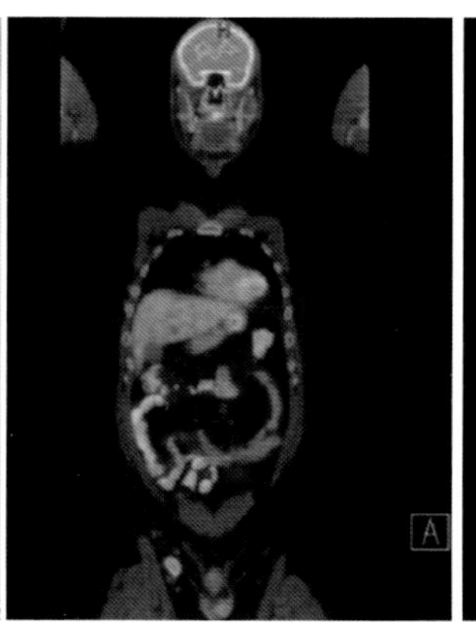

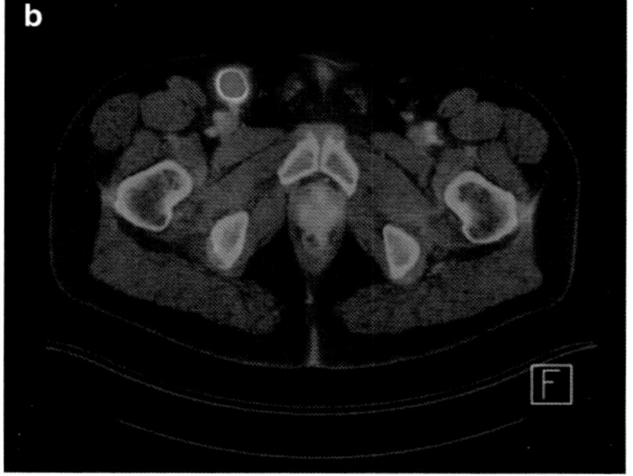

图3.1 (a)冠状位PET图像显示右侧腹股沟肿块。(b)轴位PET图像显示右侧腹股沟肿块。

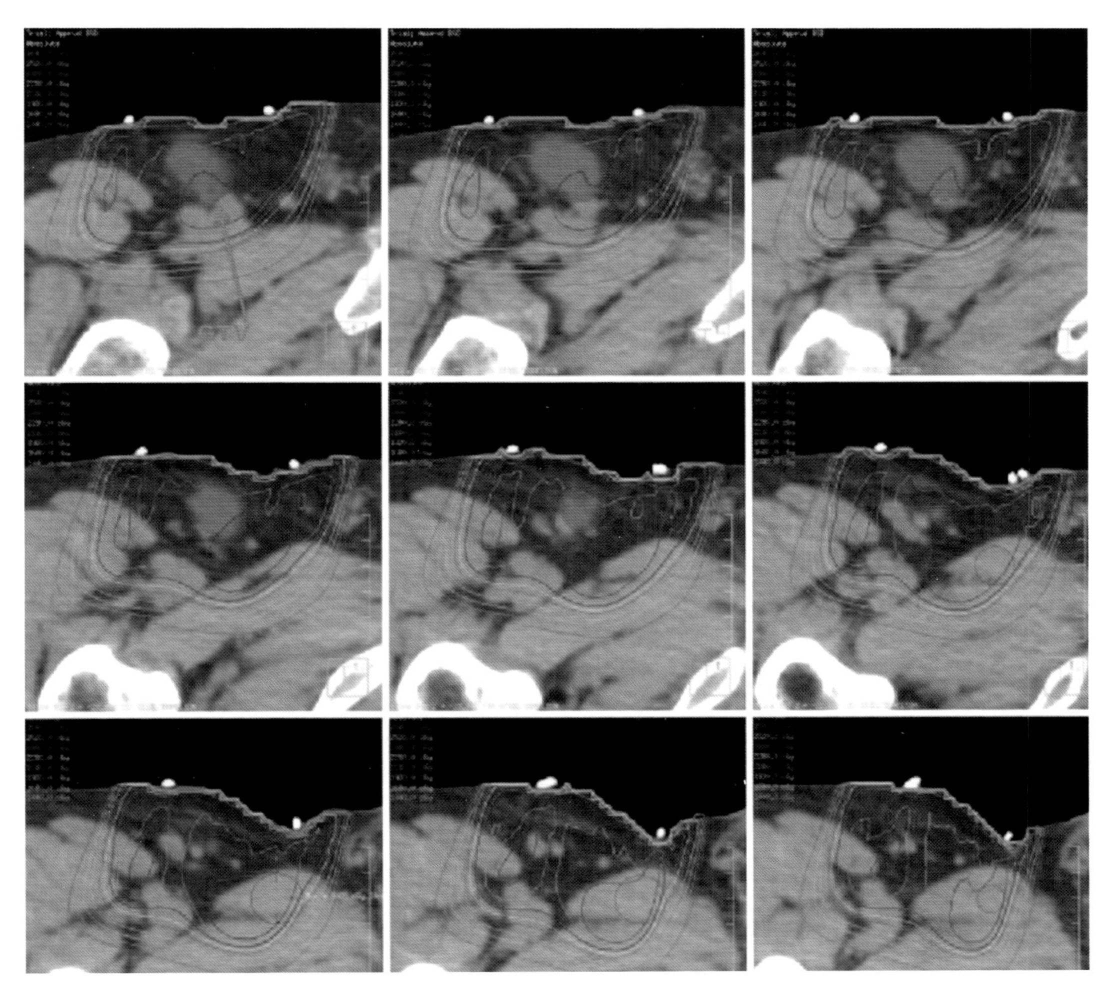

图 3.2　右侧腹股沟病灶范围。

试验(LDH)、β2 微球蛋白、生化全套、乙肝筛查、育龄期妇女排除怀孕。所有患者应行骨髓穿刺活检。影像学检查应行颈胸腹盆腔诊断 CT,并可联合 PET-CT 扫描。早期患者放疗前尽量行 PET-CT 扫描。Wirth 等通过 PET-CT 扫描发现通过传统分期法诊断的早期(Ⅰ/Ⅱ期)患者约有 31%应重新分期为Ⅲ/Ⅳ期[6]。另外,PET-CT 能更好地显示Ⅰ/Ⅱ期患者肿瘤范围,约 14%的患者靶区会较仅行 CT 检查时有所增大。

在淋巴瘤国际预后指数(FLIPI)的一次大型汇总分析中,发现了一些重要的临床特点,包括:发病无性别差异(男性 51%,女性 49%),63%小于 60 岁,22%为Ⅰ/Ⅱ期,19%合并 B 组症状,35%累及范围超过 5 个淋巴结区域,38%有结外浸润(骨髓除外),48%有骨髓浸润,22%有脾脏浸润,41%有血清 β2 微球蛋白升高,21%有 LDH 增高,18%血红蛋白<120g/L,10%血清白蛋白<35g/L。预后相关的危险因素包括:年龄≥60 岁,Ⅲ/Ⅳ期患者,血红蛋白<120g/L,LDH 增高,多于 4 个淋巴结区域受累。因此将滤泡淋巴瘤分为下面三组:低危组,0~1 个危险因素;中危组,2 个危险因素;高危组,3 个以上危险因素。5 年和 10 年的总生存率分别为低危组 91%和 71%,中危组 78%和 51%,高危组 53%和

36%。

通过对近年来应用利妥昔单抗治疗的患者随访，总结出淋巴瘤国际预后指数2(FLIPI2)[7]。其预后危险因素包括:β2微球蛋白水平(高于正常),最大淋巴结的最长径(>6cm),骨髓浸润,血红蛋白<120g/L,年龄>60岁。基于这些预后因子，滤泡淋巴瘤3年的OS和PFS分别为低危组(0个危险因素)99%和91%，中危组 (1~2个危险因素)96%和69%,高危组(3~5个危险因素)84%和51%。

治疗策略及其调整

病例1 Ⅱ期低危FLIPI、中危FLIPI2患者的治疗有多种选择。我们认为该例患者可行根治性放疗或联合免疫治疗。其主治医师给予了累及野24Gy/12F的放射治疗。

病例2 该患者不能耐受继续化疗并有临床症状,给予4Gy/2F的姑息放疗。

早期病例

因Ⅰ/Ⅱ期的患者较少,缺少前瞻性临床试验提供最佳治疗模式的证据。但大样本回顾性研究证明,放疗是早期患者的标准治疗模式(表3.1)。美国淋巴瘤治疗研究(NLCS)的一项多中心、纵向观察研究显示,早期滤泡淋巴瘤的治疗方式有多种[3,8],包括观察(29%)、单纯放疗(23%)、利妥昔单抗或联合化疗(35%)以及放疗后应用利妥昔单抗(8%)。尽管5年内的短期随访结果相似,但研究中的患者分组存在异质性，且仅有62%的患者行了PET-CT检查[3,8]。

基于过去50多年里多个大规模单中心的回顾性研究结果,放射治疗是早期滤泡淋巴瘤的标准治疗模式。表3.1列出了这些研究的结果及预后情况[9-12]。其中规模最大的一项研究是英国哥伦比亚肿瘤中心、斯坦福大学、玛格丽特公主医院及英国国家淋巴瘤研究所开展的,纳入约200例患者,给予扩大野或累及野放疗，总剂量为20~50Gy,10年PFS为44%~53%,10年OS为58%~66%。考虑到PET-CT可能会使部分患者分期升级,所以该研究中,有部分患者实际分期可能为Ⅲ/Ⅳ期,因此在PET-CT分期时代,临床预后结果可能更好。

滤泡性淋巴瘤放射治疗剂量的确定,基于几项单中心的临床试验数据。2011年发表的一项来自英国的研究,比较了惰性淋巴瘤患者放疗剂量24Gy/12F和40~45Gy/20~23F,包括晚期疾病和联合化疗者[13]。中位随访时间为5.6年,总的PFS为55%,两组在局部进展方面无统计学差异 (79%对76%,P=0.68)。另外,5年OS无统计学差异(73%对74%,P=0.84)。行单纯放疗的患者中,PFS两组无差异;高剂量组中54%和低剂量组中64%的患者5年内无复发。此外，另一项随机研究比较了放疗剂量24Gy/12F和4Gy/2F治疗惰性淋巴瘤患者,24Gy组的局控率显著提高(P=0.0051)[14]。

放射治疗靶区的设计包括累及野、扩大野及累及淋巴结外放5cm[11]。尽管没有随机性临床研究直接比较大野和小野的区别,但Campbell等报道了累及野照射和累及淋巴结外放5cm照射结果,10年疾病特异性生存(DSS,85%对78%,P=0.14)和PFS(48%对50%,P=0.50)均无统计学差异。

随着PET-CT等影像学技术的进步,国际淋巴瘤放射治疗组(ILROG)近期更新了滤泡淋巴瘤的放疗范围——累及部位照射(ISRT)[15]。ISRT采用先进的放疗设备,靶区的概念参照ICRU83号文件。惰性淋巴结NHL和结外NHL的指南已发表[15,16]。

晚期病例

晚期滤泡性淋巴瘤患者的治疗策略包括密切观察、免疫治疗、化疗、放疗联合免疫

表3.1 Ⅰ/Ⅱ期滤泡性淋巴瘤单独放疗的文献综述

研究中心	病例数	中位随访时间(年)	Ⅰ期病例比例(%)	Ⅱ期病例比例(%)	10年PFS(%)	10年OS(%)	放疗剂量(Gy)	照射野
美国佛罗里达大学[9]	72	8.5	75	25	59	46	20~50	EFRT/IFRT
斯坦福大学[10]	177	7.7	41	59	44	64	35–50	TLI/EFRT/IFRT
英国哥伦比亚肿瘤中心[11]	237	7.3	76	24	49	66	20–40	EFRT/INRT+5cm
玛格丽特公主医院[12]	460	10.6	74	26	52	62	16–48	IFRT

EFRT:扩大野放射治疗;IFRT:受累野放射治疗;TLI:总淋巴区域照射;INRT:受累淋巴结放射治疗。

治疗等。全淋巴结照射(TLI)曾是治疗手段之一，但因其远期毒性及高复发率，现已逐渐不再采用[17,18]。

由于滤泡性淋巴瘤的放疗敏感性较高，因此放射治疗仍是晚期病例的重要姑息治疗手段之一。表3.2所列的研究，评估了低剂量姑息性放疗(4Gy/2F)在晚期患者中的疗效[19-22]。治疗反应率60%~96%，中位局部进展时间18个月。低剂量照射(4Gy/2F)发生严重副作用的概率较低，不失为有临床症状及化疗耐药患者的一个有效治疗手段。

扫描图像、靶区勾画、边界确定、计划设计及图像

病例1 采用一个蓝色模具固定患者成蛙腿形状，进行CT扫描。采用累及部位照射(ISRT)。参照PET-CT在CT图像上勾画GTV，GTV外放1.5cm形成CTV，CTV外放1.5cm形成PTV。PTV根据实际情况进行适当的调整。

放疗剂量为24Gy/12F，16MeV电子线照射，100%剂量覆盖95%的PTV(图3.2)。睾丸为危及器官，采用一个贝壳状模具来保护睾丸以免受散射线照射。担心贝壳状模具不能挡住内侧的射线(图3.3和图3.4)，我们在模具内部的睾丸表面放置了热发光检测仪，用来测量实际剂量，结果显示每次受照量为2cGy。

由于惰性淋巴瘤患者的生存时间较长，所以在评估放疗计划时，应考虑到治疗的晚期毒性，例如复发肿瘤、心血管疾病等。然

表3.2 晚期惰性非霍奇金淋巴瘤姑息照射(4Gy)的文献综述

研究中心	病例数	放疗剂量(Gy)	CR率(%)	PR率(%)	中位局部进展时间(月)
瑞士洛桑大学医学中心[19]	43	4	28	35	21
玛格丽特公主医院[20]	54	4	49	32	19
荷兰癌症研究院[21]	109	4	61	31	25
布列根和妇女医院和丹娜法伯癌症研究院[22]	127	4	57	25	14

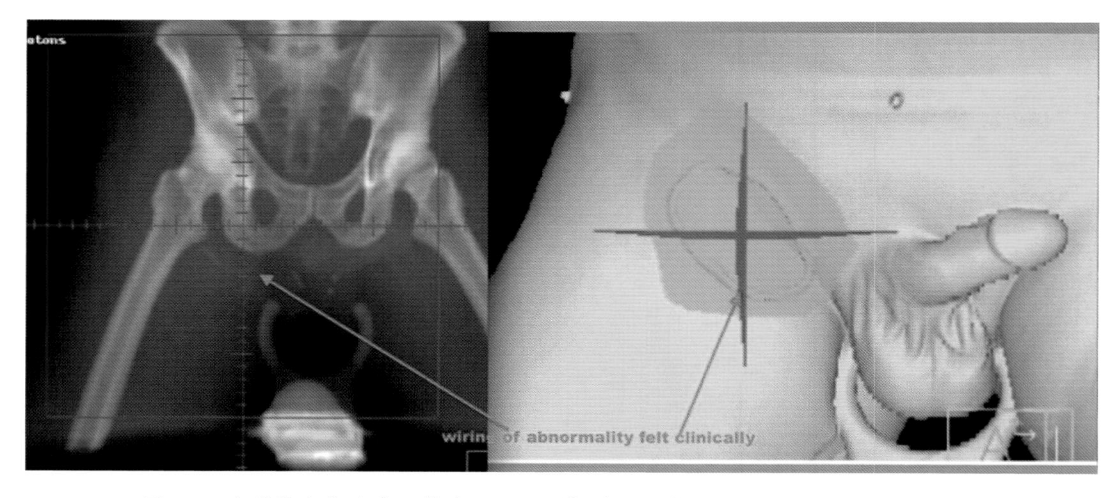

图3.3 患者数字化重建X线片(DRR)图像，与CT模拟影像上的皮肤标记相一致。

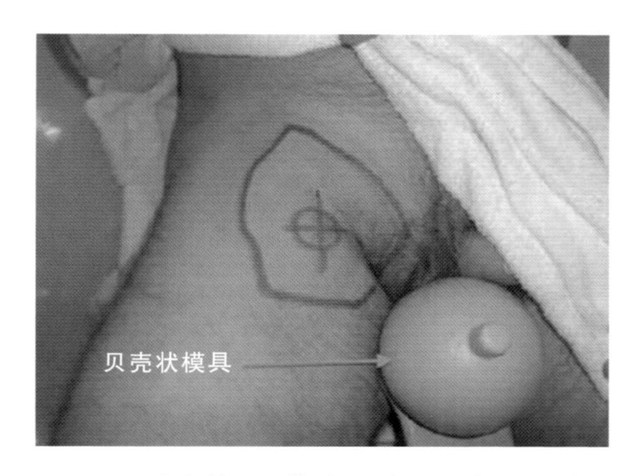

图 3.4 患者保持蛙腿体位,照射野影像,用贝壳状模具保护睾丸免受散射线照射。

而，由于惰性淋巴瘤患者多数年龄较大,评估治疗晚期毒性的意义与年轻霍奇金淋巴瘤患者存在不同。

病例 2 给予患者姑息性治疗，保持舒适平卧位进行三维 CT 扫描。GTV 包括引起明显临床症状的病变部位,离引起症状的部位相对较远的区域不包括在内。GTV 外放 1cm 形成 PTV,是我们机构的常规做法。图 3.5 显示了靶区范围。该患者采用前后野三维适形放疗。因总剂量较低,故不必考虑危及器官。

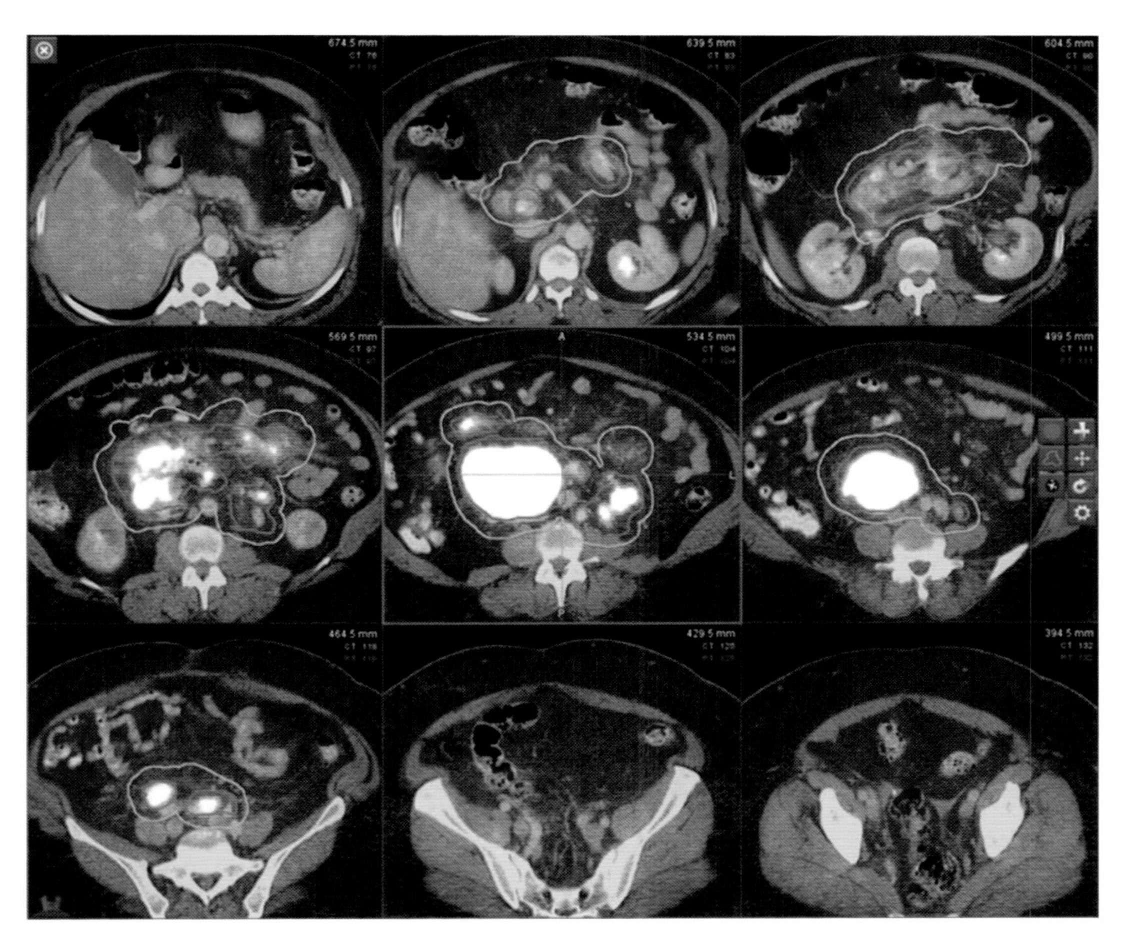

图 3.5 病例 2 患者姑息放疗的靶区范围。GTV(粉色),PTV(亮蓝色)。

(解鹏 姜雪松 译 何侠 校)

参考文献

1. Siegel R, Ma J, Zou Z, Jemal A. Cancer statistics, 2014. CA Cancer J Clin. 2014;64(1):9–29.
2. Solal-Celigny P, Roy P, Colombat P, White J, Armitage JO, Arranz-Saez R, et al. Follicular lymphoma international prognostic index. Blood. 2004;104(5):1258–65.
3. Friedberg JW, Taylor MD, Cerhan JR, Flowers CR, Dillon H, Farber CM, et al. Follicular lymphoma in the United States: first report of the national LymphoCare study. J Clin Oncol. 2009;27(8):1202–8.
4. Campo E, Swerdlow SH, Harris NL, Pileri S, Stein H, Jaffe ES. The 2008 WHO classification of lymphoid neoplasms and beyond: evolving concepts and practical applications. Blood. 2011;117(19):5019–32.
5. Eshoa C, Perkins S, Kampalath B, Shidham V, Juckett M, Chang CC. Decreased CD10 expression in grade III and in interfollicular infiltrates of follicular lymphomas. Am J Clin Pathol. 2001;115(6):862–7.
6. Wirth A, Foo M, Seymour JF, Macmanus MP, Hicks RJ. Impact of [18f] fluorodeoxyglucose positron emission tomography on staging and management of early-stage follicular non-hodgkin lymphoma. Int J Radiat Oncol Biol Phys. 2008;71(1):213–9.
7. Federico M, Bellei M, Marcheselli L, Luminari S, Lopez-Guillermo A, Vitolo U, et al. Follicular lymphoma international prognostic index 2: a new prognostic index for follicular lymphoma developed by the international follicular lymphoma prognostic factor project. J Clin Oncol. 2009;27(27):4555–62.
8. Friedberg JW, Byrtek M, Link BK, Flowers C, Taylor M, Hainsworth J, et al. Effectiveness of first-line management strategies for stage I follicular lymphoma: analysis of the National LymphoCare Study. J Clin Oncol. 2012;30(27):3368–75.
9. Kamath SS, Marcus Jr RB, Lynch JW, Mendenhall NP. The impact of radiotherapy dose and other treatment-related and clinical factors on in-field control in stage I and II non-Hodgkin's lymphoma. Int J Radiat Oncol Biol Phys. 1999;44(3):563–8.
10. Mac Manus MP, Hoppe RT. Is radiotherapy curative for stage I and II low-grade follicular lymphoma? Results of a long-term follow-up study of patients treated at Stanford University. J Clin Oncol. 1996;14(4):1282–90.
11. Campbell BA, Voss N, Woods R, Gascoyne RD, Morris J, Pickles T, et al. Long-term outcomes for patients with limited stage follicular lymphoma: involved regional radiotherapy versus involved node radiotherapy. Cancer. 2010;116(16):3797–806.
12. Gospodarowicz MK, Bush RS, Brown TC, Chua T. Prognostic factors in nodular lymphomas: a multivariate analysis based on the Princess Margaret Hospital experience. Int J Radiat Oncol Biol Phys. 1984;10(4):489–97.
13. Lowry L, Smith P, Qian W, Falk S, Benstead K, Illidge T, et al. Reduced dose radiotherapy for local control in non-Hodgkin lymphoma: a randomised phase III trial. Radiother Oncol. 2011;100(1):86–92.
14. Hoskin PJ, Kirkwood AA, Popova B, Smith P, Robinson M, Gallop-Evans E, et al. 4 Gy versus 24 Gy radiotherapy for patients with indolent lymphoma (FORT): a randomised phase 3 non-inferiority trial. Lancet Oncol. 2014;15(4):457–63.
15. Illidge T, Specht L, Yahalom J, Aleman B, Berthelsen AK, Constine L, et al. Modern radiation therapy for nodal non-Hodgkin lymphoma-target definition and dose guidelines from the International Lymphoma Radiation Oncology Group. Int J Radiat Oncol Biol Phys. 2014;89(1):49–58.
16. Yahalom J, Illidge T, Specht L, Hoppe R, Li Y, Tsang R, et al. Modern radiotherapy for extra-nodal lymphoma – field and dose guidelines from the International Lymphoma Radiation Oncology Group (ILROG). Int J Radiat Oncol Biol Phys. 2015;92:11–31.
17. Paryani SB, Hoppe RT, Cox RS, Colby TV, Kaplan HS. The role of radiation therapy in the management of stage III follicular lymphomas. J Clin Oncol. 1984;2(7):841–8.
18. De Los Santos JF, Mendenhall NP, Lynch Jr JW. Is comprehensive lymphatic irradiation for low-grade non-Hodgkin's lymphoma curative therapy? Long-term experience at a single institution. Int J Radiat Oncol Biol Phys. 1997;38(1):3–8.
19. Rossier C, Schick U, Miralbell R, Mirimanoff RO, Weber DC, Ozsahin M. Low-dose radiotherapy in indolent lymphoma. Int J Radiat Oncol Biol Phys. 2011;81(3):e1–6.
20. Chan EK, Fung S, Gospodarowicz M, Hodgson D, Wells W, Sun A, et al. Palliation by low-dose local radiation therapy for indolent non-Hodgkin lymphoma. Int J Radiat Oncol Biol Phys. 2011;81(5):e781–6.
21. Haas RL, Poortmans P, de Jong D, Aleman BM, Dewit LG, Verheij M, et al. High response rates and lasting remissions after low-dose involved field radiotherapy in indolent lymphomas. J Clin Oncol. 2003;21(13):2474–80.
22. Russo AL, Chen Y-H, Martin NE, Vinjamoori A, Luthy SK, Freedman A, et al. Low-dose involved-field radiation in the treatment of non-Hodgkin lymphoma: predictors of response and treatment failure. Int J Radiat Oncol Biol Phys. 2013;86(1):121–7.

第4章

结外边缘区淋巴瘤

Umberto Ricardi, Andrea Riccardo Filippi, Cristina Piva, Mario Levis

摘　要

结外边缘区淋巴瘤(EN-MZL)约占所有非霍奇金淋巴瘤(NHL)的25%。临床表现多样化,理论上可以侵犯任何器官,给该病的诊治带来许多挑战。该类型淋巴瘤具有明显的异质性,因此可以解释为什么对于不同的治疗单位及不同的临床医生,放疗方法存在不肯定性和不一致性。结外边缘区淋巴瘤常表现为局部病灶或局限于器官内疾病,因此放疗通常是主要根治手段。较低剂量即能产生较好的局部控制率,局部控制通常被视为疾病的治愈。

本章我们介绍两个最常见的结外边缘区淋巴瘤亚型(胃边缘带淋巴瘤和眼附件边缘带淋巴瘤)病例,讨论其诊断、分期、治疗策略,尤其侧重讨论放射治疗。介绍当前推荐的最佳剂量、靶区及放疗技术。本章中的表格概括大型临床试验放疗获益情况,并展示了该病的影像特点以及靶区勾画及计划范例图。

简介

惰性非滤泡性B细胞淋巴瘤(INFBCL)亚型在WHO分类系统中归属于成熟B细胞肿瘤,包括结节性边缘区淋巴瘤(NMZL),脾边缘带淋巴瘤(SMZL),结外边缘带淋巴瘤(EN-MZL)中的黏膜相关淋巴瘤(MALT),淋巴浆细胞性淋巴瘤(LPL),小淋巴细胞性淋巴瘤(SLL)[79]。在所有边缘区淋巴瘤中,黏膜相关淋巴瘤是最常见的一种亚型,占非霍奇金淋巴瘤的7%,NMZL和SMZL分别只占2%和1%[3,54]。

MALT淋巴瘤是一种独特的B细胞淋

U. Ricardi (✉) • A.R. Filippi • C. Piva • M. Levis
Department of Oncology, University of Torino,
Via Genova 3, Torino 10125, Italy
e-mail: umberto.ricardi@unito.it;
andreariccardo.filippi@unito.it;
cristinapiva83@gmail.com;
mariolevis82@gmail.com

巴瘤,起源于结外部位。不同于脾脏或结内淋巴瘤,因其起源于器官中(例如,胃、眼附件、肺),而这些器官往往缺乏淋巴组织,多因慢性感染或自身免疫过程导致 B 细胞的聚集。最常见的 MALT 淋巴瘤为胃肠道 MALT 淋巴瘤(约占 50%),其次为非胃肠道部位,如眼附件(12%)、肺(10%)、皮肤(9%)、唾液腺(6%)、甲状腺(4%)和乳腺(2%)[82]。已报道的结外边缘区淋巴瘤的发生率见图 4.1[40]。

本章介绍两例最常见的结外边缘带淋巴瘤亚型病例,胃 MALT 淋巴瘤和眼附件 MALT 淋巴瘤,重点讨论放疗评估及处理。

胃边缘区 B 细胞淋巴瘤(MALT 淋巴瘤)

消化道是结外淋巴瘤最常见的发生部位,其中胃受侵高达 2/3[99]。30%~45%的结外淋巴瘤发生于胃[96]。但淋巴瘤在胃部肿瘤中相对少见,仅占 2%~8%[56,95]。胃淋巴瘤几乎均起源于 B 细胞[95],T 细胞来源的胃淋巴瘤极为罕见[64]。边缘区 MALT 淋巴瘤约占胃淋巴瘤的 50%[59,64]。胃 MALT 淋巴瘤以密集的小淋巴细胞浸润为特征,破坏胃腺体,导致所谓的淋巴上皮病变,进而可诊断为淋巴瘤[37]。

近期一项包括 2000 例患者的系统性回顾研究发现,胃 MALT 淋巴瘤发生于各个年龄阶段,诊断时平均年龄为 57 岁,男性稍高发(男女比=1.27:1)[97]。

临床病例

61 岁男性,既往体健,2002 年 6 月出现消化不良。当时无其他任何症状如盗汗、发热、体重下降、皮肤瘙痒等。胃镜检查发现胃部肉眼可见病变,活检病理提示胃 MALT 淋巴瘤伴 Hp 感染。进一步行全面体格检查、常规实验室检查、胸腹盆腔 CT、超声内镜、骨髓活检等,确定病变为单个结外部位。因此,该患者分期为 I 期。应用抗生素治疗肿块,Hp 转阴,但胃部黏膜相关淋巴组织(MALT)仍在该区域存在,继续应用抗生素治疗,内镜检查胃内仍有 MALT 病灶。给予 6 个周期含氮芥的化疗。内镜检查显示仅有微小残留,随后几年给予定期内镜复查,病情均稳定。2013 年 8 月内镜复查,发现几乎全胃病灶均有进展(图 4.2),Hp 为阴性。PET-CT 检查显示全胃摄取增高。

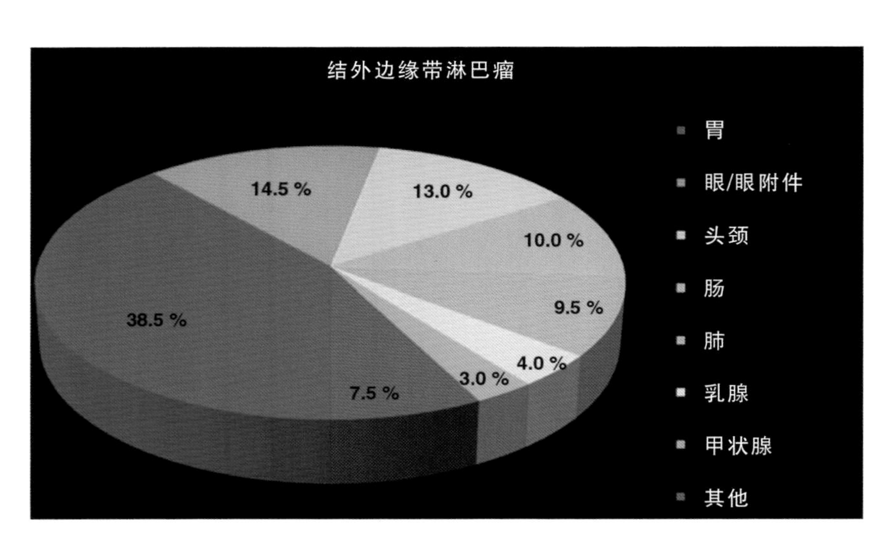

图 4.1 SEER 数据公布的结外边缘带淋巴瘤根据部位发生率(不包括皮肤和脾脏)(Khalil 等[40])。

临床与内镜表现

胃淋巴瘤并无特异性临床表现，因为其症状从并不明确的消化不良、上腹部疼痛或不适到不常见的胃肠道出血、顽固性呕吐等[64,99]。经典的 B 组症状(发热、盗汗、体重下降)极为少见。胃 MALT 淋巴瘤常发现于因消化不良行胃镜检查。

同样，该疾病镜下表现也没有特异性。尽管在内镜下可清晰地表现为恶性病灶(巨大溃疡、生长的肿块等),如图 4.2,但更多的时候镜下表现为糜烂、小结节,或胃褶皱的增厚——这往往是良性病变表现,甚至被认为就是正常的胃黏膜[99]。

病理和 Hp 感染

由于肿瘤标本中细胞的异质性,其组织学诊断往往较困难。但出现淋巴上皮病变(肿瘤细胞浸润单个腺体）则是胃 MALT 淋巴瘤的一个强力提示。一旦确诊后,下一步就是确定 Hp 情况[99]。胃 MALT 淋巴瘤与 Hp 感染往往具有独特的关系(90%病例存在 Hp 感染)。检测 Hp 感染的方法有很多种,包括从组织标本中找、活检物尿激酶试验、尿素呼气试验、粪抗原检测及血清学检测。确诊

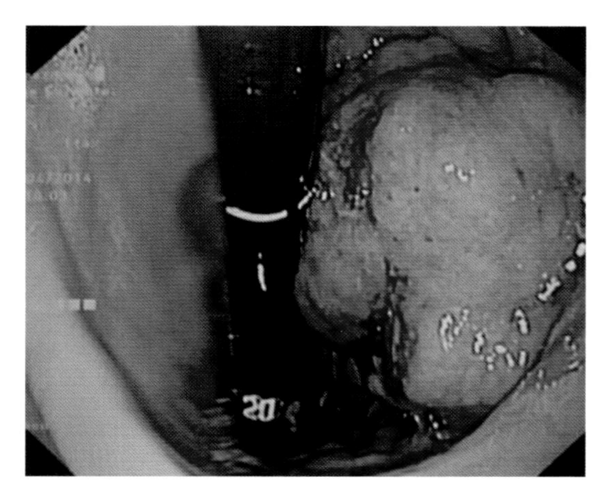

图 4.2 内镜下清晰可见胃部 MALT 病灶。

之后，有必要通过 FISH 检测评估 t(11;18)(q21;q21) 基因有无易位 [4]。这种易位在 MALT 淋巴瘤中经常发生，使 AIP2 基因和 MLT/MALT1 基因融合，产生一种嵌合蛋白通过激活转录因子 NF-k 从而促进细胞的生长及增殖。这种易位在 30%~40%的胃 MALT 淋巴瘤患者中可以检测到，具有临床意义。具有 t(11;18)突变的患者肿瘤往往具有高转移性,Hp 感染状态多为阴性，且抗 Hp 治疗多无效 [39]。在一项研究中,44 例有 t(11;18) 突变的患者中只有 2 例对抗 Hp 治疗有效,之后两者均复发。t(1;14)(p22;q32)基因易位在胃 MALT 淋巴瘤中也有发生,不过较为少见，约占不到 4%患者。这种易位使 BCL10 基因调控异常从而激活 NF-k B。具有 t(1;14)易位的胃 MALT 淋巴瘤患者同样对抗 Hp 治疗往往无效[93]。

诊断和分期

尽管胃 MALT 淋巴瘤是一个典型的惰性的发展过程,同时肿瘤相关发病率及死亡率均较低，但精准的分期还是必需的[14,69]。90%的胃 MALT 淋巴瘤患者表现为局限性疾病;晚期患者(Ⅲ~Ⅳ期)诊断时通常肿瘤表现为淋巴结和一些器官的局限性病灶,特别是当病灶在骨髓、肺、肝脏时[2]。一个完整的分期过程应包含全身体检、实验室常规各种检查、胸腹盆腔 CT、超声内镜以及骨髓活检。超声内镜能够准确评估胃壁浸润及区域淋巴结受累情况[12,38,57]。肿瘤的胃壁浸润不同深度可预测淋巴瘤治疗后的缓解情况[57]。目前 PET 对分期的意义尚不明确[8]。

治疗和预后

Hp 阳性患者的主要治疗手段是质子泵抑制剂(PPI)联合抗生素治疗[7,90]。联合阿莫西林、克拉霉素及 PPI 可使根治率达到 90%。另一种方法是甲硝唑、克拉霉素、PPI,

可达到相似疗效。一开始就采用化疗、手术、放疗(单用或联合)疗效并不比先用抗 Hp 治疗效果好[66]。局部晚期患者病变浸润黏膜肌层、浆膜层,或胃周淋巴结则缓解率较低。这些患者以及抗 Hp 失败的患者需要用其他治疗手段替代;但是对这类患者并没有一个统一的治疗方案。在一些治疗中心,Hp 阴性的患者仍然首先采用抗 Hp 治疗及高剂量 PPI 治疗。其他可选治疗手段包括口服苯丁酸氮芥、放射治疗、利妥昔单抗等,但由于缺乏前瞻性随机对照试验,尚不能确定这些治疗是否优于其他治疗。手术的意义争议较大,因为更保守的局部治疗手段(如低剂量放疗)或许可以得到相似的治疗效果,而生活质量明显提高。一项包含所有胃肠道非霍奇金淋巴瘤亚型的前瞻性观察研究(GIT NHL 01/1992)纳入了 185 例Ⅰ~Ⅱ期胃淋巴瘤患者,其中 106 例未接受手术治疗而接受了放疗和(或)化疗。随后的第二项前瞻性观察研究(GIT NHL 02/1996)纳入了 1996—2003 年间 393 例局限期原发胃淋巴瘤,治疗采用了单纯放疗和(或)化疗,部分患者联合手术治疗。联合手术治疗组患者 42 个月的生存率为 86%,而非手术组为 91%。在这两项非随机性研究中,保守性治疗并没有带来坏处,而且相对手术组患者生活质量显著提高。晚期肿瘤患者(约占 10%)应遵循上述治疗原则,至于其他晚期惰性 B 细胞淋巴瘤患者(采用单药利妥昔单抗、R-CVP、R-CHOP、R-氟达拉滨等等),并没有证据显示哪一种药物更有优势[39]。

放射治疗的作用

已有几项研究证实了放疗的有效性,其完全缓解率接近 100%,并长期稳定[5,71,91]。以往认为胃 MALT 淋巴瘤扩散模式与其实体瘤类似,主要是腹膜播散,故Ⅰ期患者给予全腹照射(20Gy,3~4 周),后对胃部、腹主动脉旁淋巴结、脾脏加量(20Gy,2~3 周),其 5 年生存率为 70%~95%[1,87]。近些年来,放疗区域逐渐缩小,依据来源于 Park 等进行的对 1991—2001 年间接受根治性手术的 72 名患者回顾性分析[60],他们发现大部分胃 MALT 淋巴瘤患者呈胃局限性病灶,72 例患者中,45 例(62.5%)为低级别 MALT 淋巴瘤,其中 67%病变局限于黏膜和黏膜下层。低级别 MALT 淋巴瘤患者中有 24.4%有淋巴结侵犯(在高级别中比例为 63%)。在低级别组,除了一例以外所有病例淋巴结侵犯均局限于胃周淋巴结区域。因此,一个合理的放疗靶区应包含胃体及胃周淋巴结区域[1](图 4.3)。根据多伦多玛格丽特公主医院的经验,167 例结外 MALT 淋巴瘤患者采用放射治疗(其中 25 例为胃 MALT 淋巴瘤),非眼窝区域的中位剂量为 30Gy(17.5~35Gy)。中位随访时间为 7.4 年(0.67~16.2 年),10 年无复发生存率为 92%[31]。

放疗技术

当前对放射治疗理想的剂量和技术并无明确的规定。根据前文所提及,放疗靶区应仅限于全胃及胃周淋巴结区域。采用较小的靶区及较低的剂量能够得到相似的疾病控制率,而急性及晚期不良反应发生率较低。平均剂量 30Gy/15~20 次可得到较好的

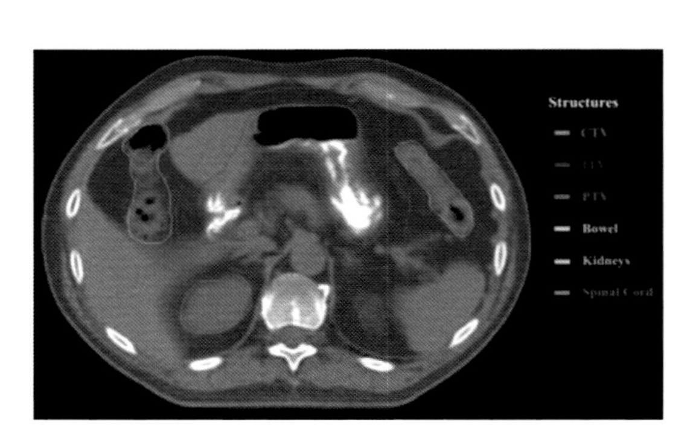

图 4.3 我们所勾画的靶区范围。考虑到胃以及风险器官随呼吸运动采用 4D-CT 模拟。

结果[42,71,87,91]。表 4.1 总结了胃 MALT 淋巴瘤放疗最重要的经验。近期英国一项含有结外淋巴瘤放射治疗剂量效应研究建议为 24Gy/12 次[46](尽管不同解剖部位可能存在不同效果未做报道)。这一剂量现在已被多数治疗中心认可[22]。

靶区可视化(4D-CT)、放疗技术和放疗给量(多野 3D-CRT 和 IMRT)的进步,进一步优化了胃淋巴瘤的放射治疗。早期研究显示 4D-CT 和 IMRT 能改进治疗靶区的勾画。Della Biancia 等[18]分析了 15 例患者,根据 PTV 和肾脏的几何学关系,将他们分为 3 种类型。每例患者按前后野/后前野和四野 3D-CRT 制订放疗计划,其中 4 例因几何学关系复杂制订了 IMRT 计划。对于 PTV 和肾脏没有重叠的患者,3D-CRT 并不优于前后野/后前野照射。然而,对于 PTV 靠近肾脏或两者重叠非常明显的患者,四野 3D-CRT 则有优势,减少了左肾 15Gy 的体积。4 例接受 IMRT 的患者左肾受照量和平均肝脏受量则更低。这项研究表明,在设野时应考虑靶区和肾脏之间的几何学关系。Van der Geld 等[86]也报道了 IMRT 能降低肾脏受量,他们还发现接受呼吸门控技术的患者并无额外获益。最近,Watanabe 等[88]研究证实,放疗时应考虑分次内胃运动和分次间胃形状差异,因此推荐在放疗前和放疗期间定期验证胃的运动及形状,使治疗靶区能够个体化。Matoba 等[50]比较了应用 4D-CT 的放疗计划(计划 A)和常规射野边界不变的放疗计划(计划 B),采用剂量体积直方图评估 PTV 和危及器官,每周治疗时采用锥形束 CT 在线评价 CTV 靶区剂量覆盖情况。计划 A 的平均 PTV 体积显著小于计划 B(P=0.008)。计

表 4.1 胃 MALT 淋巴瘤放疗疗效

作者,年代	患者数	治疗	有效率(%)	无事件存活率(%)	生存率(%)
Schechter 等 1998[71]	17	胃及周围淋巴结放疗 30Gy/20 次(28.5~43.5 Gy)	不确定	27 个月 100	27 个月总生存率 100
Yahalom 等 2002[91]	51	胃及周围淋巴结放疗,中位剂量 30Gy	完全缓解 96	4 年无治疗失败 89	4 年总生存率 83 4 年肿瘤特异生存率 100
Tsang 等 2003[84]	10	胃及局部淋巴结放疗 20~35Gy	100	5 年 100	5 年总生存率 100
Koch 等 2005[42]	144	全腹放疗 30Gy±10Gy 缩野	不确定	42 个月无进展 88	42 个月总生存率 93
Aviles 等 2005[5]	78	全腹放疗 30Gy±10Gy 缩野	完全缓解 100	10 年无进展 52	10 年总生存率 75
Vrieling 等 2008[87]	56	胃+全腹放疗 20Gy+20Gy 缩野	完全缓解 95	不确定	5 年总生存率 74 10 年总生存率 63 10 年肿瘤特异生存率94
Wirth 等 2013[89]	102	胃及受累淋巴结放疗(61 人)或全腹放疗(41 人),中位剂量 40Gy	完全缓解 96	10 年无治疗失败 88	10 年总生存率 70

划 A 肝脏和心脏的平均受量也显著低于计划 B（*P* 值分别为 0.02 和 0.03）。计划 A 相较于计划 B，右肾 V20 下降了 4.8%±2.4%，左肾 V20 下降了 16.3%±10.4%。治疗中两组 CTV 的靶区剂量覆盖没有明显差异。他们的结论是在胃 MALT 淋巴瘤患者应用 4D-CT 放疗计划能够最大限度减小正常组织的受量。因此，放疗时患者空腹（胃部膨胀及运动可最小）、口服造影剂（泛影葡胺）、采用先进的放疗技术能使胃部病灶及胃周淋巴结每次获量一致，并同时能减小周围正常组织如肝脏、肾脏的受量。

自 2013 年 8 月开始我们对病情进展的患者采用了新的放疗方式。患者空腹 6 小时后行定位 CT，口服硫酸钡，仰卧位，双手上举。应用 4D-CT 采集自由呼吸状态下胃部的运动。CTV 包括全胃，ITV 为考虑到胃部受呼吸影响运动后在 CTV 基础上适当外放。ITV 各方向外放 10mm 形成 PTV（图 4.3）。采用 IGRT-VMAT 技术放疗，放疗剂量为 30Gy 共计 20 次（图 4.4）。治疗可很好耐受，无明显的毒性。治疗结束 3 个月后行 PET-CT（图 4.5）及内镜检查，显示淋巴瘤完全缓解，并维持了 20 个月。

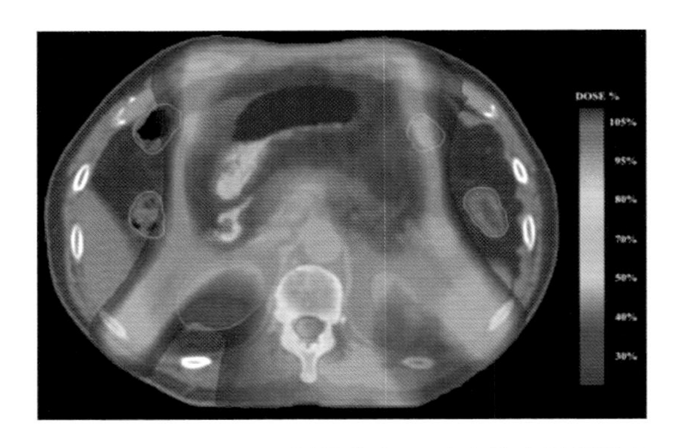

图 4.4　IMRT/VMAT 剂量分布。对这类病例调强在获得高质量的放疗计划、避让危及器官中起着很重要作用（比如，肾脏剂量线以蓝色线圈出）。

放射治疗的毒性

放疗期间的急性毒性反应包括厌食、恶心、呕吐等，通常能够处理。过去考虑到放疗可能导致穿孔、出血，或晚期损伤如肾功能持续减退等，患者常常不做放疗。Mittal 等[53]在一项对已发表的关于胃穿孔发生率增高研究的回顾性分析中指出，75 例胃穿孔患者中仅有 1 例（1%）是在放疗期间或放疗后出现的。另一方面，在确诊时治疗之前，胃穿孔的风险就有 4%（626 例患者中有 25 例）。值得注意的是，25 例治疗前穿孔患者中，16 例

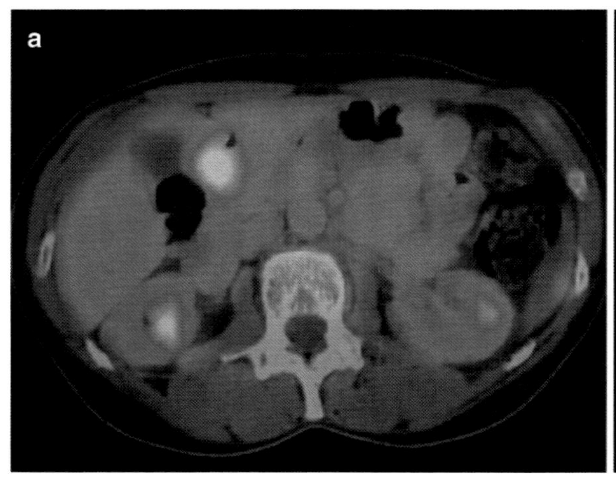

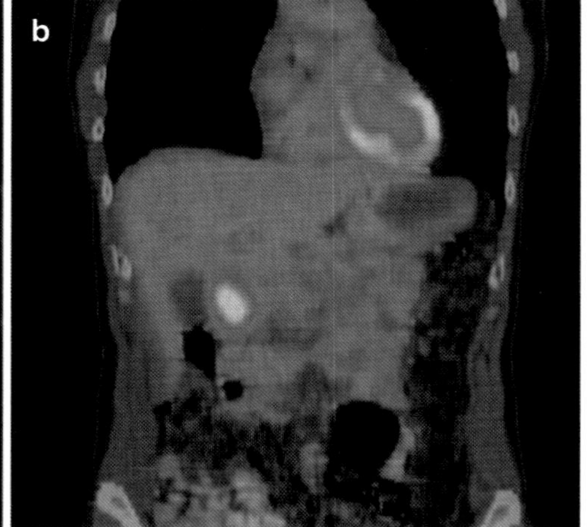

图 4.5　放射治疗 3 个月后 PET-CT 影像显示病变完全缓解。（a）轴位，（b）冠状位。

为侵袭性淋巴瘤，其他9例没有进一步分类。因此侵袭性淋巴瘤是胃穿孔的一个危险因素。GIT NHL 01/1992研究报道185例MALT淋巴瘤患者中无放疗相关的穿孔或胃肠出血。

胃淋巴瘤患者初次放疗后，发生明显的临床肾脏损伤或高血压的风险较低。Maor等[48]对27例Ⅰ/Ⅱ期胃淋巴瘤患者进行了分析，这些患者左肾至少1/3接受了至少24Gy的剂量（与当前的放疗剂量及体积不同），只有2例患者在高剂量肾脏放射后（左肾一半或全部，剂量40Gy）出现轻度高血压（150/90mmHg）。

小结

放射治疗是胃边缘区淋巴瘤（MZL）非常有效的治疗手段，其治疗结果非常好，效率高并长期稳定。考虑到呼吸运动导致胃部运动，强烈推荐用4D-CT的放疗方案。GTV应包括大体肿瘤（如CT或PET-CT可见），CTV应包括全胃及胃周可见淋巴结。ITV通过4D-CT确定。PTV各家不一样，在ITV周边外放5~10mm。总剂量可考虑为24~30Gy。建议采用3DCRT、IMRT等先进放疗技术以尽量减小肝脏、肾脏的受照量，尽可能采用有效的较低剂量照射。

眼附件B细胞淋巴瘤（MALT淋巴瘤）

眼附件淋巴瘤是一组具有异质性的淋巴瘤，占所有非霍奇金淋巴瘤的1%~2%，占结外淋巴瘤的7%~8%[6,28]。眼附件包括眼眶、眼外肌、结膜、眼睑、泪腺、泪器。在1975—2001年间，眼附件淋巴瘤（OAL）的发生率每年升高约6.3%，远高于结外其他部位非霍奇金淋巴瘤（Moslehi等[55]）。据报道95%~100%的OAL为B细胞淋巴瘤，大部分为低级别。结外边缘区的MALT淋巴瘤是最常见的原发OAL亚型，占所有病例的35%~80%[51]。

临床病例

68岁女性患者，既往体健中2014年7月发现左眼睑肿胀。当时无其他任何症状，包括夜间盗汗、发热、体重下降、皮肤瘙痒等。经眼科就诊，眼眶部位CT扫描见左侧泪腺体积增大。随后行MRI证实了左眼眶外上侧有源自泪腺的肿块，导致上直肌和外直肌移位（图4.6）。经病理活检后提示眼附件MALT淋巴瘤（OAML）。进一步评估包括完整的病史及体格检查、常规实验室检查、血清蛋白电泳、血清LDH、β2微球蛋白、胸部X线片、胸腹盆腔CT。此外，该患者鹦鹉热衣原体（Cp）感染检测提示阴性。

临床表现

眼附件MALT淋巴瘤（OMAL）多发生于50~70岁人群（中位年龄65岁），女性常见（男女比例1:1.5/2）。然而，韩国学者以确诊时为统计显示，该病发生在较低年龄段（中位年龄46岁），男性较女性多见[15,94]。

最常见的起源部位是眼眶（40%），其次是结膜（35%~40%），泪腺（10%~15%），眼睑（10%）[55]。双侧受累者见于10%~15%的病例（80%同时发生，20%先后发生）。

结膜病变常表现为角膜固有质的可变性粉红色浸润（“橙红色补丁”），导致结膜肿胀、变红及结膜刺激症状。眼眶淋巴瘤生长的特点是有明显的、坚硬或坚韧的肿块导致的进行性眼球突出，偶尔合并眶周水肿、视力下降、运动障碍及复视。从出现症状到确诊的时间差异较大，从1个月到10年（中位7个月）不等。确诊时间耽搁较长多归因于症状缓慢进展，尤其是结膜淋巴瘤，常常表现为慢性结膜炎，而且一开始常对局部类固醇治疗有较好的效果。类固醇治疗可能掩盖其

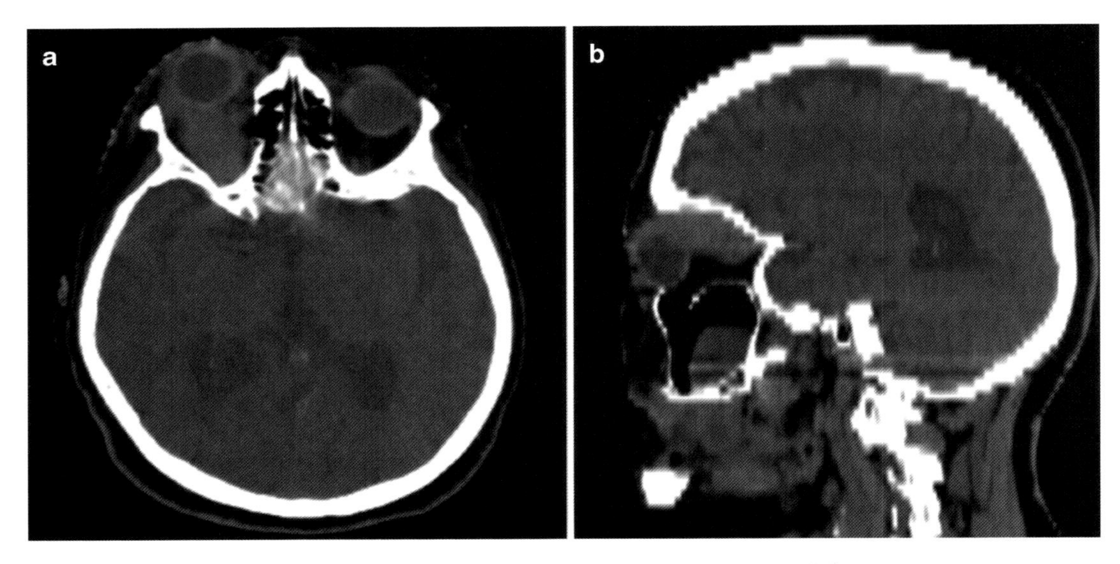

图 4.6 左侧眼窝病变的 MRI 表现。(a)轴位，(b)矢状位。

临床症状，从而使病理确诊更难，往往需要重复活检才能确诊[76]。

病理及鹦鹉热衣原体感染

这例患者最终的病理诊断为 OAML。OAML 和其他部位 MALT 淋巴瘤有相似的组织学及免疫分型。肿瘤细胞多表达 IgM，较少表达 IgA 或 IgG，表现轻链限制性。MALT 淋巴瘤肿瘤细胞为 CD20+，CD79a+，CD5-，CD10-，CD23-，CD43±，CD11c±(弱)。少数病例有 CD5+。该淋巴瘤细胞表达边缘区细胞相关性抗原 CD21 和 CD35。CD21 和 CD35 染色也显示滤泡性树突细胞网状结构与克隆滤泡均有增殖扩大[79]。OAML 最常见的基因易位是 t(11;18)(q21;q21)，在 15%~40%的患者中观察到。t(14;18)(q32;q21)、t(1;14)(p22;q34)、t(3;14)(p14;q32)基因易位分别见于高达 38%、不足 5%和 20%的患者[76]。

Cp 是鹦鹉热的病原体，鹦鹉热是一种暴露于感染动物造成的感染[11,61]。B 细胞淋巴瘤中有 11%能检测到鹦鹉热衣原体感染[24]。最常见的鹦鹉热衣原体相关性肿瘤是眼附件 MALT 淋巴瘤，在奥地利、德国、意大利、韩国等国家感染率为 47%~80%[25]。

诊断和分期

考虑眼附件淋巴瘤(OAL)诊断时，应进行仔细的眼科学检查，应有足够的组织标本以进行病理学诊断。进一步精确分期和确立治疗计划应进行充分病史及体格检查、常规实验室检查、血清蛋白电泳、血清 LDH、β2 微球蛋白、胸部 X 线片、胸腹盆腔 CT、骨髓活检(有争议)。CT 和 MRI 增强显像是评估疾病范围的主要影像学手段(图 4.6)。它有助于评估肿瘤的部位、大小、浸润程度等，但不能很可靠地区分良恶性病变。淋巴瘤病变典型的影像学表现为一个等密度或稍高密度的单灶性、均匀性、局限性病变，并有轻中度的影像增强，而且有光滑、明显的边界，更像是一个形态替代了周围正常组织而非浸润眼结构[78]。

OAL 传统的分期方法采用 Ann Arbor 系统[13]。然而，该分期系统对这种结外非霍奇金淋巴瘤(如 OAL)进行分期所存在的局限性早就被认识到，因为不同的淋巴瘤亚型有不同的播散模式。于是在美国癌症联合会

(AJCC) 的主导下，逐渐形成了新的基于 TNM 的分期系统，用以克服 Ann Arbor 分期系统的局限性[17]。

大部分 (85%~90%)OAML 患者为局限性病变(Ⅰ期)。报道显示淋巴结累及者约占 5%。而在各种病期中，有 10%~15%的患者初诊时即为播散性疾病 (Ⅳ期)，包括约 5%~8%的患者有骨髓浸润[76]。

我们这例患者病变局限于单个结外部位，因此其分期为Ⅰ期。

治疗和预后

在制订最佳治疗方案时，必须考虑到以下几点因素：①病变范围，即在眼内或眼外；②患者及疾病相关预后因素；③治疗对眼功能的影响。对 OAL 有多种标准有效治疗方式，包括外科手术切除、放疗、化疗(单药或联合用药)、免疫治疗。最近提出一些新的治疗选择，包括放射免疫治疗、“观察等待”策略、多西环素抗生素疗法并在一些小规模研究中进行试验。

外科手术活检对于确定 OAL 的亚型是必需的，可以切开活检或切除活检，尤其是对结膜或泪腺局部和(或)有包膜的病变。尽管有一些研究中的患者仅进行手术治疗，但与那些还接受放疗的患者相比，其局部复发率更高[15,20,44]。日本有两项研究对眼附件 MALT 淋巴瘤用“观察等待”或术后不接受辅助治疗进行评估[47,80]。在 Tanimoto 的研究中，36 例患者平均年龄为 63 岁，中位随访时间为 7.1 年。其中 17 例患者病情进展(47%)，但只有 11 例需要治疗。其他 19 例患者均无进展(53%)。在 Mannami 等回顾性研究中，12 例Ⅰ期 OAML 患者经中位 50 个月的随访，没有一例在观察期内出现进展。对这种治疗策略仍存在争议，不过对于无临床症状的体弱老年患者或者伴有其他疾病不能行积极治疗的患者仍是可行的。但是，即使是这些患者，仍然可以实施局部放疗[76]。

关于 OAML 患者化疗的研究较少。在几项单中心的回顾性研究中，患者接受不同的化疗方案，如 CVP(环磷酰胺、长春新碱、泼尼松)，CHOP(环磷酰胺、长春新碱、阿霉素、泼尼松)，C-MOPP(环磷酰胺、长春新碱、丙卡巴肼、泼尼松)，苯丁酸氮芥单药或与其他药物联合使用治疗[30,52,68,70]，但是几乎都未报告治疗反应率和预后细节[30,67,74,81]。苯丁酸氮芥的给药剂量、方式、与其他药物联合形式多样，是最常见的化疗用药，其毒性可接受，对体质较差的老年患者尤为适用。不管具体的化疗方案，观察到的完全缓解率为 67%~100%，然而长期随访显示，局部复发是主要失败模式，发生于 29%的患者[76]。一些研究者报道，初始化疗后局部复发的患者通过放疗获得了成功的挽救治疗[30,74]。

Conconi 等[16]、Raderer 等[65]、Lossos 等[45]的Ⅱ期研究对先前未治疗的患者应用利妥昔单抗单药治疗，总有效率为 50%~87%，但疾病进展的中位时间不到 1 年。对 OAML 患者采用单药利妥昔单抗治疗的报道仅有几篇[9,16,27,35]。这些报道证实利妥昔单抗对新诊断或复发患者的有效性高，但早期复发较常见，尤其是之前治疗过的患者。令人振奋的是一种新型的 90Y 替伊莫单抗放射免疫共轭体注射液已经开发成功，它是一种结合放射活性的抗 CD20 特异性抗体。90Y 替伊莫单抗一线前瞻性临床试验治疗 IE 期惰性眼附件淋巴瘤显示，12 例患者中 10 例患者完全缓解，2 例患者部分缓解，没有出现白内障、干眼症、放射性视网膜病[21,72]。

因为鹦鹉热衣原体与 OAML 的发生相关，抗鹦鹉热衣原体感染的治疗备受关注，它是该病的一种新的治疗途径。Ferreri 等[26]开展了一项前瞻性Ⅱ期临床研究，共纳入了 27 例 OAML 患者(15 例为新诊断和 12 例为复发)，应用多西环素 100mg 口服，一天两次,治疗时间3周。11例患者证实有鹦鹉热衣原体感染。抗生素治疗后11例Cp阳性患者中有7例,16例Cp阴性患者中有6例出现肿瘤完全或部分退缩,总有效率为48%,两年的无疾病生存率为66%。考虑到OAML患者Cp感染率的不确定性,不推荐对未检测衣原体感染的患者经验性应用抗生素治疗[33]。为了给OAML患者抗生素治疗的有效性研究提供更多的线索,Husain等[36]通过荟萃分析确定了四项研究,共42例患者接受过口服多西环素治疗。20例有治疗效果的患者中仅有3例客观有效,另外20例患者病情稳定,2例患者治疗期间进展。抗生素治疗结束后,7例患者疾病复发,其中6例在12个月以内。对于抗生素治疗在不同地区OAML患者中的价值需要前瞻性的临床试验进一步研究,包括客观缓解率的标准化制订及长期的随访。

放射治疗的作用

对于大部分病灶局限的OAML患者,放射治疗是一种重要的治疗方法。几项回顾性研究,大部分包括多种淋巴瘤亚型,报道了放射治疗的近期及远期疗效,以及副反应[19,34,43,44,77,81,84,85]。总的来说,放疗的局控率高达85%~100%。这种好的疗效应与常见的治疗相关毒性、治疗后至少10年出现远处转移的风险(10%~25%)取得一个平衡。大多数研究显示,长期无复发生存或无疾病生存率为70%~90%[76]。这些研究中的失败模式主要是远处或其他部位的复发[32,43]。而Tran等[83]的研究显示,仅有一例患者出现了眶外复发,这种矛盾可能一定程度上提示与初始分期方法及随访强度的不同有关[49]。几项研究发现肿瘤部位是影响预后的一个重要因素,比如结膜部位的肿瘤预后较好,泪腺部位的肿瘤预后则较差[49,58]。边缘区淋巴瘤多为双侧同时受累,其对预后的意义不明确。关于双侧受累对预后的影响有多项研究,其中几项显示双眼受累的复发率更高[32,85]。而其他研究则显示这种患者复发率并无明显升高[43,49,62]。在近期一项研究中,4例双侧边缘区淋巴瘤患者(3例同时发生,1例非同时发生)接受了双侧眼部病灶的根治性放疗,没有观察到复发[83]。

目前对于OAML患者还没有普遍认可的放疗方案,最佳剂量和最佳分割方式仍有争论。有几项研究建议OAML放疗剂量至少为25Gy,以获得最佳的局控和最小的局部复发[19,84,85]。Le等[43]发现,放疗剂量≤34Gy和>34Gy在局部或远处复发、生存方面没有明显差异,而显著的视力下降在剂量≥34Gy时则更常见。Rosado等[68]的研究纳入了46例Ⅰ期OAML患者,放疗剂量为30~36Gy(2例为45Gy),所有患者均获得了长期局部控制。近期,Tran等[83]回顾分析了24例眼MZL患者,放疗采用较低的总剂量和分次量(总量24~25Gy,分次量1.5~2Gy),其中22例为IEA期。仅有1例在放射治疗电子束半影上局部复发,为照射边缘区失败。两例初治分期IEA期患者出现远期复发,一例发生在对侧眼睛,一例全身复发,5年PFS和OS分别为81%和100%。值得一提的是,目前有一个新的治疗方案,放疗剂量低至4Gy、2次。Fasola等[23]最近报道了眼部27个部位累及的患者接受了4Gy的照射,两年的无区域复发率为96%,仅有1例患者在眼外出现了复发,继续接受了4Gy的挽救性放疗。这些结果令人鼓舞,随着进一步研究将来可能将这一剂量作为治疗标准。

放疗技术

放疗技术往往根据眼部疾病的部位不同而不同:病灶局限在表浅结构,如结膜、眼睑、泪腺,可直接使用电子束照射,并应用晶体遮挡技术避免白内障形成,而球后部位肿瘤则采用光子照射。放疗技术的相关问题，包括眼不同部位肿瘤靶区所需范围(部分或全部眼部照射)、低分次量带来的保护程度、晶体的防护、填充物的应用所带来的剂量变化，对这些都必须充分评估，因为目前研究数据或相关共识很少。

第一个问题是，所有病例是否均需要行全眼照射。Pfeffer 等[63]指出部分眼部照射增加了复发风险，Fung 等[29]报道了一例部分眼照射后球后复发的病例。而有几项研究报道了采用部分眼遮挡没有增加复发率[49,73,85,92]。在这些研究中，多采用前电子束照射治疗前方浅表性病变。从前方眼球照射对结膜、眼睑部位病灶较有效，但因部分眼球照射可能会增加病变累及球后软组织患者的复发率风险[83]。第二个问题是采用晶体防护来减少白内障的发生率。晶体的这种防护可能会导致欠量，必须小心使用以降低复发风险。几项研究报道已强调了这种由于部分肿瘤被防护而导致了局部复发的风险[29,85]。然而另一些研究则提示，仔细运用晶体防护措施不会增加局部复发的风险[43,49,73,83]。第三个问题是，是否需要应用填充物以增加结膜或其他表浅部位肿瘤的受照剂量。至少有三项研究报道了表浅部位病变治疗没有应用填充物而失败的例子[73,85,92]。而与此相反，Goda 等[32]报道除非有明确的皮肤浸润，他们并没有常规应用填充物，而局部复发率没有明显的增加。表 4.2 回顾了一些重要的回顾性研究，说明放疗在 OMAL 中的作用。

我们的这例患者 Cp 感染阴性，则采用单独放疗。靶区包括整个眼眶(图 4.7a)，采用光子束照射，并应用 IGRT-VMAT 技术，如图 4.7b。总剂量 24Gy，分 12 次，未使用填充物，皮肤和结膜毒性反应轻微。放疗结束后 2 个月行 MRI 检查提示较好的病灶退缩，临床检查显示患者眼睑肿胀完全好转。

放射治疗的毒性

眼部 MZL 的放射治疗应使用最低的有效剂量以降低早期和晚期毒性。急性反应包括轻中度的皮肤与结膜反应，50%的患者出现远期并发症，包括白内障形成(30%~50%)和干眼症(20%~40%)[75]。除了放疗剂量，白内障的形成还有很多因素，包括年龄、家族史、糖尿病、药物等。许多研究显示晶体保护能够降低白内障的发生，但并不是所有研究均支持这个观点[10,62]。文献间的这种差异可能源于晶体保护技术方法的不同。除了白内障，最常见的远期毒性报道是干眼症。Kennerdell 等[41]报道了 54 例眼部淋巴瘤患者接受低剂量放疗后，26 例出现轻微干眼症，18 例长期有症状。Tran 等[83]的研究中，有 9 例患者(38%)发生了 I 度干眼症，但大部分患者需每周或一周以上一次应用滴眼润滑液缓解症状。Goda 等[32]报道，采用每次 2.5Gy，总剂量 25Gy 的放射治疗，干眼症的发生率为 32%，其中 4 例为 2~3 级干眼症。放疗剂量在 36Gy 或超过 36Gy 将对眼部产生有害影响，包括缺血性视网膜病变、视神经萎缩、角膜溃疡、新生血管性青光眼等，可导致视力下降[75]。

小结

放射治疗是 OAML 的高度有效且主要的治疗手段。MRI 对眼部及周围组织的充分评估分期可更好地确定靶区。CTV 应涉及整个眼眶，包括可疑的眶外侵犯。部分眼部照射仅适用于特定的病例，因此应谨慎应用。我们建议 PTV 由 CTV 外放 5mm 形成。总剂量 24Gy 安全且有效，建议使用新的放疗技术如 3DCRT、IMRT 等减少对侧眼部的照射。结膜部位 MZL 应使用表面填充物，应谨慎使用晶体遮挡以防造成靶区遗漏。

表 4.2 放疗一线治疗 OAML 疗效

作者,年代	患者数	Ⅰ期(%)	剂量(Gy)	完全退缩(%)	局部复发(%)	远处复发(%)	生存率(%)	淋巴瘤相关死亡率(%)
Stafford 等 2001[75]	40	85	15~45	98	2	25	5 年 RFS 88 5 年 OS 74 5 年 DSS 100	0
Le 等 2002[43]	31	100	30~40	100	0	16	10 年 PFS 71 10 年 OS 73	3
Fung 等 2003[29]	48	81	30.6	100	8	25	10 年 OS 81 10 年 DSS 100	0
Hasegawa 等 2003[34]	20	95	30	100	5	20	10 年 PFS 70 10 年 DSS 100	0
Tsang 等 2003[84]	30	97	25	97	17	10	5 年 DFS 74 5 年 OS 97	不确定
Uno 等 2003[85]	50	100	20~46	98	6	6	5 年 OS 91	2
Lee 等 2005[44]	29	100	30~45	100	3	0	3 年 EFS 93 3 年 OS 100	0
Ejima 等 2006[19]	42	100	30~36	84	10	10	5 年 PFS 77 5 年 DSS 100	0
Suh 等 2006[77]	48	96	30.6	96	6	0	10 年 DFS 74 10 年 DSS 98	2
Tanimoto 等 2007[81]	58	94	30~40	83	9	2	10 年 PFS 72 10 年 OS 92	0
Nam 等 2009[58]	66	100	20~45	97	3	7.5	5 年 RFS 92 5 年 OS 96.4	不确定
Goda 等 2011[32]	89	100	25	99	2	22.5	7 年 OS 91 7 年 DSS 96 7 年 RFS 64	4
Tran 等 2013[83]	25	92	24~25	100	4	8	5 年 PFS 81 5 年 OS 100	0

RFS:无复发生存率;OS:总生存率;DSS:疾病特异生存率;PFS:无进展生存率;DFS:无疾病生存率;EFS:无事件生存率。

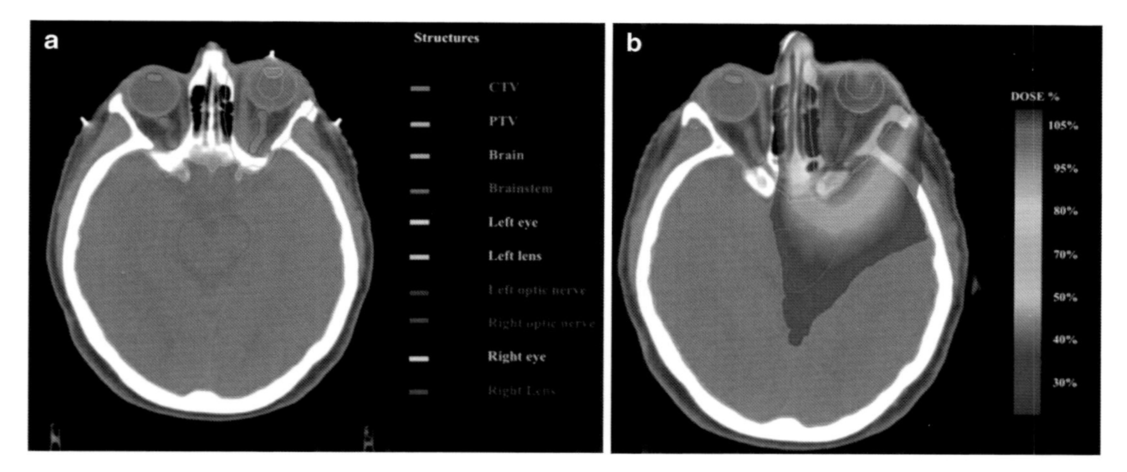

图 4.7 本例 IMRT/VMAT 剂量分布情况，尽最大努力保护危及器官。(a)靶区及危及器官。(b)等剂量曲线分布。

（解鹏 鱼红亮 译 郭文杰 校）

参考文献

1. Aleman BM. Role of radiotherapy in the treatment of lymphomas of the gastrointestinal tract. Best Pract Res Clin Gastroenterol. 2010;24:27–34.
2. Andriani A, Zullo A, Di Raimondo F, et al. Clinical and endoscopic presentation of primary gastric lymphoma: a multicentre study. Aliment Pharmacol Ther. 2006;23:721–6.
3. Armitage JO, Weisenburger DD. New approach to classifying non-Hodgkin's lymphomas: clinical features of the major histologic subtypes. Non-Hodgkin's lymphoma classification project. J Clin Oncol. 1998;16:2780–95.
4. Auer IA, Gascoyne RD, Conners JM, et al. t(11;18)(q21;q21) is the most common translocation in MALT lymphomas. Ann Oncol. 1997;8:979–85.
5. Avilés A, Nambo MJ, Neri N, Talavera A, Cleto S. Mucosa-associated lymphoid tissue (MALT) lymphoma of the stomach: results of a controlled clinical trial. Med Oncol. 2005;22:57–62.
6. Bairey O, Kremer I, Rakowsky E, et al. Orbital and adnexal involvement in systemic non-Hodgkin's lymphoma. Cancer. 1994;73:2395–9.
7. Bayerdorffer E, Neubauer A, Rudolph B, et al. Regression of primary gastric lymphoma of mucosa-associated lymphoid tissue type after cure of Helicobacter pylori infection. MALT Lymphoma Study Group. Lancet. 1995;345(8965):1591–4.
8. Beal KP, Yeung HW, Yahalom J. FDG-PET scanning for detection and staging of extranodal marginal zone lymphomas of the MALT type: a report of 42 cases. Ann Oncol. 2005;16:473–80.
9. Benetatos L, Alymara V, Asproudis I, Bourantas KL. Rituximab as first line treatment for MALT lymphoma of extraocular muscles. Ann Hematol. 2006;85:625–6.
10. Bolek TW, Moyses HM, Marcus RBJ, et al. Radiotherapy in the management of orbital lymphoma. Int J Radiat Oncol Biol Phys. 1999;44:31–6.
11. Byrne GI, Ojcius DM. Chlamydia and apoptosis: life and death decisions of an intracellular pathogen. Nat Rev Microbiol. 2004;2(10):802–8.
12. Caletti G, Zinzani PL, Fusaroli P, et al. The importance of endoscopic ultrasonography in the management of low-grade gastric mucosa-associated lymphoid tissue lymphoma. Aliment Pharmacol Ther. 2002;16:1715–22.
13. Carbone PP, Kaplan HS, Musshoff K, et al. Report of the committee on Hodgkin's disease staging classification. Cancer Res. 1971;31:1860–1.
14. Cavalli F, Isaacson PG, Gascoyne RD, Zucca E. MALT lymphomas. Hematology Am Soc Hematol Educ Program. 2001:241–58.
15. Cho EY, Han JJ, Ree HJ, et al. Clinicopathologic analysis of ocular adnexal lymphomas: extranodal marginal zone B-cell lymphoma constitutes the vast majority of ocular lymphomas among Koreans and affects younger patients. Am J Hematol. 2003;73:87–96.
16. Conconi A, Martinelli G, Thieblemont C, et al. Clinical activity of rituximab in extranodal marginal zone B-cell lymphoma of MALT type. Blood. 2003;102:2741–5.
17. Coupland SE, White V, Rootman J, et al. TNM Staging of ocular adnexal lymphomas. In: Edge SE, Byrd DR, Carducci MA, et al., editors. AJCC Cancer staging manual. 7th ed. New York: Springer; 2009.
18. Della Biancia C, Hunt M, Furhang E, Wu E, Yahalom J. Radiation treatment planning techniques for lymphoma of the stomach. Int J Radiat Oncol Biol Phys. 2005;62:745–51.

19. Ejima Y, Sasaki R, Okamoto Y, et al. Ocular adnexal mucosa-associated lymphoid tissue lymphoma treated with radiotherapy. Radiother Oncol. 2006;78:6–9.
20. Esik O, Ikeda H, Mukai L, et al. A retrospective analysis of different modalities for treatment of primary orbital non-Hodgkin's lymphomas. Radiother Oncol. 1996;38:13–8.
21. Esmaeili B, McLaughlin P, Pro B, et al. Prospective trial of targeted radioimmunotherapy with Y-90 ibritumomab tiuxetan (Zevalin) for frontline treatment of early stage extranodal indolent ocular adnexal lymphoma. Ann Oncol. 2009;20:709–14.
22. Falk S. Lymphomas of the upper GI tract: the role of radiotherapy. Clin Oncol. 2012;24:352–7.
23. Fasola CE, Jones JC, Huang DD, Le QT, Hoppe RT, Donaldson SS. Low-dose radiation therapy (2 Gy×2) in the treatment of orbital lymphoma. Int J Radiat Oncol Biol Phys. 2013;86(5):930–5. doi:10.1016/j.ijrobp.2013.04.035. Epub 2013 May 29.
24. Ferreri AJ, Dognini GP, Ponzoni M, et al. Chlamydia psittaci eradicating antibiotic therapy in patients with advanced-stage ocular adnexal MALT lymphoma. Ann Oncol. 2008;19(1):194–5.
25. Ferreri AJ, Govi S, Ponzoni M. Marginal zone lymphomas and infectious agents. Semin Cancer Biol. 2013;23(6):431–40.
26. Ferreri AJ, Ponzoni M, Dognini GP, et al. Bacteria-eradicating therapy for ocular adnexal MALT lymphoma: questions for an open international prospective trial. Ann Oncol. 2006;17:1721–2.
27. Ferreri AJ, Ponzoni M, Martinelli G, et al. Rituximab in patients with mucosal-associated lymphoid tissue-type lymphoma of the ocular adnexa. Haematologica. 2005;90:1578–9.
28. Freeman C, Berg JW, Cutler SJ. Occurrence and prognosis of extranodal lymphoma. Cancer. 1972;29:252–60.
29. Fung CY, Tarbell NJ, Lucarelli MJ, et al. Ocular adnexal lymphoma: clinical behavior of distinct World Health Organization classification subtypes. Int J Radiat Oncol Biol Phys. 2003;57:1382–91.
30. Galieni P, Polito E, Leccisotti A, et al. Localized orbital lymphoma. Haematologica. 1997;82:436–9.
31. Goda JS, Gospodarowicz M, Pintillie M, et al. Long-term outcome in localized extranodal mucosa-associated lymphoid tissue lymphomas treated with radiotherapy. Cancer. 2010;116:3815–24.
32. Goda JS, Le LW, Lapperrier NJ, et al. Localized orbital mucosa associated lymphoma tissue lymphoma managed with primary radiation therapy: efficacy and toxicity. Int J Radiat Oncol Biol Phys. 2011;81:e659–66.
33. Grünberger B, Hauff W, Lukas J, et al. 'Blind' antibiotic treatment targeting Chlamydia is not effective in patients with MALT lymphoma of the ocular adnexa. Ann Oncol. 2006;17:484–7.
34. Hasegawa M, Kojima M, Shioya M, et al. Treatment results of radiotherapy for malignant lymphoma of the orbit and histopathologic review according to the WHO classification. Int J Radiat Oncol Biol Phys. 2003;57:172–6.
35. Heinz C, Merz H, Nieschalk M, et al. Rituximab for the treatment of extranodal marginal zone B-cell lymphoma of the lacrimal gland. Br J Ophthalmol. 2007;91:1563–4.
36. Husain A, Roberts D, Pro B, et al. Meta-analyses of the association between Chlamydia psittaci and ocular adnexal lymphoma and the response of ocular adnexal lymphoma to antibiotics. Cancer. 2007;110:809–15.
37. Isaacson PG. Update on MALT lymphomas. Best Pract Res Clin Haematol. 2005;18:57–68.
38. Janssen J. The impact of EUS in primary gastric lymphoma. Best Pract Res Clin Gastroenterol. 2009;23:671–8.
39. Kahl B, Yang D. Marginal zone lymphomas: management of nodal, splenic and MALT NHL. Hematology Am Soc Hematol Educ Program. 2008:359–64.
40. Khalil MO, Morton LM, Devesa SS, et al. Incidence of marginal zone lymphoma in the United States, 2001–2009 with a focus on primary anatomic site. Br J Haematol. 2014;165:67–77.
41. Kennerdell JS, Flores NE, Hartsock RJ. Low-dose radiotherapy for lymphoid lesions of the orbit and ocular adnexa. Ophthal Plast Reconstr Surg. 1999;15:129–33.
42. Koch P, Probst A, Berdel WE, et al. Treatment results in localized primary gastric lymphoma: data of patients registered within the German multicenter study (GIT NHL 02/96). J Clin Oncol. 2005;23(28):7050–9.
43. Le QT, Eulau SM, George TI, et al. Primary radiotherapy for localized orbital MALT lymphoma. Int J Radiat Oncol Biol Phys. 2002;52:657–63.
44. Lee JY, Kim MK, Lee KH, et al. Extranodal marginal zone B-cell lymphomas of mucosa-associated lymphoid tissue-type of the orbit. Ann Hematol. 2005;84:12–8.
45. Lossos IS, Morgensztern D, Blaya M, et al. Rituximab for treatment of chemoimmunotherapy naive marginal zone lymphoma. Leuk Lymphoma. 2007;48:1630–2.
46. Lowry L, Smith P, Qian W, et al. Reduced dose radiotherapy for local control in non-Hodgkin lymphoma: a randomised phase III trial. Radiother Oncol. 2011;100:86–92.
47. Mannami T, Yoshino T, Oshima K, et al. Clinical, histopathological and immunogenetic analysis of ocular adnexal lymphoproliferative disorders: characterization of MALT lymphoma and reactive lymphoid hyperplasia. Mod Pathol. 2001;14:641–9.
48. Maor MH, North LB, Cabanillas FF, et al. Outcomes of high-dose unilateral kidney irradiation in patients with gastric lymphoma. Int J Radiat Oncol Biol Phys. 1998;41:647–50.
49. Martinet S, Ozsahin M, Belkacemi Y, et al. Outcome and prognostic factors in orbital lymphoma: a Rare Cancer Network study on 90 consecutive patients treated with radiotherapy. Int J Radiat Oncol Biol Phys. 2003;55:892–8.
50. Matoba M, Oota K, Toyoda I, et al. Usefulness of 4D-CT for radiation treatment planning of gastric MZBCL/MALT. J Radiat Res. 2012;53:333–7.
51. McKelvie PA. Ocular adnexal lymphomas: a review. Adv Anat Pathol. 2010;17(4):251–61.
52. McKelvie PA, McNab A, Francis IC, et al. Ocular

adnexal lymphoproliferative disease: a series of 73 cases. Clin Experiment Ophthalmol. 2001;29: 387–93.
53. Mittal B, Wasserman TH, Griffith RC. Non-Hodgkin's lymphoma of the stomach. Am J Gastroenterol. 1983;78:780–7.
54. Morton LM, Wang SS, Devesa SS, et al. Lymphoma incidence patterns by WHO subtype in the United States, 1992–2001. Blood. 2006;107:265–76.
55. Moslehi R, Devesa SS, Schairer C, et al. Rapidly increasing incidence of ocular non-Hodgkin lymphoma. J Natl Cancer Inst. 2006;98:936–9.
56. Nakamura S, Matsumoto T, Iida M, et al. Primary gastrointestinal lymphoma in Japan: a clinicopathologic analysis of 455 patients with special reference to its time trends. Cancer. 2003;97:2462–73.
57. Nakamura S, Matsumoto T, Suekane H, et al. Predictive value of endoscopic ultrasonography for regression of gastric low grade and high grade MALT lymphomas after eradication of Helicobacter pylori. Gut. 2001;48:454–60.
58. Nam H, Ahn YC, Kim YD, et al. Prognostic significance of anatomic subsites: results of radiation therapy for 66 patients with localized orbital marginal zone B cell lymphoma. Radiother Oncol. 2009;90: 236–41.
59. Neubauer A, Zucca E. Gastrointestinal tract lymphomas. In: Cavalli F, Stein H, Zucca E, editors. Extranodal lymphomas pathology and management. London: Informa Health Care; 2008. p. 233–43.
60. Park W, Chang SK, Yang WI, et al. Rationale for radiotherapy as a treatment modality in gastric mucosa-associated lymphoid tissue lymphoma. Int J Radiat Oncol Biol Phys. 2004;58:1480–6.
61. Peeling RW, Brunham RC. Chlamydiae as pathogens: new species and new issues. Emerg Infect Dis. 1996;2(4):307–19.
62. Pelloski CE, Wilder RB, Ha CS, et al. Clinical stage IEA-IIEA orbital lymphomas: outcomes in the era of modern staging and treatment. Radiother Oncol. 2001;59:145–51.
63. Pfeffer MR, Rabin T, Tsvang L, et al. Orbital lymphoma: is it necessary to treat the entire orbit? Int J Radiat Oncol Biol Phys. 2004;60:527–30.
64. Psyrri A, Papageorgiou S, Economopoulos T. Primary extranodal lymphomas of stomach: clinical presentation, diagnostic pitfalls and management. Ann Oncol. 2008;19:1992–9.
65. Raderer M, Jager G, Brugger S, et al. Rituximab for treatment of advanced extranodal marginal zone B cell lymphoma of the mucosa-associated lymphoid tissue lymphoma. Oncology. 2003;65: 306–10.
66. Reinartz G, Willich N, Koch P. Strahlentherapie bei primaren gastrointestinalen Lymphomen. Chir Gastroenterol. 2002;18:53–9.
67. Rigacci L, Nassi L, Puccioni M, et al. Rituximab and chlorambucil as first-line treatment for low grade ocular adnexal lymphomas. Ann Hematol. 2007;86:565–8.
68. Rosado MF, Byrne Jr GE, Ding F, et al. Ocular adnexal lymphoma: a clinicopathologic study of a large cohort of patients with no evidence for an association with Chlamydia psittaci. Blood. 2006;107:467–72.
69. Ruskoné-Four Mestraux A, Fischbach W, Aleman BMP, et al. EGILS consensus report. Gastric extranodal marginal zone B-cell lymphoma of MALT. Gut. 2011;60:747–58.
70. Sasai K, Yamabe H, Dodo Y, et al. Non-Hodgkin's lymphoma of the ocular adnexa. Acta Oncol. 2001;40:485–90.
71. Schechter NR, Portlock CS, Yahalom J. Treatment of mucosa-associated lymphoid tissue lymphoma of the stomach with radiation alone. J Clin Oncol. 1998;16:1916–21.
72. Shome D, Esmaeli B. Targeted monoclonal antibody therapy and radioimmunotherapy for lymphoproliferative disorders of the ocular adnexa. Curr Opin Ophthalmol. 2008;19:414–21.
73. Son SH, Choi BO, Kim G, et al. Primary radiation therapy in patients with localized orbital marginal zone B-cell lymphoma of mucosa-associated lymphoid tissue (MALT Lymphoma). Int J Radiat Oncol Biol Phys. 2010;77:86–91.
74. Song EK, Kim SY, Kim TM, et al. Efficacy of chemotherapy as a first-line treatment in ocular adnexal extranodal marginal zone B-cell lymphoma. Ann Oncol. 2008;19:242–6.
75. Stafford SL, Kozelsky TF, Garrity JA, et al. Orbital lymphoma: radiotherapy outcome and complications. Radiother Oncol. 2001;59:139–44.
76. Stefanovic A, Lossos IS. Extranodal marginal zone lymphoma of the ocular adnexa. Blood. 2009;114(3):501–10.
77. Suh CO, Shim SJ, Lee SW, et al. Orbital marginal zone B-cell lymphoma of MALT: radiotherapy results and clinical behavior. Int J Radiat Oncol Biol Phys. 2006;65:228–33.
78. Sullivan TJ, Valenzuela AA. Imaging features of ocular adnexal lymphoproliferative disease. Eye. 2006;20:1189–95.
79. Swerdlow SH, Campo E, Harris NL, et al. World Health Organization classification of tumours of haematopoietic and lymphoid tissues. 4th ed. Lyon: IARC; 2008.
80. Tanimoto K, Kaneko A, Suzuki S, et al. Long-term follow-up results of no initial therapy for ocular adnexal MALT lymphoma. Ann Oncol. 2006;17:135–40.
81. Tanimoto K, Kaneko A, Suzuki S, et al. Primary ocular adnexal MALT lymphoma: a long-term follow-up study of 114 patients. Jpn J Clin Oncol. 2007;37:337–44.
82. Tarella C, Arcaini L, Baldini L, et al. Italian Society of Hematology, Italian Society of Experimental Hematology, and Italian Group for Bone Marrow Transplantation Guidelines for the management of indolent, nonfollicular B-cell lymphoma (marginal zone, lymphoplasmacytic, and small lymphocytic lymphoma). Clin Lymphoma Myeloma Leuk. 2015;15:75–85. doi:10.1016/j.clml.2014.07.002.
83. Tran K, Campbell BA, Fua T, et al. Efficacy of low dose radiotherapy for primary orbital marginal zone lymphoma. Leuk Lymphoma. 2013;54:491–6.
84. Tsang RW, Gospodarowicz MK, Pintilie M, et al. Localized mucosa-associated lymphoid tissue lymphoma treated with radiation therapy has excellent

clinical outcome. J Clin Oncol. 2003;21:4157–64.
85. Uno T, Isobe K, Shikama N, et al. Radiotherapy for extranodal, marginal zone, B-cell lymphoma of mucosa-associated lymphoid tissue originating in the ocular adnexa: a multiinstitutional, retrospective review of 50 patients. Cancer. 2003;98:865–71.
86. Van der Geld YG, Senan S, van Sornsen de Koste JR, et al. A four-dimensional CT-based evaluation of techniques for gastric irradiation. Int J Radiat Oncol Biol Phys. 2007;69:903–9.
87. Vrieling C, de Jong D, Boot H, de Boer JP, Wegman F, Aleman BM. Long-term results of stomach-conserving therapy in gastric MALT lymphoma. Radiother Oncol. 2008;87:405–11.
88. Watanabe M, Isobe K, Takisima H, et al. Intrafractional gastric motion and interfractional stomach deformity during radiation therapy. Radiother Oncol. 2008;87: 425–31.
89. Wirth et al. Annal Oncl. 2013;24(5):1344–51.
90. Wotherspoon AC, Doglioni C, Diss TC, et al. Regression of primary low-grade B-cell gastric lymphoma of mucosa-associated lymphoid tissue type after eradication of Helicobacter pylori. Lancet. 1993;342:575–7.
91. Yahalom J, Schechter NR, Gonzales M, et al. H.Pylori-independant MALT lymphoma of the stomach: 10-year experience with 51 patients treated with radiation alone. Ann Oncol. 2002;13 Suppl 2:43.
92. Yamashita H, Nakagawa K, Asari T, et al. Radiotherapy for 41 patients with stages I and II MALT lymphoma: a retrospective study. Radiother Oncol. 2008;87:412–7.
93. Ye H, Gong L, Liu H, et al. Strong BCL10 nuclear expression identifies gastric MALT lymphomas that do not respond to H. pylori eradication. Gut. 2006;55:137–8.
94. Yoon JS, Ma KT, Kim SJ, et al. Prognosis for patients in a Korean population with ocular adnexal lymphoproliferative lesions. Ophthal Plast Reconstr Surg. 2007;23:94–9.
95. Zucca E, Cavalli F. Extranodal lymphomas. Ann Oncol. 2000;11 Suppl 3:219–22.
96. Zucca E, Roggero E, Bertoni F, Cavalli F. Primary extranodal non-Hodgkin's lymphomas. Part 1: gastrointestinal, cutaneous and genitourinary lymphomas. Ann Oncol. 1997;8:727–37.
97. Zullo A, Hassan C, Andriani A, et al. Primary low-grade and high-grade gastric MALT-lymphoma presentation: a systematic review. J Clin Gastroenterol. 2010;44:340–4.
98. Zullo A, Hassan C, Cristofari F, Perri F, Morini S. Gastric low grade mucosal-associated lymphoid tissue lymphoma: Helicobacter pylori and beyond. World J Gastrointest Oncol. 2010;2:181–6.
99. Zullo C, Hassan C, Ridola L, et al. Gastric MALT lymphoma: old and new insights. Ann Gastroenterol. 2014;27:27–33.

第 5 章

原发纵隔(胸腺)大 B 细胞淋巴瘤

Andrea K.Ng

摘 要

原发纵隔(胸腺)大B细胞淋巴瘤(PMBL)起源于胸腺B细胞,其临床和病理特性与弥漫性大B细胞淋巴瘤(DLBCL)并不相同。在免疫化疗时代,用于PMBL的化疗方案包括:R-CHOP方案(利妥昔单抗,环磷酰胺,阿霉素,长春新碱和泼尼松)、R-MACOP-B方案(利妥昔单抗,甲氨蝶呤,亚叶酸,阿霉素,环磷酰胺,长春新碱,泼尼松和博来霉素)、R-VACOP-B方案(利妥昔单抗,依托泊苷,亚叶酸,阿霉素,环磷酰胺,长春新碱,泼尼松和博来霉素)、R-EPOCH方案(静脉注射剂量校正依托泊苷,泼尼松,长春新碱,环磷酰胺和博来霉素联合利妥昔单抗)。放疗在PMBL治疗中的作用不断演变,已有评估单独放疗疗效的Ⅱ期临床试验以及PET指导放疗的回顾性研究发表。国际结外淋巴瘤研究组(IELSG-37)正进行一项基于PET检查结果决定放疗策略的前瞻性随机对照试验。尽管仍在等待I级证据,目前对大肿块以及化疗未达完全缓解(CR)者,强烈推荐辅助放疗。复发或化疗抗拒的患者,放疗同样十分重要。

临床表现和病理

病例 1

38 岁男性患者,首发表现为打篮球时出现呼吸困难。胸部 X 线片显示纵隔增宽。胸部 CT 显示前纵隔 9.5cm×7.4cm×4.8cm 大肿

A.K. Ng, MD, MPH
Department of Radiation Oncology, Dana-Farber Cancer Institute, Brigham and Women's Hospital, Harvard Medical School, 75 Francis Street, ASB1-L2, Boston, MA 02115, USA
e-mail: ang@lroc.harvard.edu

块。行纵隔切开术取活检，病理证实为原发纵隔（胸腺）大B细胞淋巴瘤。免疫组化：肿瘤细胞为CD20阳性的B细胞，同时表达CD45、BCL-2、BCL-6和CD30（部分细胞，弱表达），而CD5、CD10、CD15和EMA为阴性。原位荧光杂交（FISH）检测无MYC、BCL-2和BCL-6重组，增殖指数Ki-67约为50%。

病例2

26岁女性患者，因持续数天的面颈部水肿、胸腔压迫感、咳嗽和变声症状进入急诊。胸部CT显示前纵隔10.2cm×5.0cm×4.8cm大肿块，气管轻度压迫变窄，上段食管受压，右颈静脉及上腔静脉中度狭窄（图5.1）。活检病理显示原发纵隔（胸腺）大B细胞淋巴瘤，肿瘤细胞形态、免疫组化表型与细胞基因型与病例1相似。Ki-67增殖指数约80%。

原发纵隔（胸腺）大B细胞淋巴瘤（PMBL）约占所有非霍奇金淋巴瘤病例的5%。中位发病年龄为20~40岁，女性多见[1,2]。大多表现为前纵隔大肿块，常伴有胸腔及心包积液，上腔静脉综合征常见。尽管大多数PMBL诊断时为局限病灶，但有结外器官复发倾向，如胃肠道、肾、肾上腺、肝和卵巢。

PMBL的始发细胞推测为胸腺B细胞，之前PMBL曾归为弥漫性大B细胞淋巴瘤的一个亚型。在新WHO分型中，PMBL单独列为一个疾病类型[3]。从形态学、免疫组化以及基因型分析，PMBL与经典霍奇金淋巴瘤的联系更为紧密[4,5]。PMBL恶性细胞表达B细胞特征，如CD19和CD20，但无CD5和

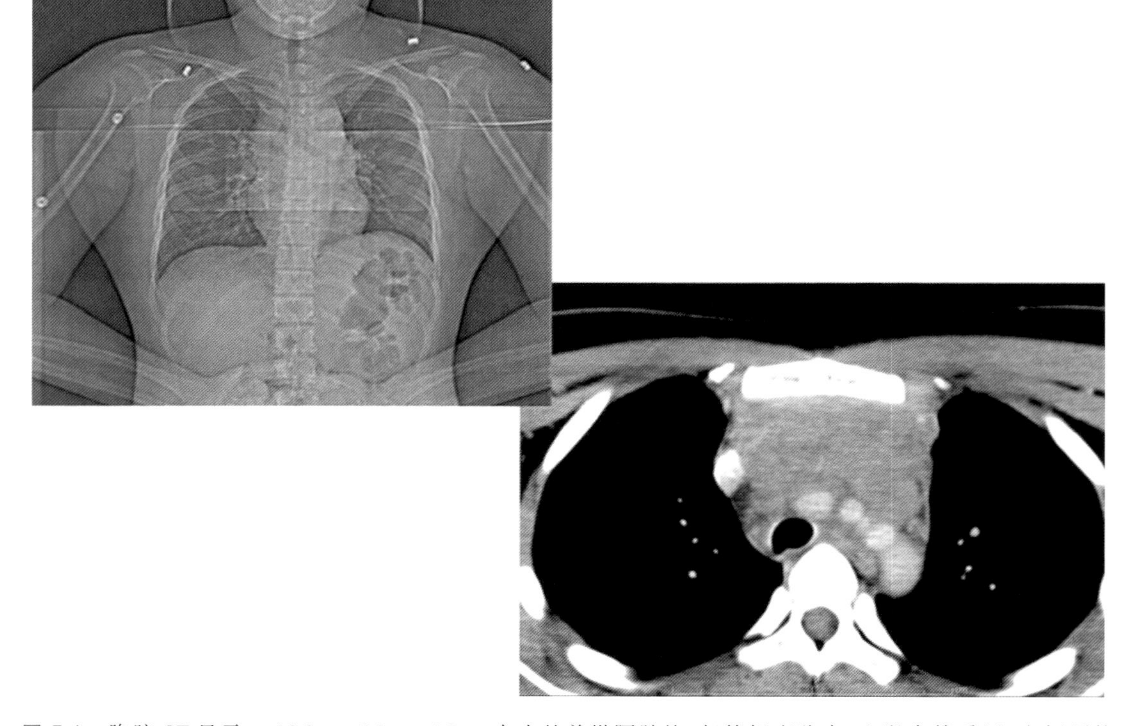

图5.1 胸腔CT显示一10.2cm×5.0cm×4.8cm大小的前纵隔肿块，气管轻度狭窄，上段食管受压，右侧颈静脉和上腔静脉中度狭窄。

CD10 表达,CD30 经常为弱表达。近来研究发现,PMBL 的发病与 JAK-STAT 及 NF-kb 信号通路失衡相关,同时有 PD-1 配体的过表达,这些发现可能为未来 PMBL 的治疗提供新方向[6-8]。

分期和预后因素

影像

病例 1

患者 PET-CT 显示上前纵隔内大肿块,FDG 摄取的 SUV 最大值为 15.4(图 5.2)。

病例 2

患者 PET-CT 显示左锁骨上区 FDG 高摄取病灶(SUV 最大值 8.2)、前纵隔内从胸腔入口到主动脉根部大肿块,SUV 最大值为 14(图 5.3)。

两位患者血液学检查包括血常规、LDH、BUN、肌酐及电解质,均在正常范围内。血清病毒如 HIV、HBV 及 HCV 学检查均为阴性,骨髓活检结果阴性。

PMBL 分期方法与弥漫性大 B 细胞淋巴瘤类似,包括与纵隔病灶相关的症状与体征,如胸痛、气短、咳嗽、变声、面颈部水肿,以及胸壁肿块。影像学检查包括 PET-CT,也可选择用于放射治疗计划的增强 CT 扫描。尽管骨髓受累较少见,仍应进行骨髓活检以明确有无骨及骨髓受累,尤其在缺乏 PET-CT 证据时[9]。

近期 Lugano 淋巴瘤分期系统对 Ann

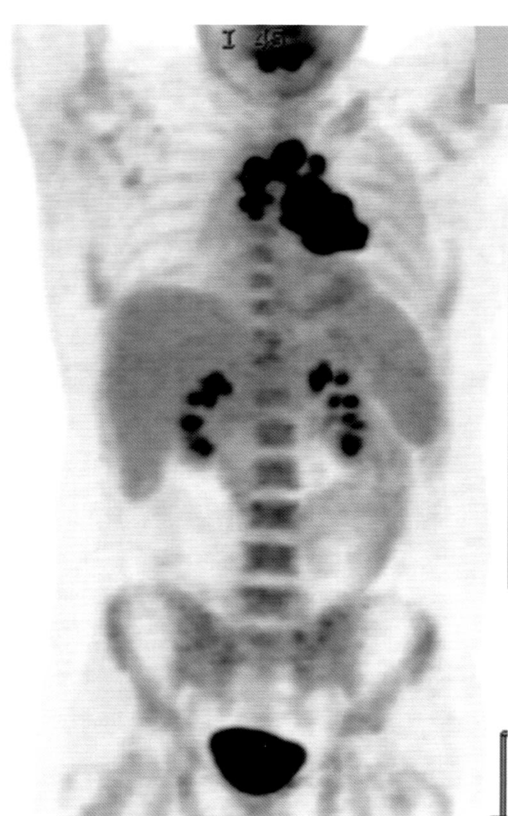

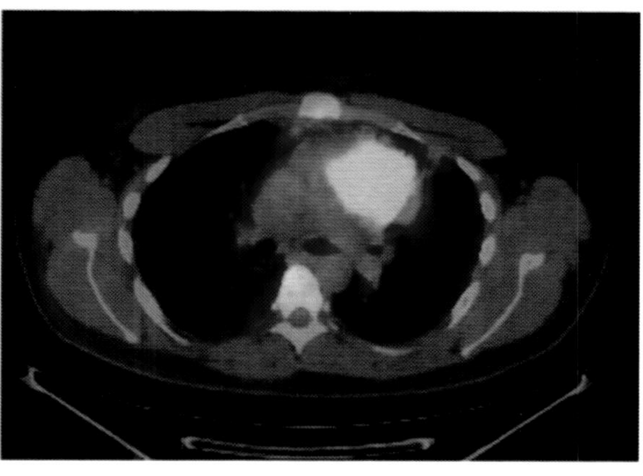

图 5.2　PET-CT 检查显示前上纵隔一个大肿块,FDG 摄取增高,SUV 最大值为 15.4。

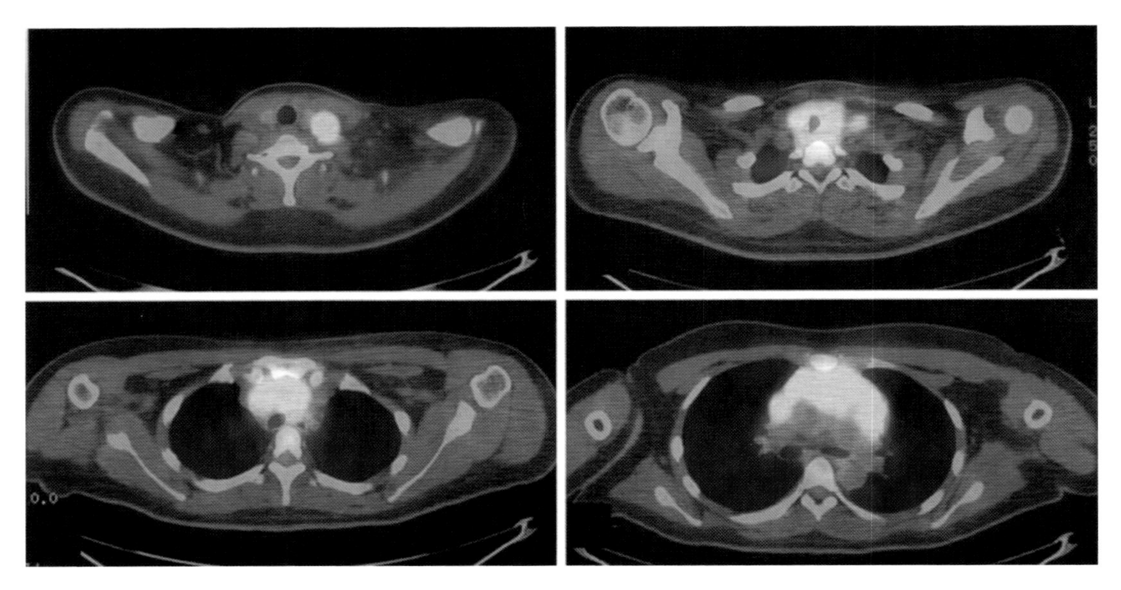

图 5.3 PET-CT 检查显示左锁骨上区病灶(SUV 最大值 8.2)，前纵隔病灶从胸腔入口延续到主动脉根部，病灶 SUV 最大值 14。

Arbor 分期进行了部分改进[9]，删除了原发病灶的“X”分期，取代为记录肿瘤的最大径。这种分期可能对 PMBL 更贴切，因为该病经常表现为大肿块，特别对非霍奇金淋巴瘤。

总体来说，PMBL 患者的预后比弥漫大细胞淋巴瘤要好[10]。用于预测含蒽环类化疗方案治疗非霍奇金淋巴瘤的预后模型，如国际预后指数 IPI 和后期的修订 IPI[11]，也可用于 PMBL，但已有数据可能并不支持年龄修正的 IPI 能很好预测 PMBL 的生存预后[10,12]。近期一项 123 例患者的研究显示，R-CHOP 方案治疗 PMBL，胸腔积液和心包积液为难治性病例和 12 个月内早期复发的唯一独立性预后因素[13]。

治疗

病例 1

R-CHOP 方案化疗 3 个周期后，PET-CT 检查显示部分缓解，多维尔(Deauville)评分为 4(图 5.4a)。后继续 3 个周期化疗，化疗结束 4 周后行 PET-CT 检查，肿瘤进一步缩小，多维尔(Deauville)评分为 2(图 5.4b)。后患者接受放射治疗。

放射治疗

患者双手下垂，以真空垫固定体部、面膜固定颈部呈伸展位，定位 CT 扫描时嘱患者深吸气并屏气。将化疗前的 PET-CT 图像与定位 CT 进行融合，临床靶区(CTV)勾画参照国际淋巴瘤放射治疗组与累及野放疗(ISRT)指南[14,15]，包括原发肿瘤累及范围，避开已复位及未累及的正常组织(双肺，大血管，心脏，骨骼，肌肉)(图 5.5)。因采用呼吸门控技术，未外扩勾画内靶区(ITV)。PTV 为 CTV 外扩 1cm 以包括日常摆位误差。为减少肺受照体积，采用前后对穿二野调强技术(图 5.6a)。不设侧野、采用双臂下垂体位进行 CT 模拟定位（对于女性患者尤其重要，双臂上举会使更多的乳腺组织进入照射野内)的 IMRT 技术被称作“蝴蝶野照射技术”[16]。处方剂量通常为 30Gy/15F。图 5.6b 为剂量体积直方图 (DVH)。心脏平均剂量

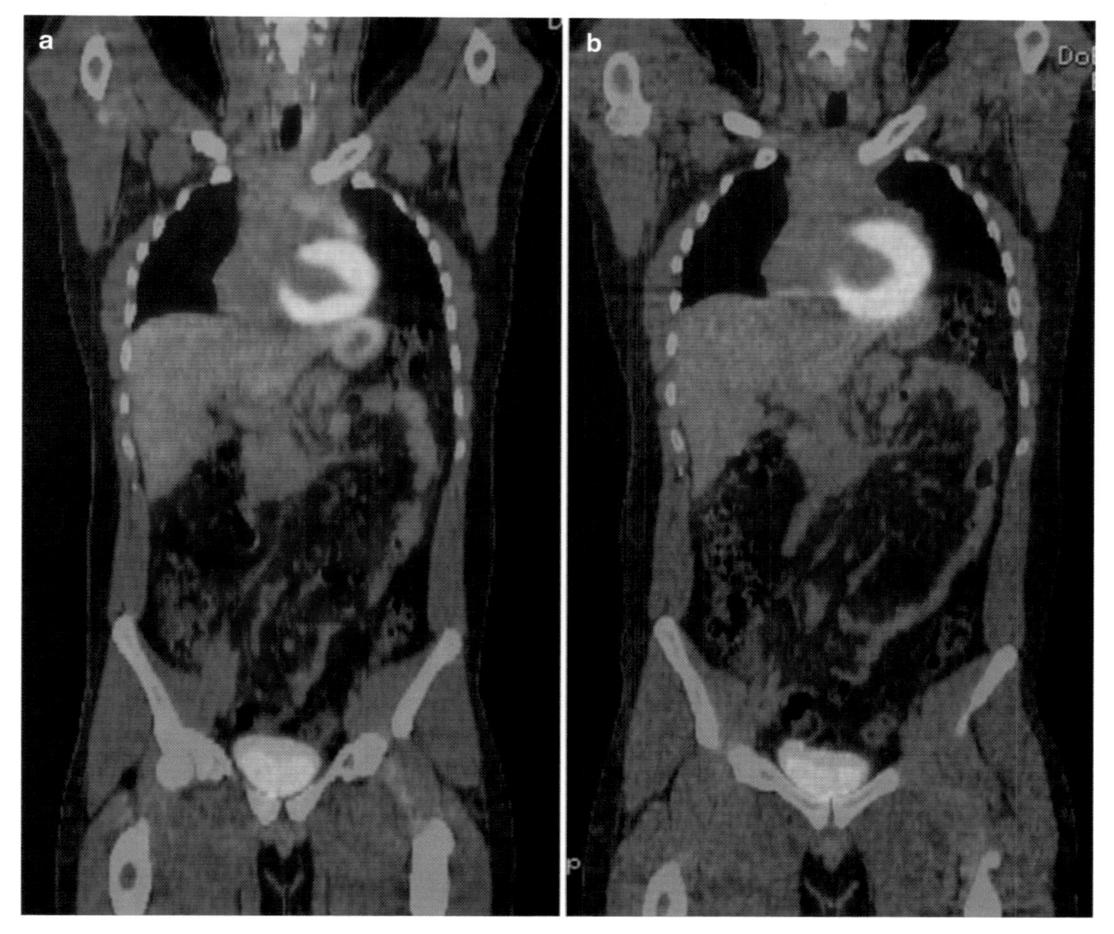

图5.4 (a)3个周期化疗后PET-CT检查显示肿瘤部分反应(PR),多维尔(Deauville)评分为4。(b)患者接受另外3个周期的化疗,化疗结束4周后PET-CT检查示肿瘤进一步缩小,多维尔(Deauville)评分为2。

(MHD)为11.5Gy,肺平均剂量(MLD)为9.1Gy。肺V5和V20分别为42%和20%。

病例2

治疗采用剂量调整的DA-EPOCH-R方案(依托泊苷,阿霉素,环磷酰胺,长春新碱,泼尼松和利妥昔单抗),化疗后患者面颈部水肿迅速消失。3个周期化疗后PET-CT复查疗效评价CR,多维尔(Deauville)评分2(图5.7)。患者总共接受6个周期DA-EPOCH-R方案化疗,治疗结束一个月后复查PET-CT,显示持续完全缓解。考虑到患者为年轻女性且已达CR,纵隔放疗可能带来晚期毒性,未行放射治疗。

治疗结束5个月后,患者再次出现胸腔压迫和咳嗽症状,胸腔CT示左前纵隔肿块(图5.8)。行CT引导下活检,病理证实PMBL复发。PET-CT显示FDG高摄取复发病灶局限于纵隔,未见其他部位累及。给予患者2个周期ICE方案(异环磷酰胺,卡铂和依托泊苷)挽救性化疗,复查PET-CT提示病灶无明显改善,随后患者接受放射治疗。

放射治疗

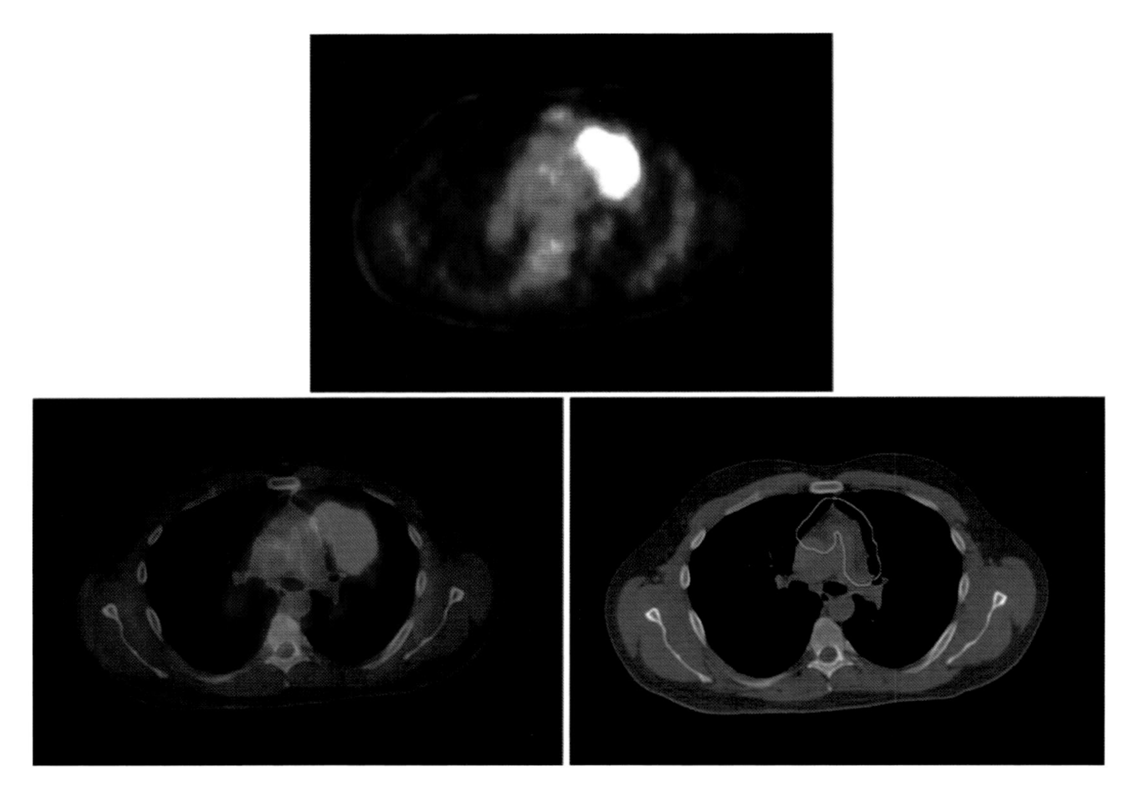

图 5.5 CTV 包括初始原发灶范围,但排除发生移位和未累及的正常组织(肺,大血管,心脏,骨骼,肌肉)。

采用了与上述病例 1 相同的固定及呼吸门控技术，将患者的增强定位 CT 与 PET-CT 进行图像融合,显示 2 个周期 R-ICE 方案挽救性化疗后纵隔复发病变范围。CTV 与 GTV 相同。与病例 1 一样,CTV 外扩 1cm 形成 PTV(图 5.9)。考虑到该例患者存在化疗抵抗,PTV 处方剂量 50.4Gy/28F，放疗后拟行自体干细胞移植。先前后对穿野照射 39.6Gy/22F,然后遮挡脊椎再加量 10.8Gy(图 5.10)。图 5.11 显示 DVH 图。心脏平均剂量(MHD)和肺平均剂量(MLD)分别为 13.0Gy 和 13.2Gy。肺的 V5 和 V20 分别为 47.2%和 22.5%。

PMBL 最佳治疗方案目前仍存争议。免疫化疗时代,R-CHOP 方案(利妥昔单抗联合 CHOP 方案化疗）无事件生存率（EFS)达 50%~80%,较过去明显提高[17,18]。目前有多种联合方案用于 PMBL 的治疗，包括 R-CHOP 方案、R-MACOP-B 方案(利妥昔单抗,甲氨蝶呤,亚叶酸,阿霉素,环磷酰胺,长春新碱,泼尼松和博来霉素)、R-VACOP-B 方案（利妥昔单抗,依托泊苷,亚叶酸,阿霉素,环磷酰胺，长春新碱，泼尼松和博来霉素)和 R-EPOCH 方案（静脉注射剂量校正的依托泊苷,泼尼松,长春新碱,环磷酰胺,博来霉素,利妥昔单抗)[19-22]。放化疗联合应用时,无疾病生存率可高达 90%[20,21]。

辅助放疗在 PMBL 治疗中的角色也在不断演进。有Ⅱ期临床研究探索了 3 个周期高剂量 R-CHOP 方案后续给予 ICE 方案[23] 和 DA-EPOCH-R 方案[22] 化疗,而不联合放疗,取得了良好的疗效。英国哥伦比亚中心回顾性总结了依据 PET 结果指导放疗策略的结果,59 名患者中有 35 人(59%)在化疗结束后复查 PET 达 CR,有 33 人未再接受放射治疗。在这些 PET 复查达 CR 的患者中,6

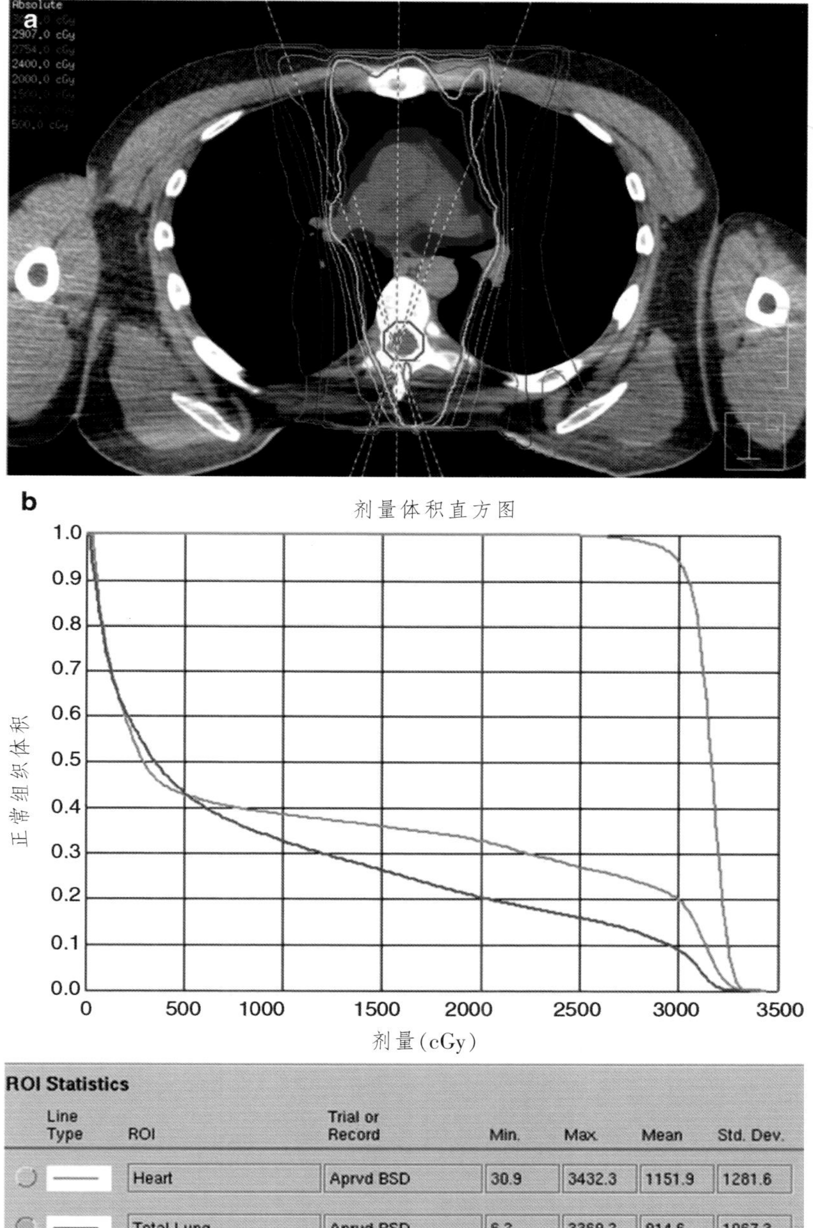

Line Type	ROI	Trial or Record	Min.	Max.	Mean	Std. Dev.
	Heart	Aprvd BSD	30.9	3432.3	1151.9	1281.6
	Total Lung	Aprvd BSD	6.2	3369.2	914.6	1067.3
	pPTV 30.6	Aprvd BSD	1535.8	3432.3	3148.6	105.5

图 5.6　(a)轴位显示 IMRT 计划剂量分布,采用前后野照射。(b)剂量体积直方图(DVH)。

例复发 (4 例位于纵隔),5 年无进展生存 78%,与 PET 复查显示阳性残留而接受放疗的患者无明显差别。因此研究者认为,可以通过 PET 的复查结果来指导后续的放射治疗策略,使部分患者免于放疗。近期一项意大利研究显示,23 名患者化疗后复查 PET 显示 CR 未接受后续放疗,与化疗后 PET 复查存在残留而接受放疗的患者相比,两组无疾病生存率相近(90%对 90.7%)[24]。国际结外淋巴瘤研究组目前正在开展依据 PET 结

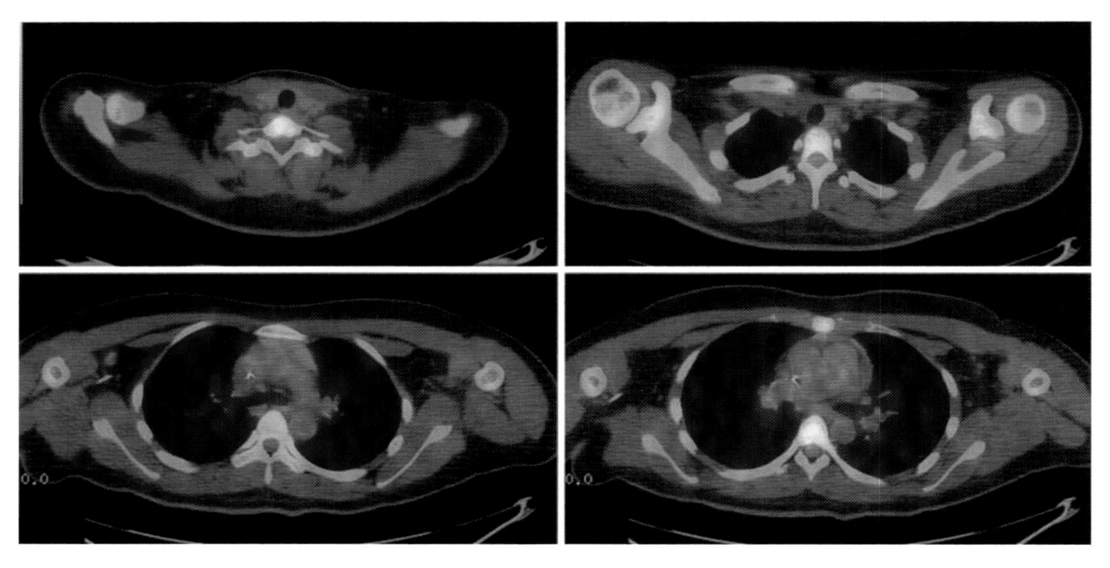

图 5.7 3 个周期化疗后复查 PET-CT 显示病灶完全代谢缓解，多维尔(Deauville)评分 2。

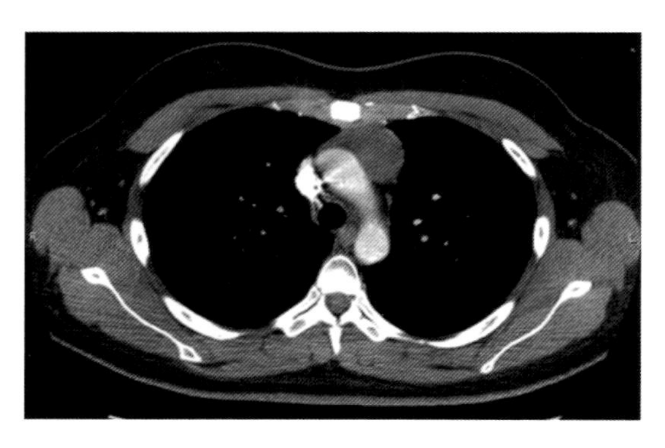

图 5.8 胸腔 CT 示前纵隔左侧肿物。

果指导放疗策略的前瞻性随机对照研究(IELSG-37)，无结外病灶的 PMBL 患者接受 6 个周期免疫化疗（利妥昔单抗联合蒽环类为基础的化疗方案），化疗结束后 5~6 周行 PET-CT 检查，CR 的患者随机分入 30Gy 纵隔照射组或者对照观察组。

在病例 1 中，给予患者放疗的理由是存在大肿块、初始化疗后病灶减退缓慢。考虑患者在全部化疗结束后达 CR，CTV 仅包及受累野，因而范围较小。靶区小、处方剂量较低(30Gy)，同时应用了呼吸门控技术，明显降低了心脏和肺的受照体积。

复发 PMBL 患者接受挽救性化疗的疗效，明显低于弥漫性大 B 细胞淋巴瘤[25]，正如病例 2 中的患者所表现的一样。考虑到病例 2 患者复发病灶仍属局限，故先给予放疗，使患者在接受自体干细胞移植前尽可能达到病灶最小化。由于该病例对挽救性化疗的抵抗性，放疗剂量增高至 50Gy[26]。当然，移植前的胸腔放疗，使患者在移植期内发生肺炎和食管炎的危险概率增加。同时，年轻女性患者胸腔照射后，远期发生乳腺癌的风险增高。但是，这些结果都是从女性霍奇金淋巴瘤患者接受“斗篷野”照射后的长期随访中获得。而对于此病例中的患者，首先应该考虑的是复发病灶的控制及患者的生存，然后才能讨论乳腺癌等远期毒性风险的问题，此外，该风险亦能因化疗后卵巢功能下降而减低。

PMBL 具有独特的生物学特点、临床表现、对初始和挽救性治疗反应、复发模式和生存预后。免疫化疗时代，PET 检查可有效评估治疗疗效，放疗的价值存在一定争议，IELSG-37 试验正在对治疗后 CR 患者的放疗价值进行研究。由于 PMBL 复发后，对挽

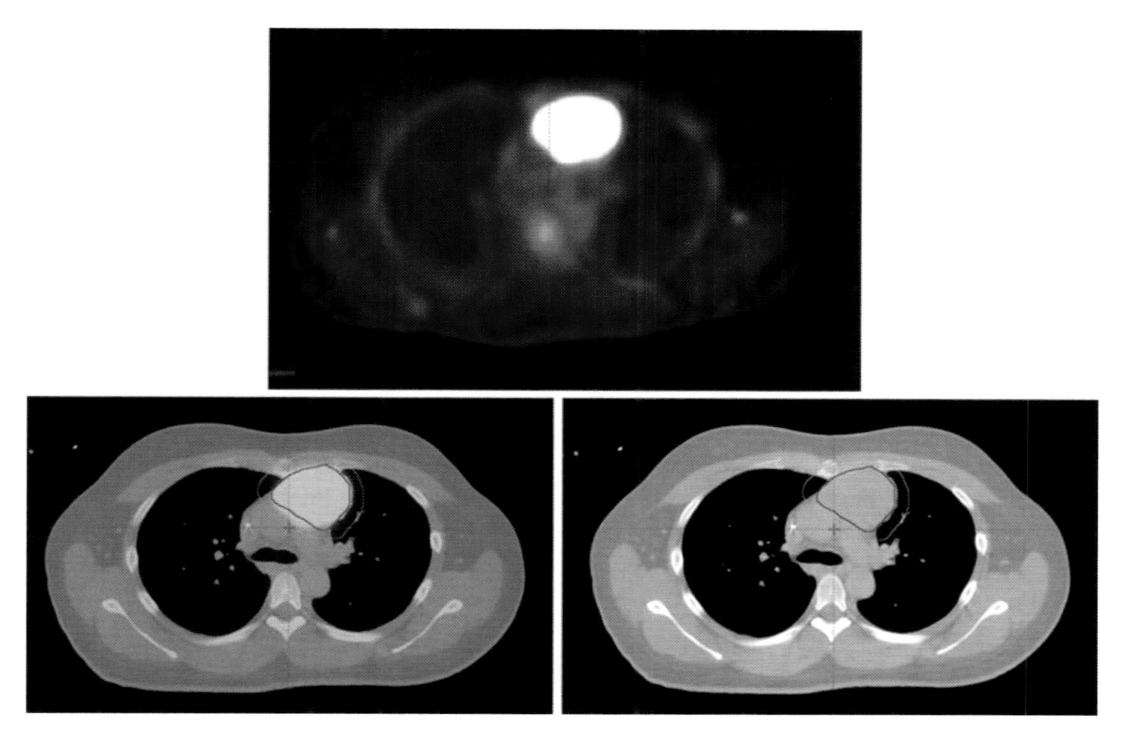

图 5.9　增强定位 CT 与 PET-CT 进行图像融合，显示 2 个周期 R-ICE 方案挽救性化疗后的病灶范围。CTV 与 GTV 一致。与病例 1 相似，CTV 外放 1cm 形成 PTV。

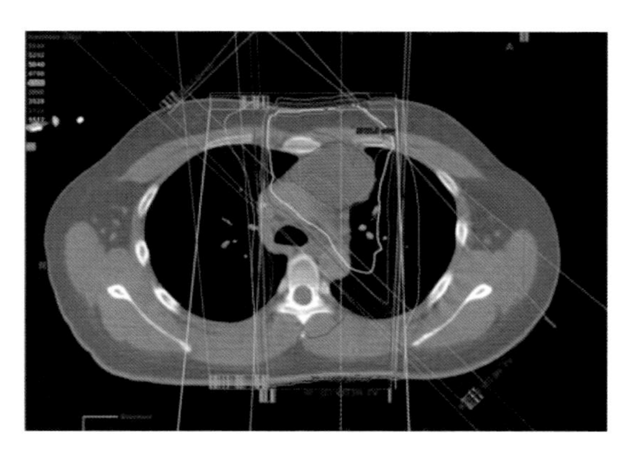

图 5.10　初始先前后对穿野照射 39.6Gy(1.8Gy/F)，然后应用挡野技术避开脊椎继续照射 10.8Gy。

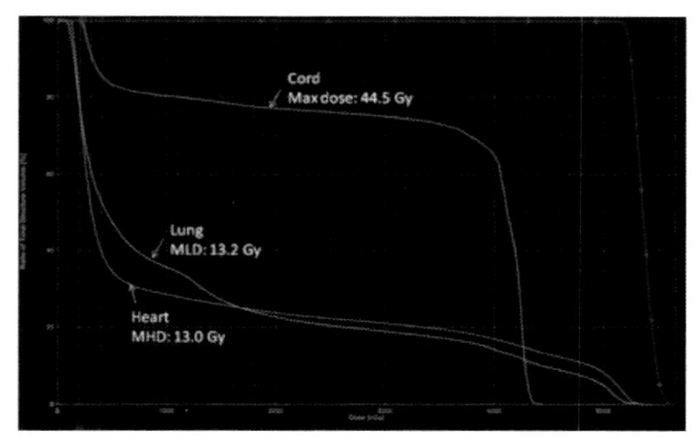

图 5.11　DVH 图。

救性治疗的反应性较差，因此 PMBL 治疗的关键在于初次治疗时疗效的最大化。随着现代放疗技术和照射剂量的优化，使得危及器官的照射最小化，显著降低了放射治疗的毒性反应。

(鱼红亮　尹丽　译　何侠　校)

参考文献

1. Nguyen LN, Ha CS, Hess M, et al. The outcome of combined-modality treatments for stage I and II primary large B-cell lymphoma of the mediastinum. Int J Radiat Oncol Biol Phys. 2000;47(5):1281–5.
2. Cazals-Hatem D, Lepage E, Brice P, et al. Primary mediastinal large B-cell lymphoma. A clinicopathologic study of 141 cases compared with 916 nonmediastinal large B-cell lymphomas, a GELA ("Groupe d'Etude des Lymphomes de l'Adulte") study. Am J Surg Pathol. 1996;20(7):877–88.
3. Campo E, Swerdlow SH, Harris NL, Pileri S, Stein H, Jaffe ES. The 2008 WHO classification of lymphoid neoplasms and beyond: evolving concepts and practical applications. Blood. 2011;117(19):5019–32.
4. Savage KJ, Monti S, Kutok JL, et al. The molecular signature of mediastinal large B-cell lymphoma differs from that of other diffuse large B-cell lymphomas and shares features with classical Hodgkin lymphoma. Blood. 2003;102(12):3871–9.
5. Rosenwald A, Wright G, Leroy K, et al. Molecular diagnosis of primary mediastinal B cell lymphoma identifies a clinically favorable subgroup of diffuse large B cell lymphoma related to Hodgkin lymphoma. J Exp Med. 2003;198(6):851–62.
6. Twa DD, Chan FC, Ben-Neriah S, et al. Genomic rearrangements involving programmed death ligands are recurrent in primary mediastinal large B-cell lymphoma. Blood. 2014;123(13):2062–5.
7. Steidl C, Gascoyne RD. The molecular pathogenesis of primary mediastinal large B-cell lymphoma. Blood. 2011;118(10):2659–69.
8. Gunawardana J, Chan FC, Telenius A, et al. Recurrent somatic mutations of PTPN1 in primary mediastinal B cell lymphoma and Hodgkin lymphoma. Nat Genet. 2014;46(4):329–35.
9. Cheson BD, Fisher RI, Barrington SF, et al. Recommendations for initial evaluation, staging, and response assessment of Hodgkin and non-Hodgkin lymphoma: the Lugano classification. J Clin Oncol. 2014;32(27):3059–68.
10. Savage KJ, Al-Rajhi N, Voss N, et al. Favorable outcome of primary mediastinal large B-cell lymphoma in a single institution: the British Columbia experience. Ann Oncol. 2006;17(1):123–30.
11. Sehn LH, Berry B, Chhanabhai M, et al. The revised International Prognostic Index (R-IPI) is a better predictor of outcome than the standard IPI for patients with diffuse large B-cell lymphoma treated with R-CHOP. Blood. 2007;109(5):1857–61.
12. Hamlin PA, Portlock CS, Straus DJ, et al. Primary mediastinal large B-cell lymphoma: optimal therapy and prognostic factor analysis in 141 consecutive patients treated at Memorial Sloan Kettering from 1980 to 1999. Br J Haematol. 2005;130(5):691–9.
13. Aoki T, Izutsu K, Suzuki R, et al. Prognostic significance of pleural or pericardial effusion and the implication of optimal treatment in primary mediastinal large B-cell lymphoma: a multicenter retrospective study in Japan. Haematologica. 2014;99(12):1817–25.
14. Illidge T, Specht L, Yahalom J, et al. Modern radiation therapy for nodal non-Hodgkin lymphoma-target definition and dose guidelines from the International Lymphoma Radiation Oncology Group. Int J Radiat Oncol Biol Phys. 2014;89(1):49–58.
15. Specht L, Yahalom J, Illidge T, et al. Modern radiation therapy for Hodgkin lymphoma: field and dose guidelines from the international lymphoma radiation oncology group (ILROG). Int J Radiat Oncol Biol Phys. 2014;89(4):854–62.
16. Voong, et al. Radiat Oncol. 2014;9:94. http://www.ro-journal.com/content/9/1/94.
17. Rieger M, Osterborg A, Pettengell R, et al. Primary mediastinal B-cell lymphoma treated with CHOP-like chemotherapy with or without rituximab: results of the Mabthera International Trial Group study. Ann Oncol. 2011;22(3):664–70.
18. Vassilakopoulos TP, Pangalis GA, Katsigiannis A, et al. Rituximab, cyclophosphamide, doxorubicin, vincristine, and prednisone with or without radiotherapy in primary mediastinal large B-cell lymphoma: the emerging standard of care. Oncologist. 2012;17(2):239–49.
19. Avigdor A, Sirotkin T, Kedmi M, et al. The impact of R-VACOP-B and interim FDG-PET/CT on outcome in primary mediastinal large B cell lymphoma. Ann Hematol. 2014;93(8):1297–304.
20. Zinzani PL, Stefoni V, Finolezzi E, et al. Rituximab combined with MACOP-B or VACOP-B and radiation therapy in primary mediastinal large B-cell lymphoma: a retrospective study. Clin Lymphoma Myeloma. 2009;9(5):381–5.
21. Martelli M, Ceriani L, Zucca E, et al. [18F]fluorodeoxyglucose positron emission tomography predicts survival after chemoimmunotherapy for primary mediastinal large B-cell lymphoma: results of the International Extranodal Lymphoma Study Group IELSG-26 Study. J Clin Oncol. 2014;32(17):1769–75.
22. Dunleavy K, Pittaluga S, Maeda LS, et al. Dose-adjusted EPOCH-rituximab therapy in primary mediastinal B-cell lymphoma. N Engl J Med. 2013;368(15):1408–16.
23. Moskowitz AJ, Hamlin P, Maraguilia J, Meikle J, Zelenetz A. Sequential dose-Dende R-CHOP followed by ICE consolidation (MSKCC Protocol 01–142) without radiotherapy for patients with primary mediastinal large B-cell lymphoma. ASH Abstract. 2010:420.
24. Zinzani PL, Broccoli A, Casadei D, Stefoni V, Pellegrini C, Gandolfi L. The role of rituximab and positron emission tomography in the treatment of primary mediastinal large B-cell lymphoma: experience on 74 patients. Hematol Oncol. 2015;33:145–50.
25. Kuruvilla J, Pintilie M, Tsang R, Nagy T, Keating A, Crump M. Salvage chemotherapy and autologous stem cell transplantation are inferior for relapsed or refractory primary mediastinal large B-cell lymphoma compared with diffuse large B-cell lymphoma. Leuk Lymphoma. 2008;49(7):1329–36.

26. Tseng YD, Chen YH, Catalano P, Ng A. Rates and durability of response to salvage radiotherapy among patients with refractory or relapsed aggressive non-Hodgkin lymphoma. Int J Radiat Oncol Biol Phys. 2015;91(1):223–31.
27. van Leeuwen FE, Klokman WJ, Stovall M, et al. Roles of radiation dose, chemotherapy, and hormonal factors in breast cancer following Hodgkin's disease. J Natl Cancer Inst. 2003;95(13):971–80.
28. De Bruin ML, Sparidans J, van't Veer MB, et al. Breast cancer risk in female survivors of Hodgkin's lymphoma: lower risk after smaller radiation volumes. J Clin Oncol. 2009;27(26):4239–46.

第 6 章

浆细胞瘤和多发性骨髓瘤

Richard Tsang

摘 要

本章将介绍两例较复杂的浆细胞瘤。第一例为实体浆细胞瘤，通过一系列POEMS综合征 (Dispenzieri, Am J Hematol 89 (2):214–223, 2004)症状诊断。通过该病例显示放射治疗对这一罕见病例有可能治愈。第二例为较常见的多发性骨髓瘤，接受全身化疗及自体周围血干细胞移植治疗，但该病例最终出现不常见的中枢神经系统转移。先介绍病例，之后讨论临床评估和处理，重点是放射治疗的作用和针对这些不常见且具有挑战性的各种临床情况的治疗顺序。

伴有 POEMS(P：多发性周围神经病变，O：脏器肿大，E：内分泌病，M：单克隆浆细胞症，S：皮肤异常）综合征的肩胛骨实体浆细胞瘤

临床表现

60岁女性，双下肢麻木和进行性无力3~4个月，伴有体重下降和视物模糊。眼科就诊时诊断为不明原因视盘水肿。该患者逐渐出现糖尿病，需要口服降糖药物。双腿无力逐渐发展为不能行走，之后出现双上肢无力。血小板增多，为(640~860)×10⁹/L。体重进一步减轻，掉了30磅(约13.6kg)，并且出现影响全身的水肿。此时距其首发症状约12个月并收住院检查，血液病医师怀疑其患有POEMS综合征和浆细胞增殖性疾病。该患者既往史较复杂：①患者有IgA肾病，14年前出现慢性肾衰竭，5年前开始血液透析，后患者行异体肾移植。该患者一直服用吗替麦考酚酯和他克莫司免疫抑制治疗；②患者一年半前出现短暂性脑缺血发作，超声检查示右侧颈内动脉的完全性闭塞，但患者未遗留持

R. Tsang, MD, FRCP(C)
Department of Radiation Oncology, University of Toronto, Princess Margaret Cancer Centre, 610 University Ave, Toronto, ON M5G 2M9, Canada
e-mail: Richard.tsang@rmp.uhn.on.ca

续的神经症状。

临床检查结果证实其双侧视盘水肿，双上下肢体对称性运动感觉神经障碍，下肢更为明显，右上颈有一明确肿大淋巴结（1.5cm 大小），其他处未发现肿大淋巴结，全身中度水肿，脾大。无皮肤异常，未发现其他脏器肿大，无骨痛。因其卧床不起，ECOG 评分为 4 分。相关检查血色素白细胞计数正常，血小板如上所述增高。白蛋白低，为 29g/L。血肌酐、钙、肝功能及 β2 微球蛋白皆正常。HIV 检测为阴性。肌电图显示严重的脱髓鞘性运动感觉神经疾病。骨扫描、CT、MR 检查显示右侧肩胛骨溶骨及成骨混合型病灶，大小约 4cm（横向）×7cm（上下）（图 6.1 和图 6.2），其周围肌肉有软组织肿块，其余骨无病变。CT 显示脾大及中等量腹水，除右上颈肿大淋巴结外无其他肿大淋巴结。血和尿单克隆蛋白为阴性，血清轻链蛋白正常。骨髓活检示轻度细胞增多，但浆细胞正常（<5%）。无多发性骨髓瘤证据。右肩胛骨肿物活检病理示浆细胞瘤，伴有 λ 限制型异常浆细胞，Ki-67 增殖指数较低，为 3%。右上颈淋巴结活检为淋巴结增生，多中心型。FDG-PET 扫描显示右侧肩胛骨病灶为实体瘤高摄取病灶，SUV 最大值为 24.3（图 6.3）。之后检查显示血清 VEGF 表达较高。其最终诊断为 POEMS 综合征，伴右侧肩胛骨浆细胞瘤，无多发性骨髓瘤证据。

POEMS 综合征及实体浆细胞瘤诊断

POEMS 综合征较罕见，为一些（并非全

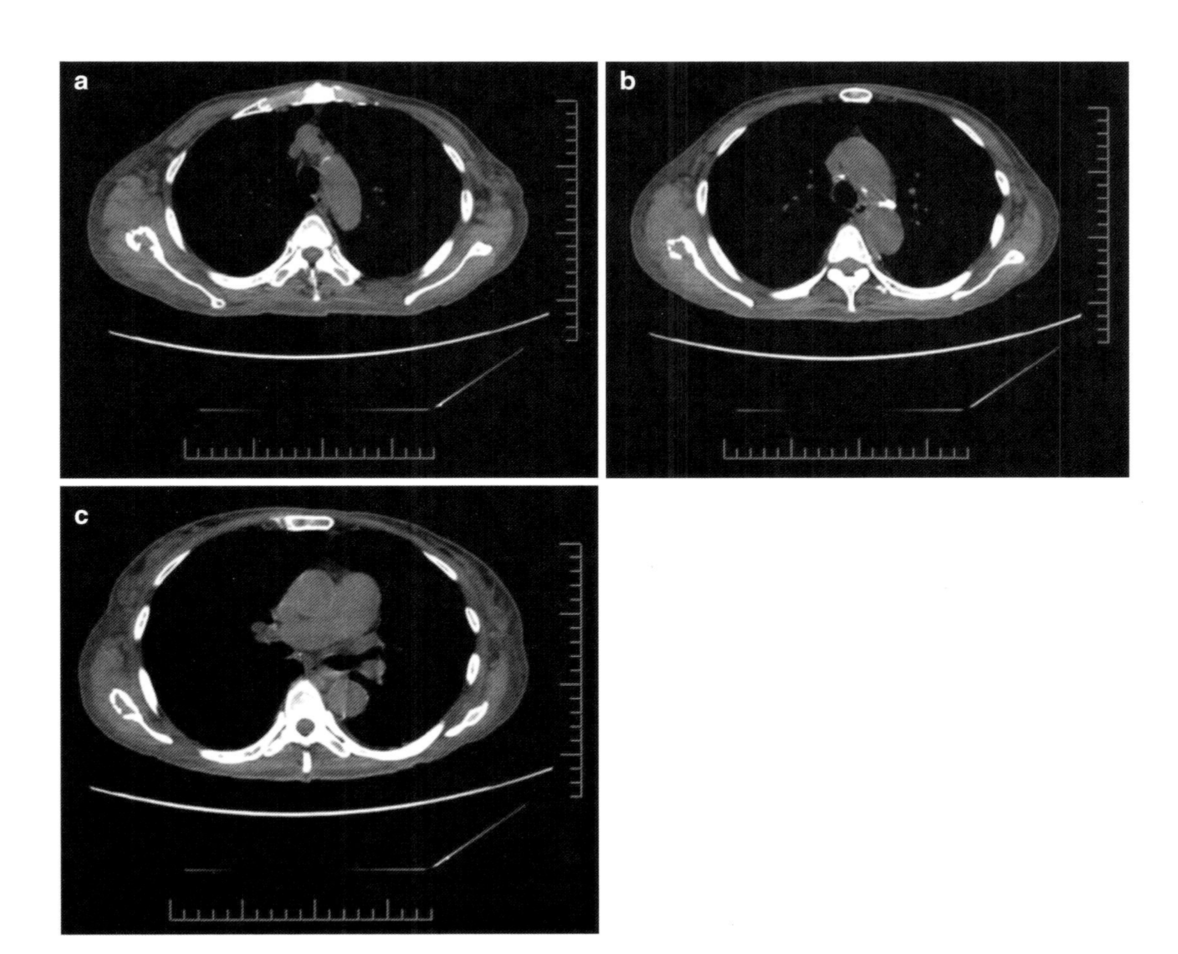

图 6.1　(a–c)轴位 CT 扫描，右侧肩胛骨溶骨与成骨混合性病变，周围肌肉组织相应水肿。

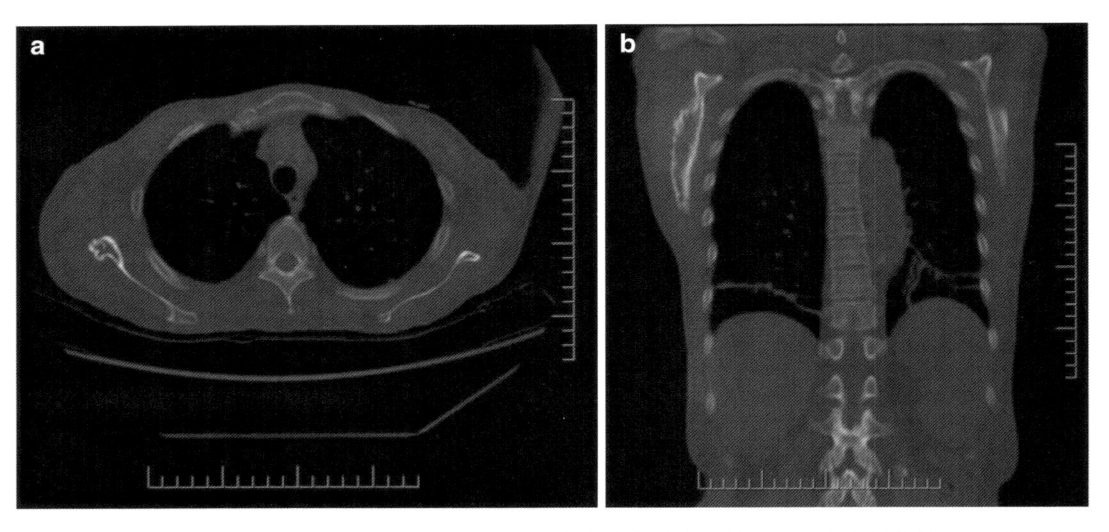

图 6.2 轴位(a)和冠状位(b)CT 扫描骨窗显示,见部分硬化部分溶骨性病灶。注意冠状位 CT 中的脾大。

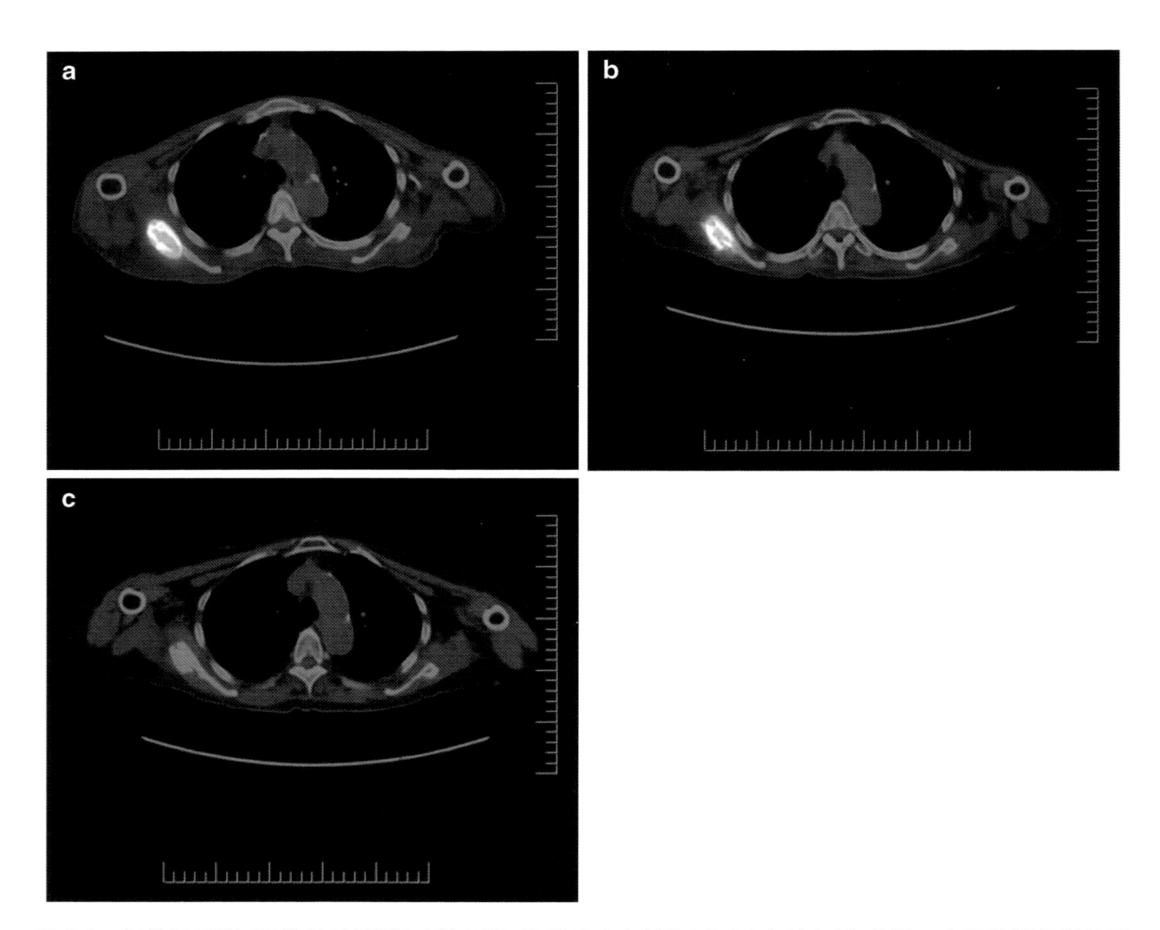

图 6.3 初诊时 PET-CT 轴位扫描图(a)及 36Gy 放疗后 6 个月(b)和 16 个月(c)扫描图。右侧肩胛骨硬化型实体浆细胞瘤,FDG 摄取增高,SUV 最大值放疗前为 24.3, 放疗后 6 个月为 10.7,16 个月后变为正常 1.4。4 年半随访中该部位一直保持摄取局控,部分骨硬化改变征象仍存在。

部）主要副瘤综合征症状的首字母缩写：P，多发性神经病变；O，脏器肿大；E，内分泌病；M，单克隆浆细胞症；S，皮肤异常。该病目前已有诊断标准，以多发性神经病变和单克隆浆细胞症为必要诊断条件[1]。另外，确诊需要三个主要诊断条件中的一项和六个次要诊断条件中的一项[1]。本例以实体浆细胞瘤为其主要诊断依据，没有多发性骨髓瘤这一项[1]。淋巴结增生症和硬化型骨病变作为其主要诊断依据。对于骨病变，如果存在POEMS综合征，则以骨硬化型改变为其特征[2]；相反实体浆细胞瘤中，如果无POEMS综合征，则骨病变通常为纯溶骨性改变。该患者还有增多症为次要诊断，以脾大（脏器肿大）、糖尿病（内分泌病）、血小板增多症伴之前的血栓性疾病视盘水肿和身体水肿为特征。然而该患者并无特征性皮肤改变，如皮肤色素过度沉着或手足发绀[3]，也无肺病表现[4]。POEMS综合征患者有不同的症状和体征，通常情况下可能只有其中一些症状和体征而并无全部，这也是除了临床罕见（发病率小于0.5/10万）外，该病诊断困难的原因。有一项研究报道38名患者从首发症状到确立诊断的时间平均为19个月[5]，这与本节描述患者情况类似。POEMS的发病机制仍不明确，但是目前已知，治疗基础的单克隆浆细胞病可以缓解该综合征的症状[1,6,7]。尽管我们怀疑该患者免疫抑制治疗可能是引起其浆细胞瘤的原因，但目前没有明确的证据表明IgA肾病与POEMS或浆细胞疾病相关。目前发现，VEGF水平的提高反映了该病活跃程度，但单纯抗VEGF治疗本身并不成功，这提示VEGF水平提高为其疾病的另一个表现，而不是引起疾病的原因[1]。

对可疑实体浆细胞瘤的诊断工作就是要排除多发性骨髓瘤诊断。以下诊断标准必须满足：只有一处病理证实的浆细胞瘤，影像学检查排除他处骨骼病灶存在，骨髓活检结果正常（浆细胞克隆<10%），无骨髓瘤相关器官功能障碍（血常规、血钙、肾功能均正常）[8,9]。血液或尿液中可有单克隆蛋白存在，但通常只是轻微升高。实体浆细胞瘤病灶通常在骨骼，常见症状为疼痛、神经受损（因脊柱病变引起神经或脊髓压迫），有时会有病理性骨折。一些少见情况可以原发部位无症状，如本例患者的肩胛骨病变。实体骨髓瘤在髓外病变，并不常见（20%），通常为头颈部软的组织肿块[10]。目前认为髓外病变经过适当局部治疗，转变为多发性骨髓瘤的风险较小[10]，而骨病变不同，其更容易在5~10年内复发进展为多发性骨髓瘤[9,11]。

治疗方案

当评估该患者是否采取放射治疗时，由于其神经疾病和身体水肿，患者已经严重残疾并完全卧床（ECOG评分4分）。住院期间患者需要多方照顾，经过多次高剂量糖皮质激素冲击治疗和静脉免疫球蛋白治疗后症状无明显改善。后对她右侧肩胛骨病灶——其唯一发现的浆细胞瘤的部位放射治疗。3周内接受了35Gy分15次剂量的放疗（2.33Gy/F）。选择此短程放疗是因为患者每天放疗要奔走两医院之间。另一种可接受的放疗方案是常规分割，40~45Gy总剂量。但是目前一项最大的多中心临床数据分析显示，无论肿瘤大小，超过30Gy剂量后局部控制并未再改善[11]。其放疗技术采用三维适形放疗，通过选择放疗射野角度和数目可使肺受量最小化（图6.4和图6.5）。该患者耐受放疗反应良好，放疗结束后转至功能恢复机构。随访6个月，其神经功能逐渐改善，上肢神经功能恢复良好，但仍然不能行走。其身体水肿情况消失，血清VEGF水平降至正常。反复检查PET-CT示肩胛骨病灶好转，

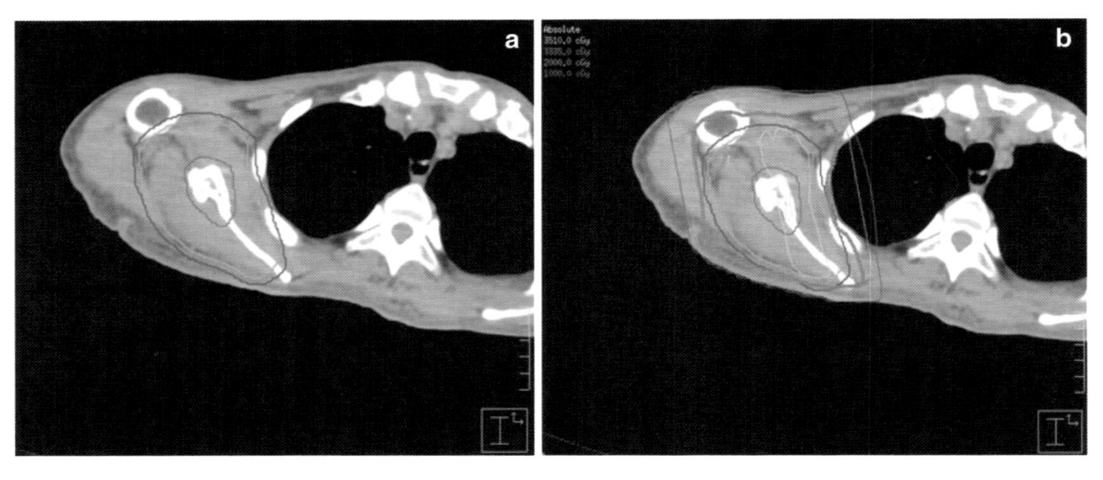

图 6.4 右肩胛骨实体浆细胞瘤放射治疗。(a)骨 GTV(红线)、CTV(绿线)和 PTV(蓝线)。(b)处方剂量 35Gy 等剂量曲线以及评估 PTV 的 95%等剂量曲线 33.25Gy。

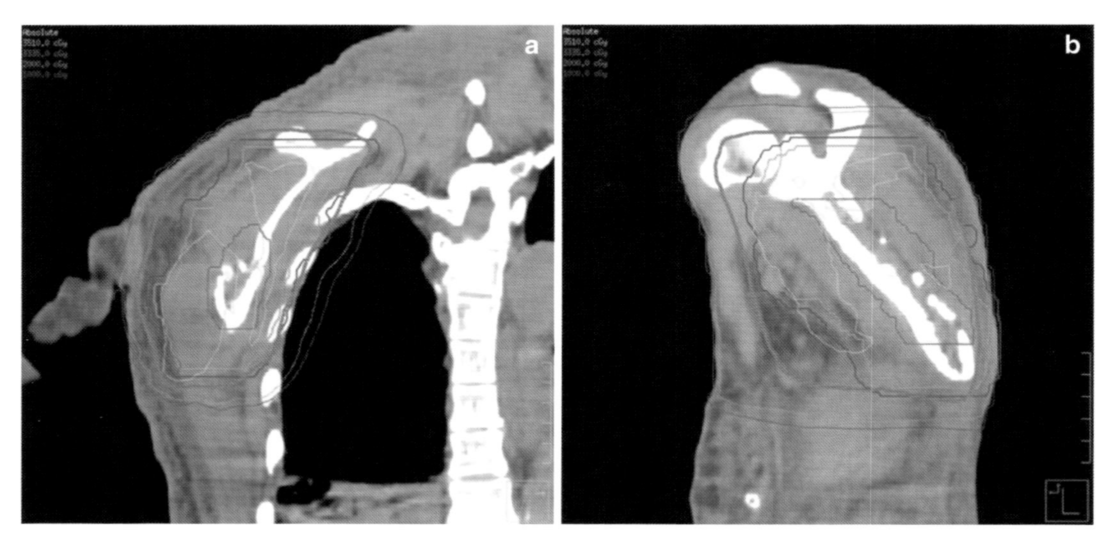

图 6.5 右肩胛骨实体浆细胞瘤放射治疗。骨窗冠状位 CT(a)和矢状位(b)等剂量分析。病灶溶骨与成骨影像在矢状位显示最好。

SUV 最大值降至 10.7，未发现新病灶。反复检查骨髓活检示阴性。放疗一年后，开始可以行走，出院回家。放疗后 16 个月和 21 个月后复查 PET-CT 示完全缓解，尽管右侧肩胛骨 CT 一直可见局部骨硬化性改变，但无可见 FDG 摄取。患者除下肢仍稍有乏力外功能恢复非常好。

放疗 4 年后，其运动肌力有些变差，相关检查显示其 POEMS 症状复现，尽管病灶很小并且无症状，表现为 PET-CT 上脊柱多发新 FDG 高摄取硬化性病灶(图 6.6)。而右肩胛骨病灶仍控制良好，无 FDG 摄取。患者血清 VEGF 水平又有升高(875pg/mL)。该多发骨髓瘤骨髓活检仍为阴性，其血及尿中未检出 M-蛋白。患者接受一短程周期口服环磷酰胺和泼尼松化疗后，接受自体外周血干细胞移植，并接受口服美法仑 200mg/m^2 化疗并耐受良好。其随访结果值得期待。

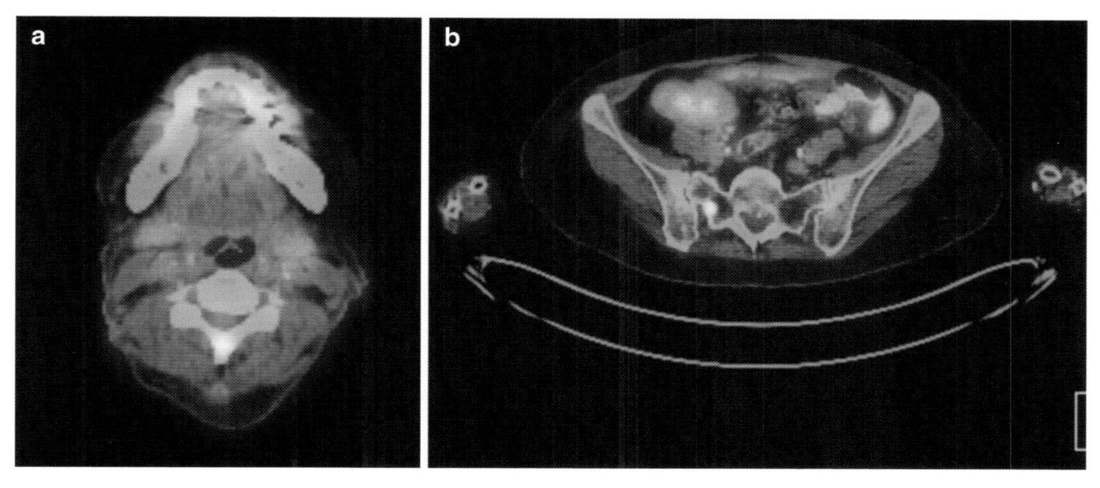

图 6.6　右肩胛骨实体浆细胞瘤放射治疗后 4 年复发时 PET-CT 轴位扫描影像，脊柱多发骨转移病灶，FDG 高摄取在 C5 棘突(a)和右骶髂关节(b)。

讨论

放射治疗是实体浆细胞瘤的标准治疗。有 POEMS 综合征时，如果骨髓没有活检到浆细胞克隆，放射治疗是最佳的首选治疗，即使当骨骼病变多达 3 个时仍是首选。在梅奥诊所最大的 POEMS 患者随访资料(*n*=146)中，38 名患者(26%)满足该条件，并接受放射治疗[5]。接受 35~54Gy(中位剂量 45Gy）治疗后，多达一半患者临床缓解或 POEMS 相关症状稳定，但大多数仍会留存一些功能障碍，例如本例。中位随访 43 个月中，尽管最终有 48%的患者因神经功能或骨病灶恶化需要进行挽救治疗[5]，但 4 年总生存为 97%。大多数患者接受了自体干细胞移植，例如本例患者[12]。移植者预期 5 年无进展生存为 75%[12]。治疗前与该病相关的不良预后因素包括治疗前肺功能受损（DCLO<75%)和尿总蛋白增高[5]。本例患者没有这些不良预后因素。病灶对放疗的反应也与预后相关，但并不十分紧密，在本章节描述病例中，残留的骨硬化治疗后数月至数年长时间存在，但并不提示疾病征象，这使普通 X 线片和 CT 很难区分这是否有病灶残留。在此情况下，FDG-PET 就非常有用，本例观察到的治疗反应非常缓慢，在一年时间内代谢活性逐渐降低，在放疗后 16 个月代谢活性完全消失。该患者放疗后，即使出现了胸椎多发硬化型转移，肩胛骨病灶处控制一直很好，自体干细胞移植前该局部病灶一直无 FDG 摄取。

尽管通常的做法是给予实体浆细胞瘤高于 30~35Gy 的剂量，一些过去的资料显示剂量≥40Gy 时局部复发率小于 6%，而低于该剂量时为 31%[13]。另外，一项较大的多中心临床数据显示，剂量在 30~50Gy 范围时不能提高局控率，甚至对于直径大于 4cm 的肿瘤亦是如此[11]。在介绍的本例患者中，用总量 35Gy、稍小的大分割放疗，随访 4.5 年，患者局控良好。总体来说，放疗后实体浆细胞瘤的局控率预计在 85%~90%。放疗计划确定 GTV 与 CTV 时，应仔细勾画骨病变和软组织浸润，如果软组织有浸润还应包括病灶邻近骨组织，还可以包及微病灶。勾画可以 MRI 检查结果为依据，将异常信号的骨髓组织包入 CTV；这是因为骨髓瘤本身就是一个骨髓疾病，在产生CT或X线可见的溶骨性病灶前,在骨髓中已有小病灶存在。通常来说,CTV范围根据PET扫描(FDG高摄取)+MRI骨髓异常信号区域+CT检查(通常为溶骨性异常信号)范围来确定。一般来说PTV会有差异,取决于对治疗部位有影响的器官移动及摆位误差,如果已考虑骨骼病灶范围则PTV外扩原则不超过2cm,照射野不必包括整块骨骼。通常来说照射野不必包括区域淋巴结，因为淋巴结转移在该病非常少见,但如果浆细胞瘤为髓外病灶并且已经侵犯淋巴组织(如韦氏环),则淋巴引流区域淋巴结应当作高危亚临床区,应进行照射。

总之,该病例显示根治性放射治疗在实体浆细胞瘤中的有效性,伴有罕见的使人致残的POEMS综合征的复杂性。在接受放射治疗后,POEMS得到了明显的缓解,尽管达到此缓解需要经过长达数月的时间。初始治疗4年后该患者疾病复发出现新的骨骼病灶，患者接受了自体干细胞移植挽救性治疗。

中枢神经系统多发性骨髓瘤复发病例

临床表现

58岁男性,因多处骨痛2个月就诊。他在国外旅行,就医时发现有贫血。回家后有厌食、乏力和骨痛加重等不适,急诊入院。检查结果显示其有贫血（血红蛋白89g/L),轻度高钙血症(2.66mmol/L),总蛋白高但白蛋白低(29g/L)。有肾衰竭,血清肌酐为243μmol/L。CT/MRI检查显示全身骨骼多发溶骨性病变。血清蛋白电泳检查示为M蛋白峰,蛋白73g/L,一种IgG kappa蛋白。骨髓活检显示80%浆细胞,kappa轻链型。FISH检测无反向细胞基因型［如t（4;14),t(14;16),del17p等］发现。患者β2微球蛋白增至14.3mg/L。患者诊断为多发性骨髓瘤,根据国际分期系统分期为Ⅲ期病变[14]。给予5个周期含环磷酰胺、硼替佐米和地塞米松的CyBorD方案全身化疗,同时每月帕米膦酸二钠治疗。患者症状有所改善，其血M-蛋白显著降低至<2g/L,骨痛缓解,不需要放射治疗;但接受了部分椎体成形术。患者在诊断后6个月接受了自体外周血干细胞移植,口服美法仑200mg/m^{2}治疗。移植后患者骨髓瘤达到完全缓解,同时开始每天口服来那度胺5mg维持治疗。患者随后发生了深静脉血栓并接受了抗凝治疗。干细胞移植后8个月,患者出现视力受损、头痛和呕吐。患者至医院急诊,查CT和MR示左枕骨处肿物伴出血(图6.7)。患者接受了开颅手术,切除肿瘤,病理结果为浆细胞瘤。术后CT示肿瘤全切(图6.8)。患者腰椎穿刺示脑脊液有较多异常单克隆浆细胞。其血清和尿液M-蛋白仍非常低,再次骨髓活检未发现系统性骨髓瘤。

中枢神经系统病变的治疗

尽管现代药物使用患者寿命延长,近年有一些骨髓瘤中枢神经系统受累的报道,但中枢神经系统受累仍非常罕见[15-17]。骨髓瘤累及中枢神经系统常表现为脑实质病变和(或)软脑膜受累。硬脑膜肿物通常为颅骨溶骨性病变所致,可能是软组织肿块压迫或侵犯硬脑膜所致,因此不应认为是真正的中枢神经系统疾病。但如果病灶明显穿透硬脑膜并侵犯大脑或通过软脑膜播散则应认为是中枢神经系统病变。中枢神经系统可能是一些骨髓瘤药物无法到达的地带,如免疫调节药物(沙利度胺,来那度胺)和蛋白酶抑制剂(硼替佐米,卡非佐米)。在本章所介绍病例中，患者疾病复发局限在中枢神经系统,而骨髓未能查出复发病灶。因此,在多学科讨论之后,尽管认为该病预后极差,仍首先给

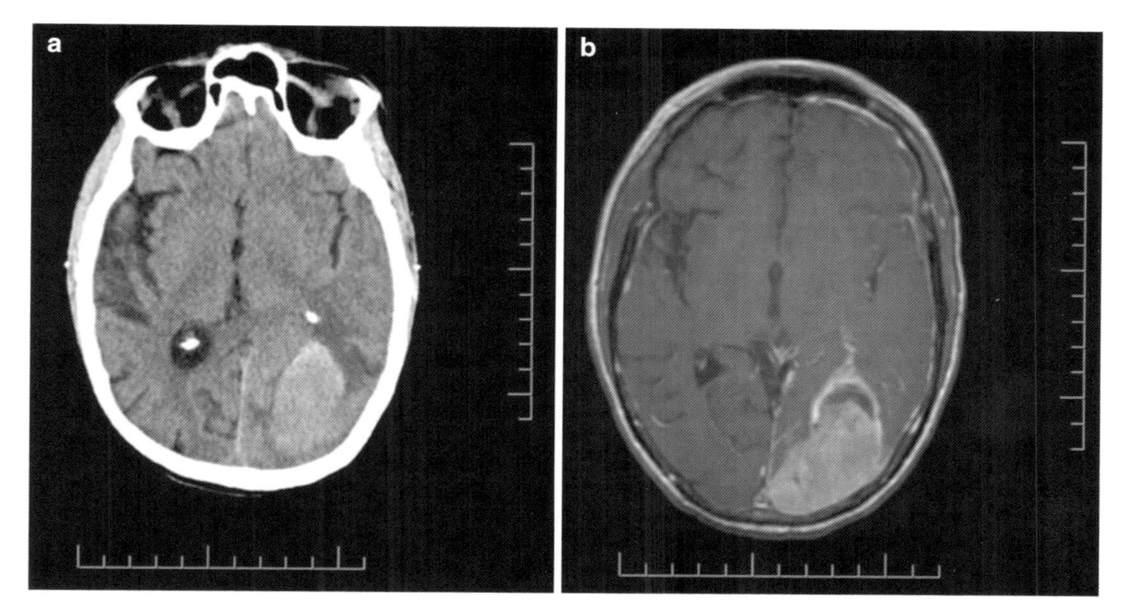

图 6.7　骨髓瘤颅脑髓外浆细胞瘤复发，CT 扫描病灶在左侧顶枕区(a)，(b)为 MR T1 像扫描。肿块内有多处明显的出血信号。中线稍偏移。

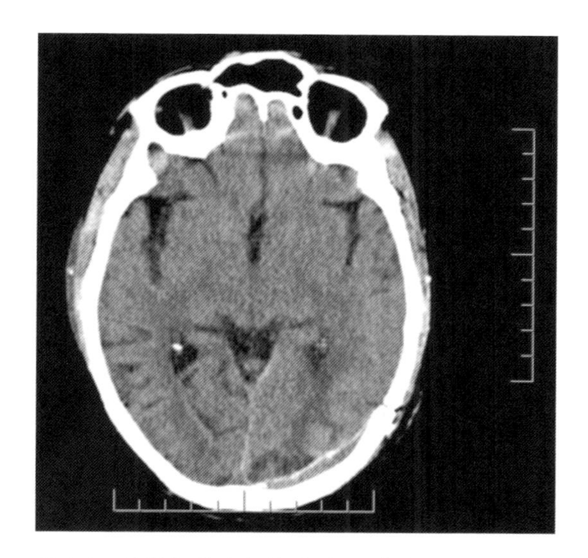

图 6.8　脑浆细胞瘤切除术后 CT 扫描，无明显病灶残留，左枕叶硬脑膜处有少许术后改变。

予中枢神经系统治疗为目标的鞘内给药化疗，清除脑脊液中恶性肿瘤细胞，然后给予全脑全脊髓巩固性放疗。通过神经外科穿刺植入脑室内 Ommaya 囊，患者 2 周接受 3 个周期三药联合的鞘内化疗，用药为甲氨蝶呤 12mg，阿糖胞苷 40mg 和氢化可的松 15mg。患者脑脊液检查结果示无浆细胞存在。患者又另外接受了 2 个周期鞘内化疗，之后患者接受了全脑全脊髓放疗，全脑放疗剂量为 30Gy/15F，脊髓剂量稍低，为 24Gy/15F。颅脑及颈椎放疗采用两侧对穿野照射，其余脊髓采用前后对穿野(另野)照射(图 6.9)。连接处在 5 次和 10 次照射后采用移动 1cm 方法照射。选择较低的放疗剂量是因为大体肿瘤已清除(开颅手术切除大体病灶，鞘内化疗清除脑脊液肿瘤细胞)，在维持治疗效果和降低可能的急性(食管反应、骨髓抑制)和晚期毒性间的平衡考虑。放疗给予脑部 30Gy 的剂量 DVH（图 6.10）。患者完成了所有治疗，目前在随访中。

讨论

一般来说，放射治疗在多发性骨髓瘤治疗中的主要作用为解决全身化疗未解决的溶骨性病变引起的疼痛症状，以及由于脊柱或颅底病灶压迫脊髓及神经根引起的神经功能障碍[8]。1~3 周内给予 10~30Gy 剂量的

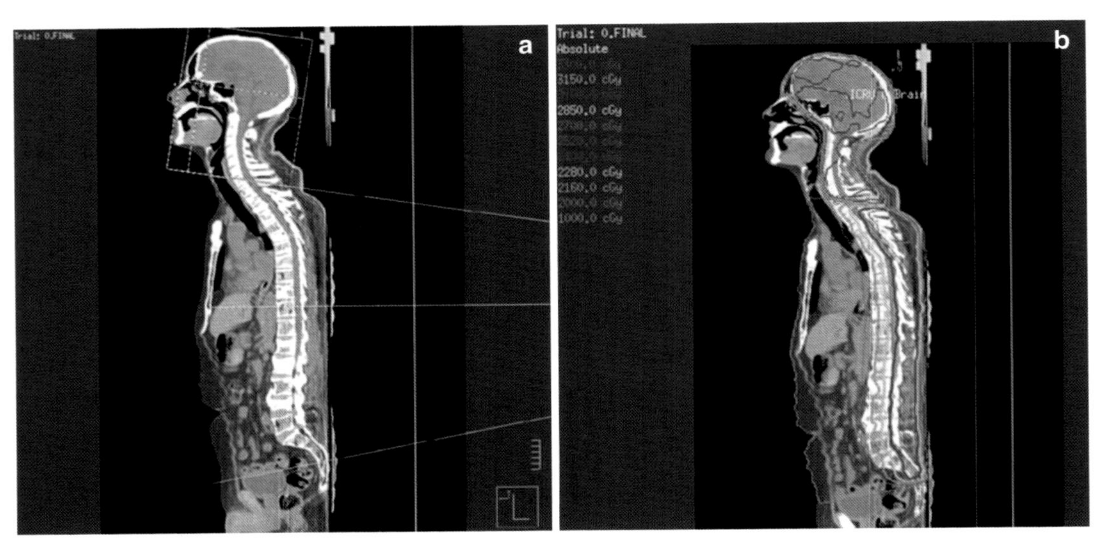

图 6.9 全脑全脊髓放疗。脑和颈椎为两侧对穿野照射。头部照射准直器旋转使照射野边缘与脊髓(a)前后照射野一致。(b)为颅脑 30Gy 和脊髓 24Gy(3 周给予)照射的等剂量线图。

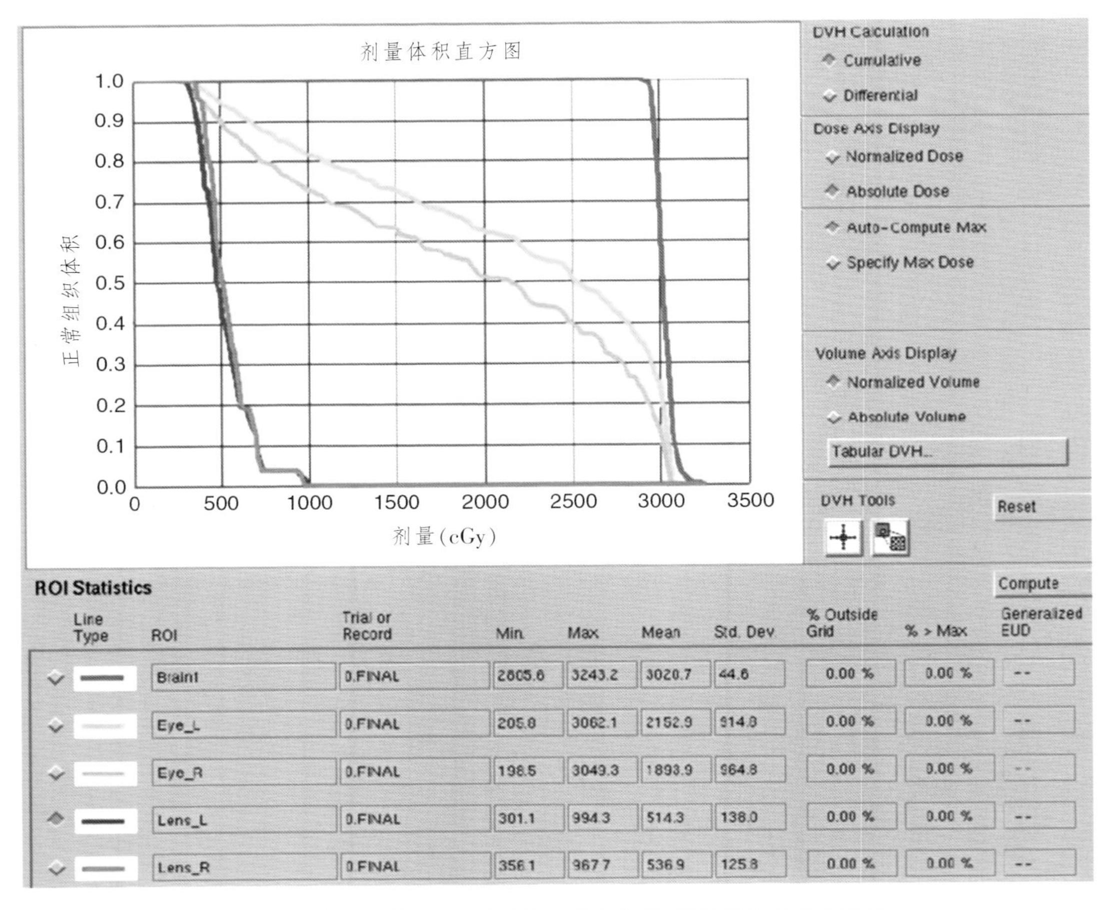

图 6.10 脑部照射 30Gy 的剂量体积直方图,以及眼和晶状体剂量。

放疗有效，并且因同一部位治疗失败而需要再次放疗情况很少见[18]。需要注意的是对于姑息性放疗骨病变部位，靶区范围仅包括影像学可见肿瘤边缘范围即可。这点对减少骨髓非必要照射而引起的骨髓抑制和长时间后骨髓纤维化非常重要，因为这些患者在将来可能需要全身化疗作为主要治疗手段。

对于脊髓压迫，用相对较长的分次疗程(2 周内给予 30Gy，10~15 次)比用较短的疗程方案有更好的疗效[19]。尽管目前用 1~2 次的自体干细胞移植，也难以治愈多发性骨髓瘤，但新的有效药物使用，多种药物的联合治疗方案，以及采用维持治疗，使该病目前生存得到改善[20]。这可能也解释了目前更常观察到疾病进展至髓外部位如中枢神经系统的原因，化疗药物难以进入中枢神经系统[15-17]。中枢神经系统病变的治疗常较为困难，因为这些患者大多为老年患者(多发性骨髓瘤诊断时的中位年龄超过 60 岁）并且已经过多疗程的治疗，一些患者还有明显的基础疾病，也有因骨髓瘤治疗带来的并发症，如神经病变或血栓性疾病(如本病例)。该病可全身复发，也可能因广泛溶骨性病变所带来的并发症应同时治疗。本病例患者相对年轻(小于 60 岁)，且无全身多处复发。患者有脑实质及软脑膜病变，组织学检查显示肿瘤细胞有较高的增殖率。因此，为最大控制中枢神经系统病灶，临床决策采取较为激进的直接针对中枢神经系统的治疗方案。通过对 37 位中枢神经系统骨髓瘤患者的观察，似乎采取联合中枢神经系统放射治疗的方法可获得最好的中枢神经系统局控，使生存期超过 1 年[17]。几个较长的生存者就是接受全脑全脊髓放疗剂量达 30Gy 的患者[17]。然而，需要注意的是该病总的中位生存期仍很短，为 2~4 个月，37 人中只有 7 位患者生存超过一年(中位生存 17.1 个月，为 1.1~5.6 年)[17]。

结论

总的来说，本章介绍了两例具有一定治疗难度的患者，描述了较为罕见的 POEMS 综合征实体浆细胞瘤患者接受放射治疗的有效性；而且见到多发性骨髓瘤一例少见的累及中枢神经系统的病例。虽然骨转移病灶应用姑息性放疗并不是太难，但随着越来越多的多发性骨髓瘤有效药物的出现，以及患者生存时间的延长，一些较少见的临床情况将会不断出现，这时放射治疗将会在此产生更大的作用，同时放疗与其他治疗方法的配合使用可带来更有效和安全的治疗效果。

(鱼红亮　吴俚蓉　译　郭文杰　校)

参考文献

1. Dispenzieri A. POEMS syndrome: 2014 update on diagnosis, risk-stratification, and management. Am J Hematol. 2014;89(2):214–23.
2. Glazebrook K, Guerra Bonilla FL, Johnson A, Leng S, Dispenzieri A. Computed tomography assessment of bone lesions in patients with POEMS syndrome. Eur Radiol. 2015;25(2):497–504.
3. Miest RY, Comfere NI, Dispenzieri A, Lohse CM, el-Azhary RA. Cutaneous manifestations in patients with POEMS syndrome. Int J Dermatol. 2013;52(11):1349–56.
4. Allam JS, Kennedy CC, Aksamit TR, Dispenzieri A. Pulmonary manifestations in patients with POEMS syndrome: a retrospective review of 137 patients. Chest. 2008;133(4):969–74.
5. Humeniuk MS, Gertz MA, Lacy MQ, Kyle RA, Witzig TE, Kumar SK, et al. Outcomes of patients with POEMS syndrome treated initially with radiation. Blood. 2013;122(1):68–73.
6. Chandrashekaran S, Dispenzieri A, Cha SS, Kennedy CC. Pulmonary morbidity improves after autologous stem cell transplantation in POEMS syndrome. Respir Med. 2015;109(1):122–30.
7. Karam C, Klein CJ, Dispenzieri A, Dyck PJ, Mandrekar J, D'Souza A, et al. Polyneuropathy improvement following autologous stem cell transplantation for POEMS syndrome. Neurology. 2015;84(19):1981–7.
8. Hodgson DC, Mikhael J, Tsang RW. Plasma cell

myeloma and plasmacytoma. In: Halperin EC, Wazer DE, Perez CA, Brady LW, editors. Principles and practice of radiation oncology. 6th ed. Philadelphia: Lippincott Williams & Wilkins; 2013.
9. Tsang RW, Gospodarowicz MK, Pintilie M, Bezjak A, Wells W, Hodgson DC, et al. Solitary plasmacytoma treated with radiotherapy: impact of tumor size on outcome. Int J Radiat Oncol Biol Phys. 2001;50(1):113–20.
10. Bachar G, Goldstein D, Brown D, Tsang R, Lockwood G, Perez-Ordonez B, et al. Solitary extramedullary plasmacytoma of the head and neck--long-term outcome analysis of 68 cases. Head Neck. 2008;30(8):1012–9.
11. Ozsahin M, Tsang RW, Poortmans P, Belkacemi Y, Bolla M, Oner Dincbas F, et al. Outcomes and patterns of failure in solitary plasmacytoma: a multicenter Rare Cancer Network study of 258 patients. Int J Radiat Oncol Biol Phys. 2006;64(1):210–7.
12. D'Souza A, Lacy M, Gertz M, Kumar S, Buadi F, Hayman S, et al. Long-term outcomes after autologous stem cell transplantation for patients with POEMS syndrome (osteosclerotic myeloma): a single-center experience. Blood. 2012;120(1):56–62.
13. Mendenhall CM, Thar TL, Million RR. Solitary plasmacytoma of bone and soft tissue. Int J Radiat Oncol Biol Phys. 1980;6(11):1497–501.
14. Greipp PR, San Miguel J, Durie BG, Crowley JJ, Barlogie B, Blade J, et al. International staging system for multiple myeloma. J Clin Oncol Off J Am Soc Clin Oncol. 2005;23(15):3412–20.
15. Gangatharan SA, Carney DA, Prince HM, Wolf MM, Januszewicz EH, Ritchie DS, et al. Emergence of central nervous system myeloma in the era of novel agents. Hematol Oncol. 2012;30(4):170–4.
16. Gozzetti A, Cerase A, Lotti F, Rossi D, Palumbo A, Petrucci MT, et al. Extramedullary intracranial localization of multiple myeloma and treatment with novel agents: a retrospective survey of 50 patients. Cancer. 2012;118(6):1574–84.
17. Chen CI, Masih-Khan E, Jiang H, Rabea A, Cserti-Gazdewich C, Jimenez-Zepeda VH, et al. Central nervous system involvement with multiple myeloma: long term survival can be achieved with radiation, intrathecal chemotherapy, and immunomodulatory agents. Br J Haematol. 2013;162(4):483–8.
18. Leigh BR, Kurtts TA, Mack CF, Matzner MB, Shimm DS. Radiation therapy for the palliation of multiple myeloma. Int J Radiat Oncol Biol Phys. 1993;25(5):801–4.
19. Rades D, Hoskin PJ, Stalpers LJ, Schulte R, Poortmans P, Veninga T, et al. Short-course radiotherapy is not optimal for spinal cord compression due to myeloma. Int J Radiat Oncol Biol Phys. 2006;64(5):1452–7.
20. Kumar SK, Rajkumar SV, Dispenzieri A, Lacy MQ, Hayman SR, Buadi FK, et al. Improved survival in multiple myeloma and the impact of novel therapies. Blood. 2008;111(5):2516–20.

第 7 章

白血病放疗：淋巴母细胞性淋巴瘤、中枢神经系统疾病和绿色瘤

Bouthaina Shbib Dabaja

摘 要

放疗正逐步成为白血病患者治疗的重要手段之一，其运用改善了这些患者的生存。患者生存期延长使放疗能够更好地发挥其局部控制作用，这也使放疗在白血病的治疗中重新找到了它的地位。

本章我们将讨论最常见的三种能从放疗中获益的白血病类型。

淋巴母细胞性淋巴瘤：临床表现、病理、治疗和放疗作用

病例 1：32 岁男性患者，因呼吸急促逐渐加重和胸痛急诊就诊。胸部 X 线片检查结果显示纵隔增宽（图 7.1），CT 检查结果显示前纵隔有一肿块上至甲状软骨左缘，下至前隔膜，同时伴有后纵隔淋巴结肿大，累及前隔膜下缘，左侧胸腔内可见积液（图 7.2）。

胸穿活检（图 7.3）结果显示为 T 淋巴母细胞性淋巴瘤。病理显示以异常 T 细胞为主（占总细胞 75%），这些异常 T 细胞的 CD1a、表面 CD3、CD4、CD7、CD8 和 CD45 为阳性，CD33 为阴性。

增殖指数 Ki-67 染色显示 80%~90% 细胞阳性。此外，骨髓穿刺活检和血液检查以排除血液受累，均提示阴性。

临床表现和病理

淋巴母细胞淋巴瘤（LBL）是一种 T 细胞肿瘤（90%）[1]，与急性淋巴母细胞性淋巴瘤（ALL）类似，无骨髓受侵犯或其受侵率较低。在 2008 年 WHO 分类中与 ALL 属于同一类[2]。此类型淋巴瘤往往无骨髓侵犯（<25% 的原始细胞），通常伴有源自胸腺的纵隔肿块，而形成其唯一的临床表现使其具有疾病

B.S. Dabaja, MD
Department of Radiation Oncology, University of Texas MD Anderson Cancer Center,
Holcombe Blvd, Houston, TX 77030, USA
e-mail: bdabaja@mdanderson.org

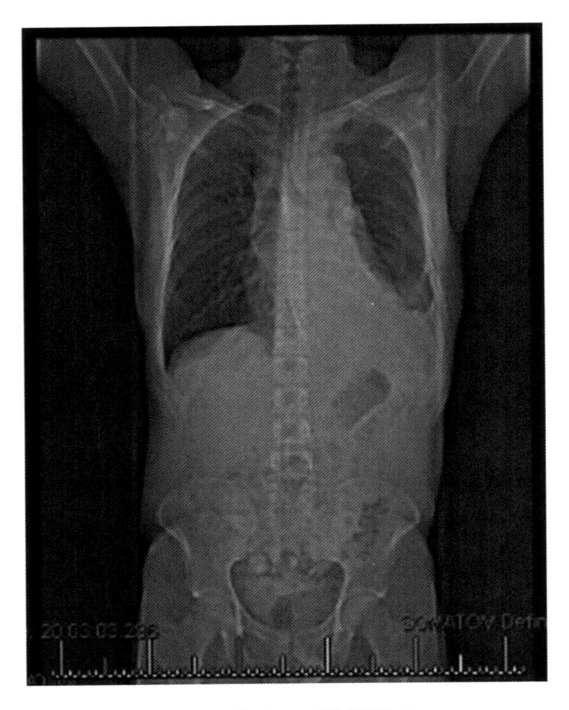

图 7.1 胸片显示纵隔增宽。

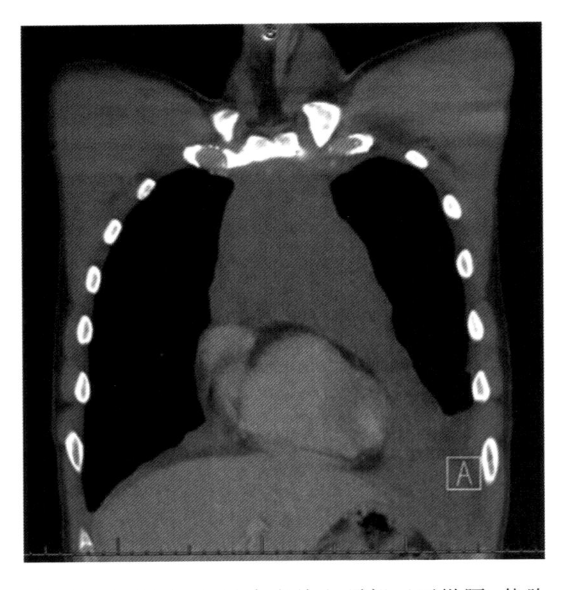

图 7.2 胸部 CT 显示病变从左颈部至下纵隔、伴胸膜及心包积液。

的独特性。临床特点是年轻男性纵隔占位性疾病,纵隔占位男女比例约为 2:1。通常,纵隔肿块长到一定程度后会导致一系列急性症状,这使患者往往就诊于急诊。出现的症

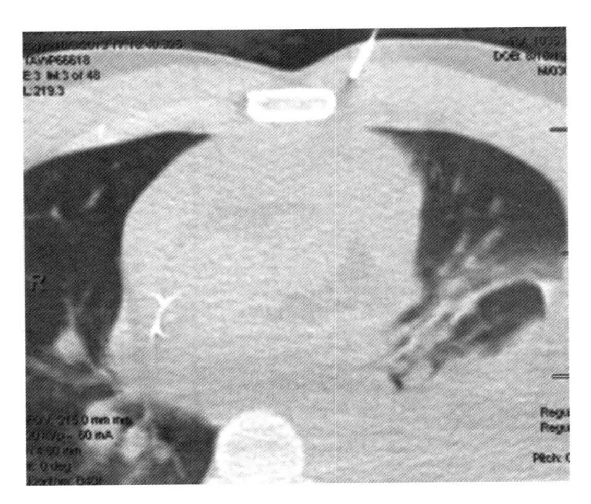

图 7.3 纵隔肿块活检。

状可能包括气短、胸痛和上腔静脉综合征。纵隔肿块通常引起胸腔积液[3]。根据我们的资料,70%的患者为Ⅲ~Ⅳ期,70%的患者有纵隔累及,仅 9%有中枢神经系统症状。而其他研究组的资料显示高达 20%的患者有中枢神经系统病变,尤其是没有进行过 CNS 预防的患者。其他侵及部位包括肝脾、肾脏、骨骼和皮肤,但不超过 10%患者。

从病理学角度来看,LBL 为一种不成熟 T 淋巴细胞肿瘤。当然也可以见到各个阶段成熟细胞。最近的研究表明,LBL 患者的 T 淋巴细胞成熟水平可影响其临床预后。有 T 淋巴前体细胞(ETP)早期分化阶段的(从骨髓迁移到胸腺新迁移的细胞,表型为 CD1a-,CD8-,CD5-和骨髓抗原阳性)和无 ETP 分化的包括胸腺型和成熟 T 淋巴细胞型相比,前者的疾病缓解率较低、中位生存期不高[4]。

对于病例 1 患者,在充分完善了包括心脏和肝功能相关检查后,参考我们的指南进行治疗,采用类白血病治疗方案,即 Hyper-CVAD(环磷酰胺、长春新碱、多柔比星和地塞米松)与高剂量阿糖胞苷和甲氨蝶呤交替治疗 8 个周期,治疗共 4~5 个月。期间对胸腔积液不进行处理,而主要针对肿瘤

溶解综合征进行相应的预防和控制。同时在每个化疗周期的第二天进行甲氨蝶呤鞘内注射，第七天和第八天注射阿糖胞苷，以预防中枢神经系统病变。患者在完成4个周期疗程后，进行胸部CT检查，结果显示纵隔肿块几乎完全消失，而骨髓也未见明显病灶。在整个化疗疗程结束开始维持治疗前，建议患者进行巩固放疗；图7.4显示化疗结束时患者纵隔的情况。

化疗方案治疗 LBL

在不同的机构其治疗LBL的方案不同，但都是基于类白血病的治疗方案。所用治疗方案都来源于治疗儿童白血病的成功治疗用药。德国一家机构用NHL-BGM90治疗儿童白血病，其5年无事件生存率达到90%[5]。基于儿科的治疗经验，得克萨斯大学MD安德森癌症中心报道了采用hyper-CVAD方案治疗成人白血病取得了良好的效果[6]。用同样的方案治疗LBL患者，91%的患者达到完全缓解，3年无进展和总体生存率分别达到66%和70%。虽然，其他研究者采用不同的治疗方案，但是多数学者认为更强的化疗方案更优，而且认为加CNS预防，则可以降低高达26%中枢神经系统复发的风险[7]。在

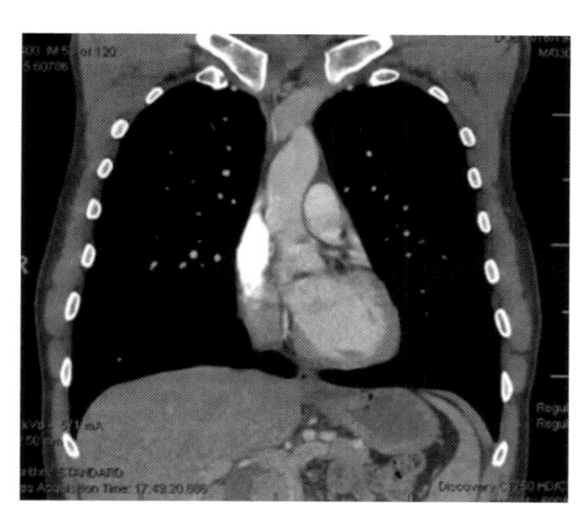

图7.4　化疗后病变完全退缩。

诱导和巩固化疗（病例1采用的是Hyper-CVAD和MTX-Ara-C交替使用8个周期）结束后，患者开始为期两年的静脉注射POMP维持治疗（6-巯基嘌呤、甲氨蝶呤、长春新碱和泼尼松）。

病例1患者依据我们机构的治疗方案，在最后一周期化疗结束后转诊至放射肿瘤科接受巩固放疗。放疗前确保患者的血细胞计数完全恢复，绝对白细胞计数>1500。

患者取仰卧位，双臂置于身体两侧，采用真空垫固定体位以确保颈部相对于胸部的位置以及手臂相对于胸部的位置的重复性（图7.5）。等中心点的位置在胸骨切迹下2英寸处。CT从头部中部扫至膈角下方，以确保全肺部包及（这个很关键，正如下文所述的每日治疗验证）。在我们医院，我们对所有进行胸部靶区放疗的患者都采用深吸屏气（DIBH）技术。女性患者在治疗时则躺在10°~15°倾斜板上，使乳腺组织下移，远离照射野，这还有助于心脏向后侧移位，比较容易配合DIBH[8]。病例1的患者（图7.5）模拟摄片前通过观看视频资料进行呼吸训练。呼吸通过一种类似视频的无创系统监测，这个系统包括红外跟踪摄像机和反射标记物[（RPM，实时位置管理系统）（图7.6），Varian，Palo Alto，CA]。患者进行DIBH时，可通过视频眼镜接收反馈信息，提高自身呼吸幅度的

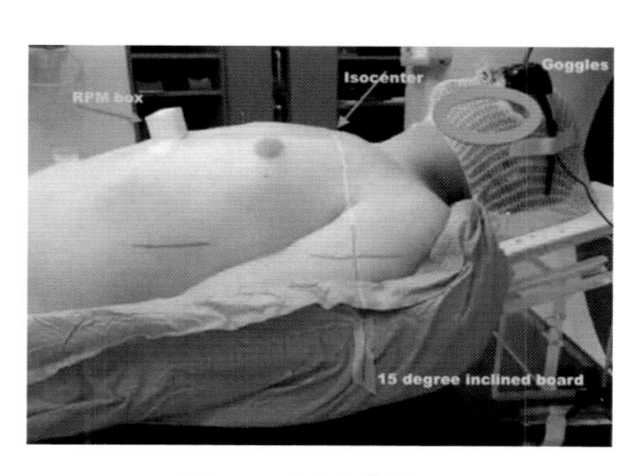

图7.5　患者摆位图示。

稳定性和一致性。

放疗模拟定位时,用 2.5mm 层厚的非增强 CT 扫描,采集 3~4 个屏住呼吸门控数据。然后影像数据传输至尖峰治疗计划系统(Phillips Healthcare)中,并在该系统中勾画肿瘤靶区、周围危及器官以及制订放疗计划。图 7.7a-c 显示临床靶区(CTV,红色)和计划靶区(PTV,绿色)。两者勾画都是在模拟 CT 影像与最初增强 CT 图像融合基础上完成。

IMRT 计划由尖峰治疗计划系统生成。我们采用共面前后 6 野 6-MV 光子照射,其权重根据我们的诊室内"蝴蝶技术"而定[9](图 7.8)。根据国际淋巴瘤放射肿瘤学组织(ILROG)公布的指南,采用累及病变放疗[10]。

图 7.9 为生成的 IMRT 计划。靶区只包括纵隔病灶,不包括胸腔或者心包积液。此外,为了减少对心脏的损伤,靶区不包括前纵隔远端心脏前区。总剂量 30.6Gy,17 次完成。IMRT 通过静态调强多叶校准直线加速器实施。日常图像引导通过低剂量同轨 CT 完成(Varian 医疗系统)(图 7.10)。肺和心脏结构描绘在 CT 影像上,并生成肺和心脏的剂量体积直方图(由尖峰治疗系统生成)(图 7.9c)。

放疗的作用

因为该纵隔肿块体积较大,因此我们认为局部复发风险高,从而选用放疗处理。这种治疗方法在其他一些表现有类似的纵隔病灶疾病的亚型,包括霍奇金淋巴瘤和原发性纵隔大 B 细胞淋巴瘤得到了认可。LBL 患者从放疗中获益主要是基于一些大型临床研究的亚组分析和回顾性研究。但 Hoelzer 等的研究[11]发现,患者在接受放疗后仍有 47%的纵隔病灶复发率,认为放疗并不能让这些患者获益。然而此研究中 45 例接受放疗的患者,完全退缩达到 93%,复发患者中占 15 例(30%),7 例为纵隔复发,另外 8 例并非纵隔复发。30 例患者没有出现复发,并且纵隔情况良好。作者并没有明确指出这类患者不应该采用放疗。相反,他们建议某些患者可以强化治疗接受化疗,或者将纵隔部位的放疗剂量从 24Gy 增加到 36Gy。由于辐射剂量≥30Gy 已经被证实能够改善患者的局部控制率和无病生存率,有人会认为 24Gy 并不足以控制纵隔病灶。尽管如此,GOELAMS 已经尝试在强化药物治疗中包括高剂量化疗,不做放疗。作者比较了多程诱导化疗和超强预处理联合干细胞移植的疗效,发现 7 年总体生存率和无病生存率分别为 64%和 65%,但并未提供局控数据[12]。在最近发表的一项 GRAALL-LYSA LL03 研究中,148 例患者(90%为 T 细胞 LBL)使用儿童白血病治疗方案进行治疗,同时进行 CNS 预防和两年的维持治疗。最后 34 例复发,3 年无事件生存率为 63%,总生存率为 74%,所有患者均未进行纵隔放疗。131 例 T-LBL 患者中,30 例复发并接受挽救治疗。在最后一次随访中,82 例可评估患者仍是完全缓解。然而,此研究报道并没给出复发形式和纵隔复发风险的信息。

我们机构报道了不同的结果,在多项已发表的研究中强调了放疗对于提高疾病局部控制和无病生存率的重要性。

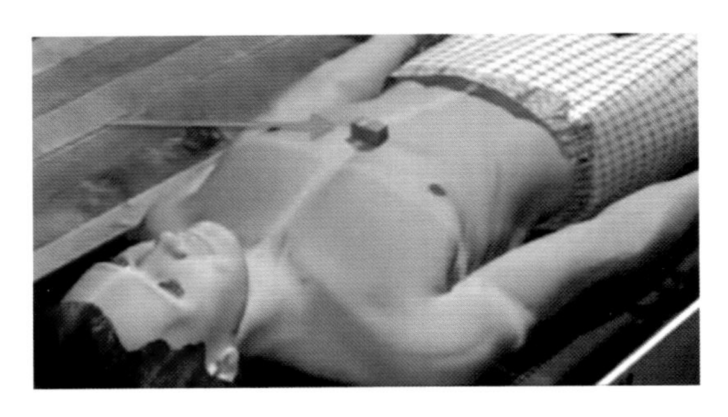

图 7.6 实时位置管理系统(RPM 系统)反射块摆放模拟图。

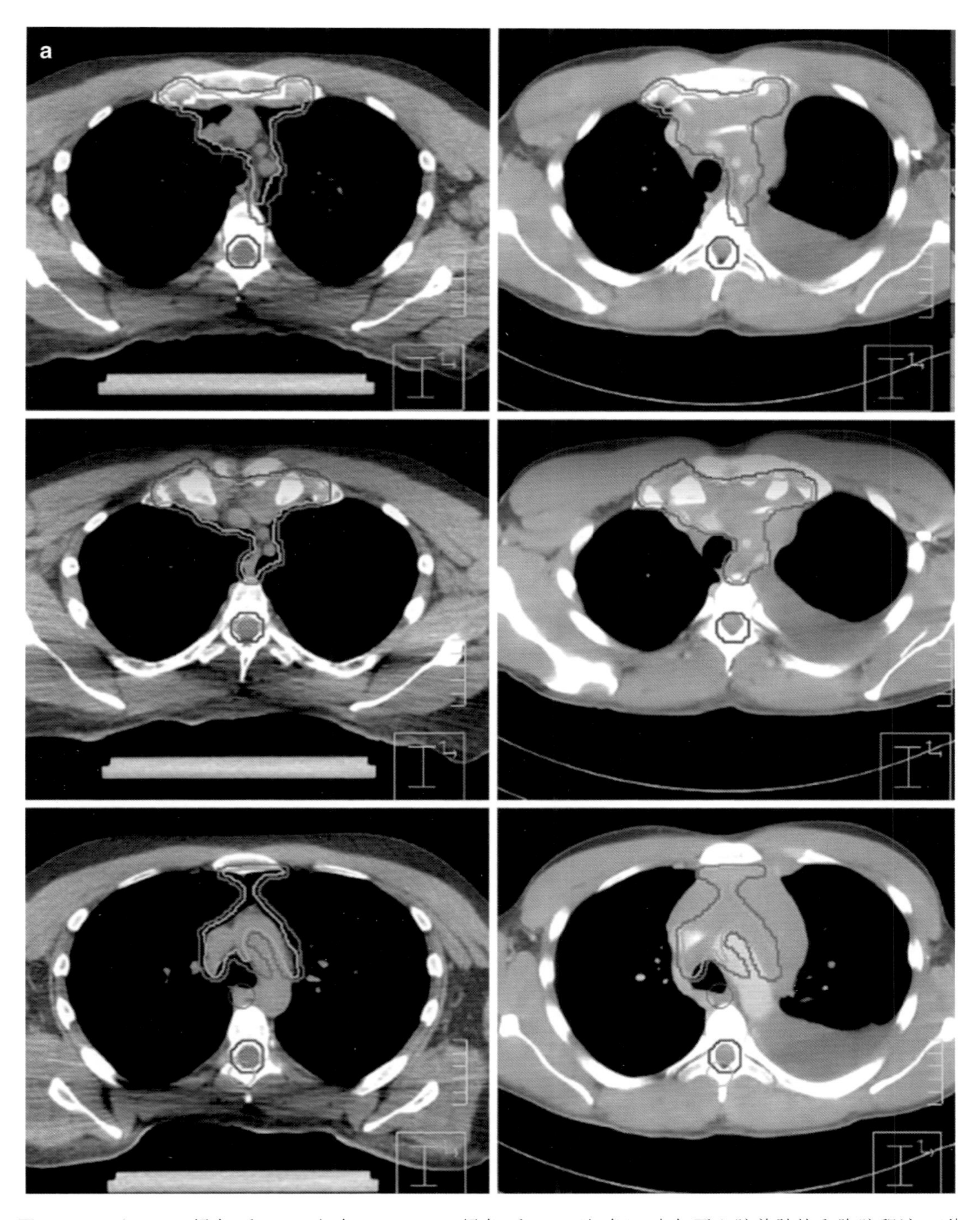

图 7.7　(a,b)CTV(绿色)和 PTV(红色)。(c)CTV(绿色)和 PTV(红色)。未勾画心脏前肿块和胸腔积液。(待续)

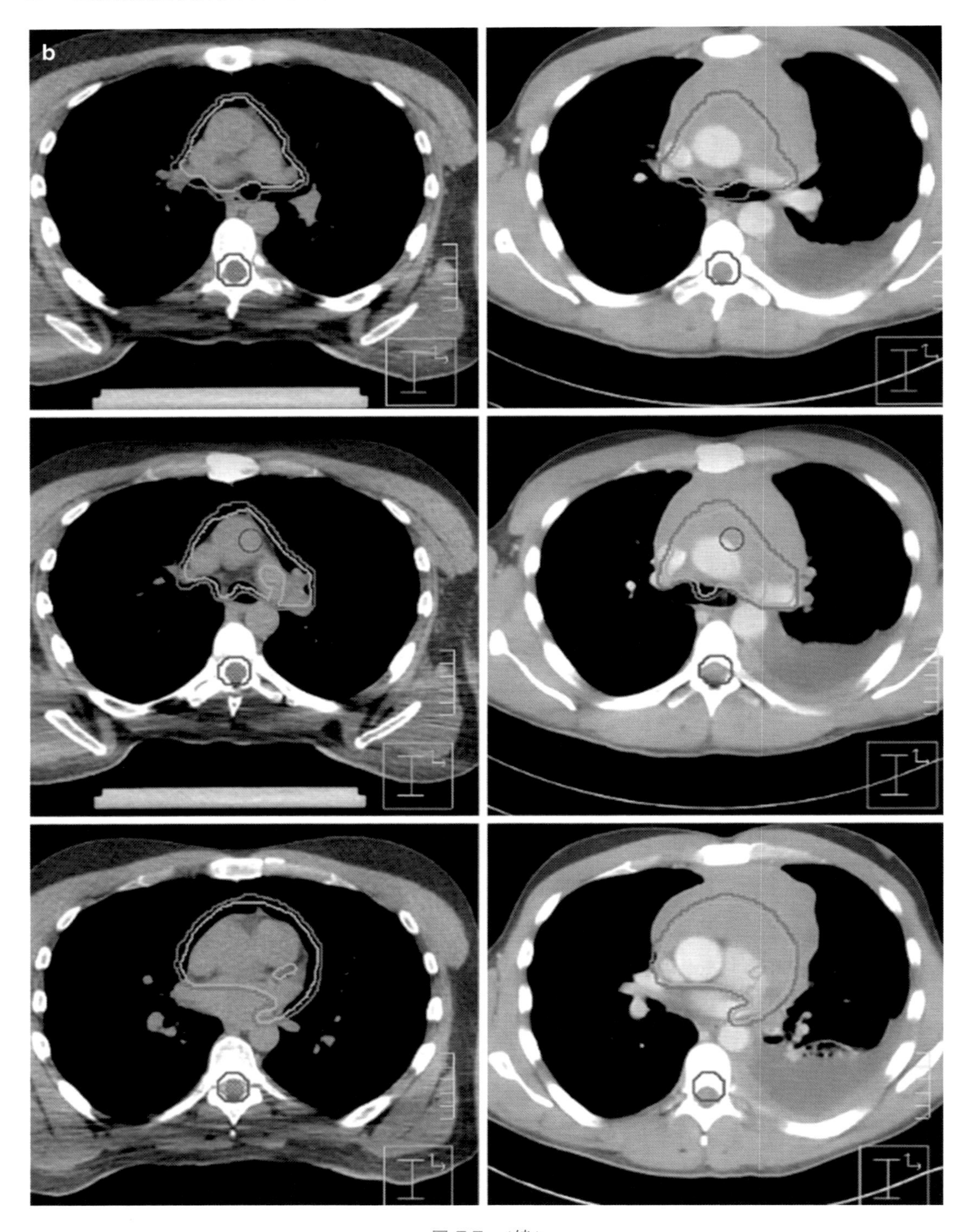

图 7.7 （续）

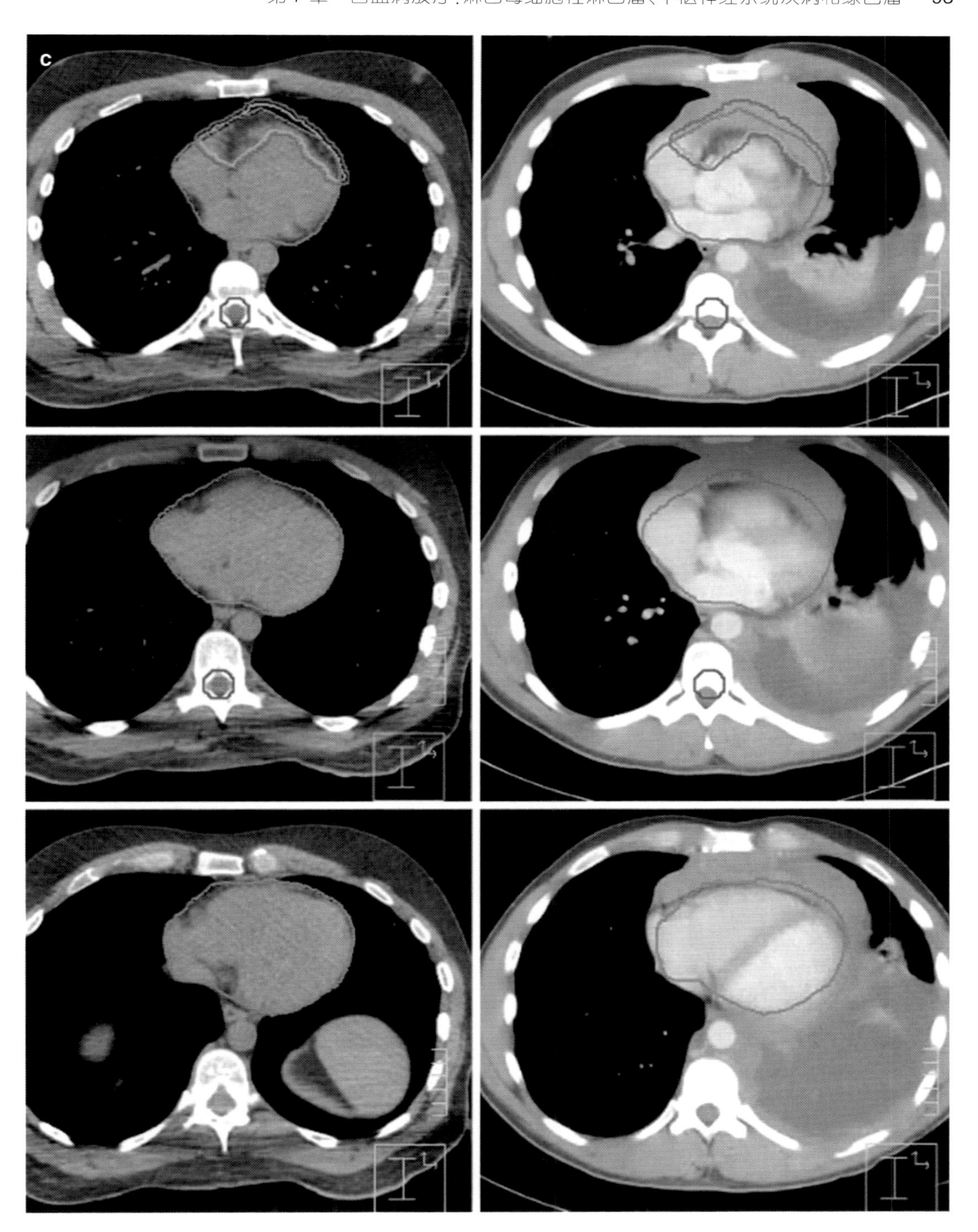

图 7.7 （续）

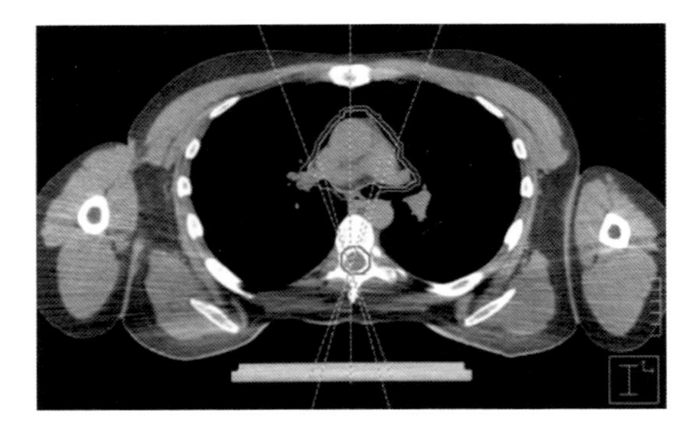

图 7.8 “蝴蝶技术”射野。

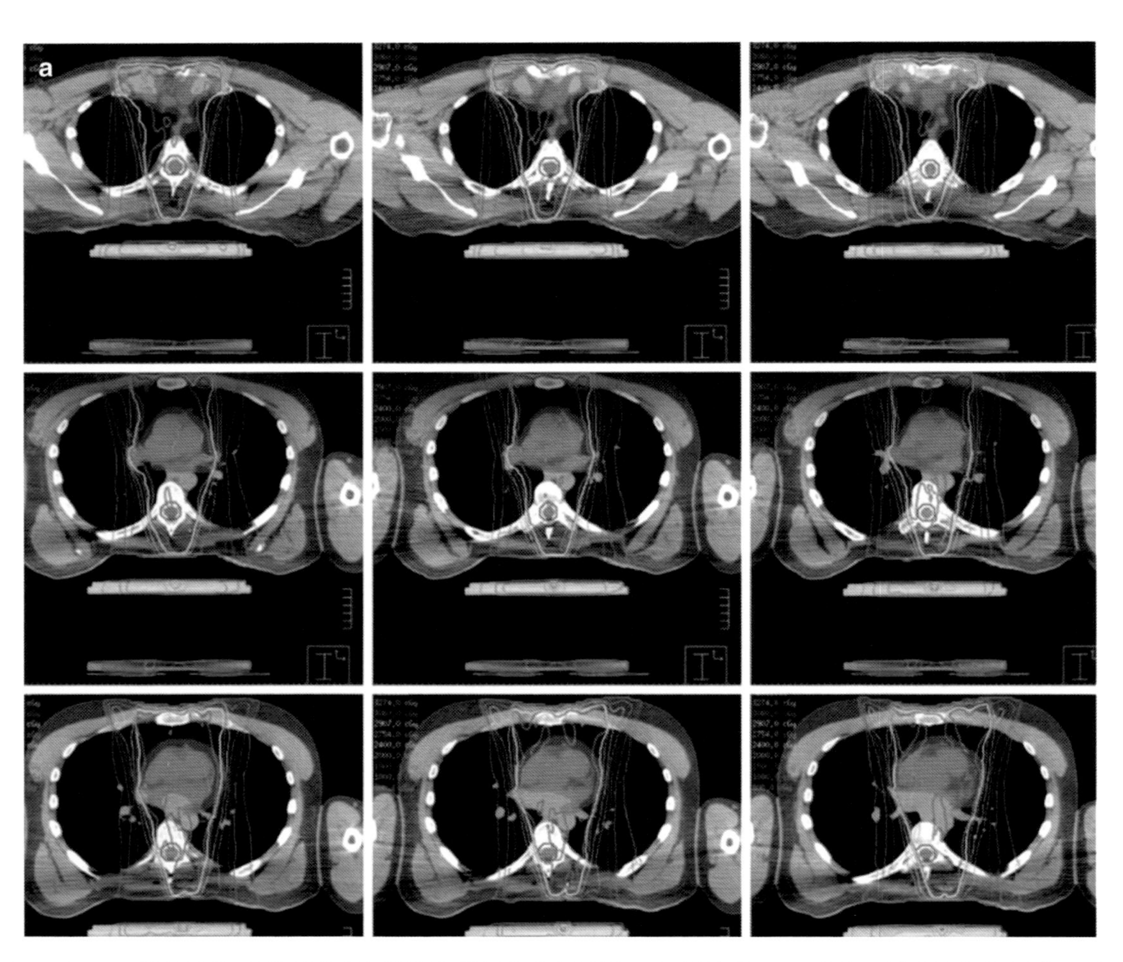

图 7.9 (a)等剂量线，仅使用前后射野避免肺组织的低剂量。(b)冠状位。(c)病例 1 剂量体积直方图。(待续)

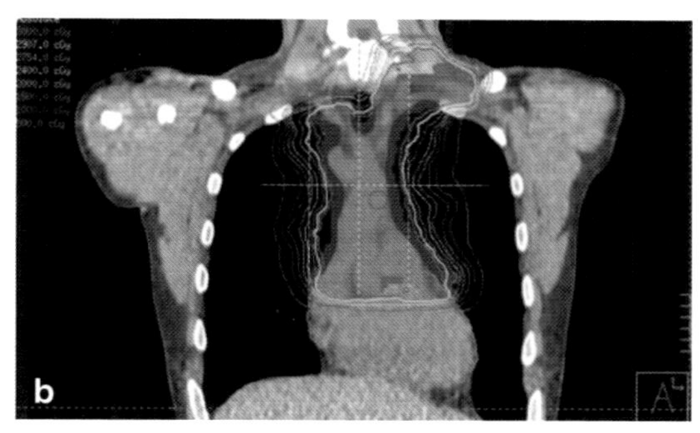

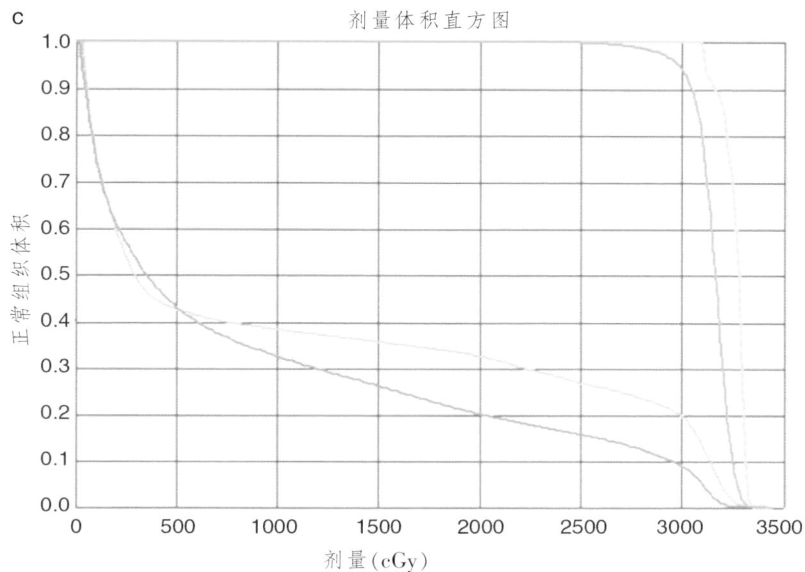

ROI Statistics

Line Type	ROI	Trial or Record	Min.	Max.	Mean	Std. Dev.
——	Heart	Aprvd BSD	30.9	3432.3	1151.9	1281.6
——	LT Main coronary	Aprvd BSD	3094.5	3351.5	3258.4	58.1
——	Total Lung	Aprvd BSD	6.2	3369.2	914.6	1067.3
——	pPTV 30.6	Aprvd BSD	1535.8	3432.3	3148.6	105.5

图 7.9　（续）

Thomas 等对 33 例 LBL 患者采用 hyper-CVAD 方案治疗。23 例纵隔病变患者中有 17 例接受了纵隔放疗，17 例患者中只有 1 例出现了纵隔复发[13]。在随后发表的一项 47 例 T-LBL 临床研究[14]显示，19 例接受纵隔放疗的患者均未出现纵隔复发，而在 24 例没有接受纵隔放疗的患者中，有 8 例患者出现了纵隔复发。依据最新的队列研究结果，我们更新了临床治疗经验。我们对 77 例患者中的 50 例采用纵隔放疗，结果发现纵隔放疗患者中有 3 例（6%）出现了纵隔病灶复发，而未接受纵隔放疗的 27 例患者中有 7 例(27%)出现了纵隔复发。这些结果提示纵隔放疗可以改善患者的无病生存[15]。

各个医院的治疗方案存在差异主要是各自都考虑到放疗可有长达数十年的毒副

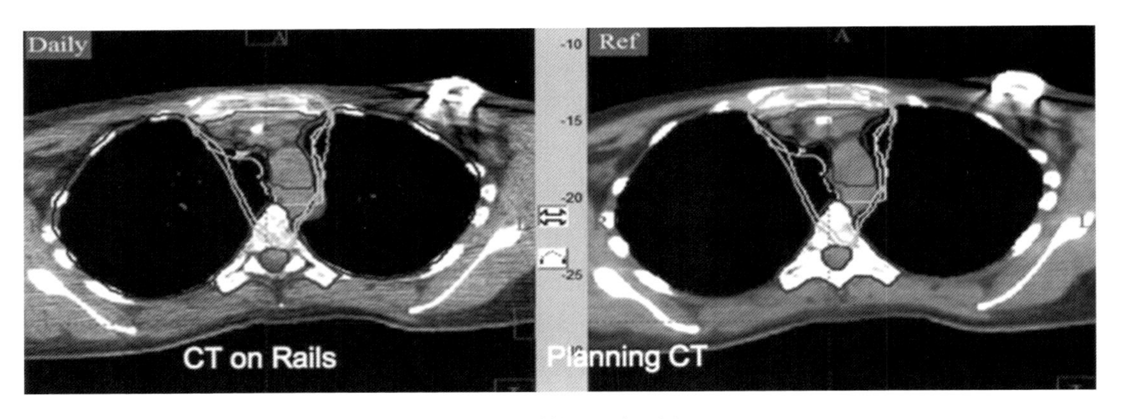

图 7.10 同轨 CT 验证图。

作用，特别是对于那些接受了强化化疗的患者。放疗医师应该权衡治疗方案可能带来的毒副作用和获益。纵隔肿瘤的放疗单纯是为了解决纵隔肿瘤，而不是针对小的或累及重要脏器（心脏和肺）的病灶。现在的放疗技术进步已经能使我们精准地治疗我们关注的部位同时不伤及重要脏器[10]。最近有数据表明，与实体瘤的放疗相比，在血液肿瘤放疗中宜对重要器官采用剂量限值的下限[16]。此外，使用 IMRT 等现代技术不断优化放疗计划，可以在放疗时减少受照体积[9]。然而，采用严格的固定技术，诸如 DIBH 控制器官运动技术仍十分重要。

病例 1 患者接受了放疗和两年的维持治疗，目前是他治疗后的第三年，仍处于完全缓解的状态。

全脑全脊髓放疗在白血病中的作用

病例 2：39 岁男性患者，主诉为左下肢疼痛。超声显示明显的深静脉血栓（DVT）。患者采用利伐沙班治疗 DVT，并放置了 IVC 过滤器。与此同时检查发现患者血细胞计数异常，因此后续给予全面检查，包括骨髓穿刺活检。结果提示 B 系急性淋巴细胞白血病。骨髓免疫分型显示 94%的原始细胞，并呈 CD20、CD19 和 HLA-DRTdT 阳性，染色体为 47 xy+x，白细胞计数 120×10^9/L。脊髓脑脊液穿刺中未检测到病理性淋巴细胞。患者初始治疗采用利妥昔单抗联合 hyper-CVAD 诱导化疗方案。化疗第 28 天，骨髓表现为形态学上的完全缓解，但局部仍可见残余的小病灶。患者共接受了 7 次鞘内注射阿糖胞苷治疗，8 个周期的化疗结束后开始维持治疗。

白血病的临床表现和治疗

白血病通常根据起病的缓急分为急性和慢性。髓细胞白血病通常起源于原本应该分化成粒细胞、红细胞、单核细胞或者巨核细胞的骨髓原始细胞。淋巴细胞白血病通常起源于原本应该分化为 B 细胞或 T 淋巴细胞的细胞。此外，慢性白血病通常是成熟的细胞，而急性白血病是未成熟的幼稚细胞。慢性白血病也可能转化成较为急性白血病。

淋巴细胞性白血病起源于前体 B 和 T 淋巴细胞白血病（即急性淋巴细胞白血病，ALL），慢性淋巴细胞白血病/小淋巴细胞细胞性淋巴瘤（CLL/SLL），B 和 T 细胞淋巴细胞性白血病。髓系白血病起源于急性髓性白血病（AML）和慢性髓性白血病（CML）。

经验丰富的血液病学家能够通过形态学对白血病进行分类。此外，还可以通过细胞的免疫表型和遗传学对白血病进行分类。近年诊断进展的影响非常明显,因为它不仅能用于判断预后,判断进展为CNS病变或髓外受累的风险,而且,还能够指导化疗用药、确定是否需要维持化疗,是否需要高剂量自体或者同种异体移植,以及如何进行中枢神经系统疾病的预防。前面重点例举的病例AML患者,特别是存在16(t16;16)(p13;q22)时,采用高剂量Ara-C方案治疗,预后往往更好[17,18]。Hyper-CVAD/高剂量MTX和Ara-C可以改善ALL患者预后[6]。20%~30%的成人ALL存在费城染色体阳性[t(9;22)BCR-ABL],这部分患者需要接受高剂量化疗和移植治疗。对于具有较高CNS复发风险的患者,例如存在16倒置和复杂基因型的AML患者,辅以酪氨酸激酶抑制剂如伊马替尼或达沙替坦[19,20]也能够改善患者预后[21];以及采用酪氨酸激酶抑制剂靶向治疗慢性髓性白血病[18],三氧化二砷治疗AML中的M3t(15:17)型[22]。

病例2患者在维持治疗开始后第12个月,出现血细胞计数降低、头痛以及左眼失明。再次骨髓穿刺活检显示骨髓细胞减少,只有30%的原始细胞,出现X+和额外17p染色体,与B系ALL表现类似。免疫表型呈CD34、CD10、CD22、胞浆CD79A和CRLF2阳性。无染色体易位。细胞遗传学检测发现3个分裂中期细胞中出现一个47xy+x,17倒置,5个分裂中期细胞中出现一个47~48xy idem。再次脑脊液检测显示大量原始细胞浸润。脑部和脊柱MRI检查未见明显异常。患者进入临床试验使用莫西单抗(抗CD22的小鼠单克隆抗体)治疗,同时也给予鞘内化疗。经过4个化疗周期,患者的骨髓相显示接近完全缓解,残留病变极少。然而,患者的CSF仍然存在大量原始细胞,另外患者左眼视力仍差,左眼角膜出现边界清晰的白斑(图7.11)。

ALL患者出现CNS疾病的概率为20%~50%,而AML患者出现CNS累及的概率较小[24]。由于脑部放疗对脑造成的损伤,肿瘤内科专家不愿使用放疗。于是对于这部分患者采用能透过血脑屏障的化疗药物的高剂量加强化疗方案或者鞘内给药进行治疗。随着靶向治疗药物的问世,白血病的总体生存率已经有很大的改善[25,26],但同时由于一些药物屏障的存在,一些器官中的病灶仍不能很好地控制。这在一些已经接受高剂量化疗治疗或者同种异体移植治疗的患者中也同样存在。因此,近些年放疗变得更有吸引力,特别是对于那些全身治疗有效但是存在持续CNS病变的患者。在我们医院,患者在移植治疗之前都会施行全脑全脊髓放疗(CSI)。对于全身放疗的患者,通常将总剂量12Gy的全身放疗作为预处理的一部分,我们给予全脑全脊髓12Gy/6次剂量治疗,然后紧接着在第4天和第6天施行全身放疗,全身放疗结束当天进行移植细胞输注。CSI放疗必须在移植治疗前,这样做是因为如果一名移植治疗患者出现骨髓缓解而CNS复发,接受CSI会损伤已移植的健康细胞。此外,CNS病变也可能会再次侵犯血液或者骨髓。一项新近来自MD安德森医院的研究发现,对163例成人白血病患者施行CSI或者全脑放疗,其1年CNS无进展生存率为77%,而单纯

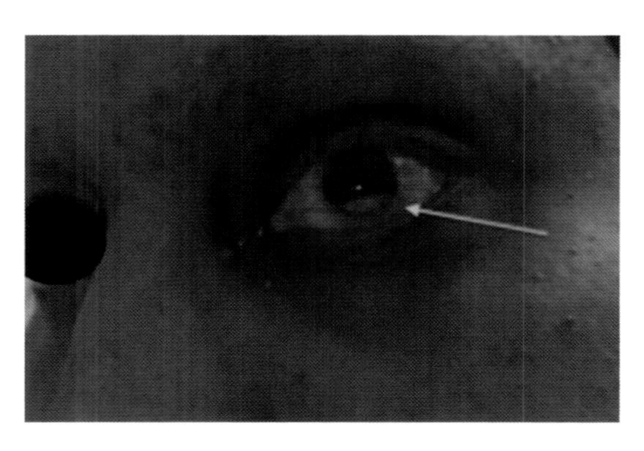

图7.11 患者角膜边缘清晰可见白色斑块。

颅底放疗的患者为51%。因此,合理的CSI放疗对移植治疗前骨髓无侵犯的患者获益最大[27]。

病例2 患者进行了同胞配对供体的同种异体干细胞移植,为避免辐射损伤重要器官如甲状腺、肺、心脏、胃肠道和骨盆结构,对患者采用质子CSI治疗,总剂量24Gy的预处理(图7.12a,b)。

通常,当不能选择质子治疗时,可以采用光子进行CSI放疗。光子治疗时采用俯卧位可以更清楚地看到两野连接处间隙,从而更好地保障这一较难放疗给量的安全。光子全脑全脊髓放疗也可以采用仰卧位,依靠IMRT来处理野间隙。利用质子进行全脑全脊髓放疗时,治疗所有相关人员要熟悉质子放疗技术,特别是要注意质子射线远端末尾具有较高的RBE。理想状况下,如果全脑全脊髓放疗和全身放疗不是清髓治疗方案的一部分,质子全脑全脊髓放疗治疗可以避开椎体(占50%的骨髓)。这种情况下用质子制订放疗计划时,需要考虑质子远端边缘处RBE可高达1.6[28,29]。因此,射线边缘应放置在脊髓前方,包及1/3或者稍多椎体,避免射线尾端处的高RBE落在脊髓上。如果CSI用在清髓预处理治疗之前,那么不必考虑此问题,放疗靶区可包及大部分椎体。

当施行颅脑放疗时,无论是CSI的一部分还是全脑放疗,必须将双眼包括在射野范围内,因为首先眼部被认为是脑膜/CNS的一部分,其次白血病患者容易出现眼部受累。对于本节所展示的病例,放疗范围向前包括眼部前房。然而,一般情况下认为照射野前界可不包及前房,因为前房出现病灶累及的概率非常低[30]。在角膜/虹膜受累的情况下,前房受累的风险增高,可能与化疗后眼部上皮细胞损伤有关[31]。

在明确少量骨髓残留病灶后,该患者接受了同种异体移植。移植后,患者状况好,未出现明显的不良反应。在移植治疗后第100天,患者出现分子水平复发,但是CSF未检测到肿瘤细胞,左眼视力恢复(图7.13)。

此时,该患者开始使用博纳图单抗治疗,博纳图是一种单克隆抗体,属于双特异性T细胞诱导剂。在移植治疗后随访的第7个月,无论是骨髓的形态学检测、细胞遗传学分析,还是FISH检测,结果均表明患者仍然处于缓解期,患者最后一次的CSF检测也为阴性。

放疗医生经常会遇到患者有脊髓病变而MRI检查却是阴性的情况。通常这部分患者已接受过强治疗包括多次鞘内注射、多次全身治疗和或同种异体移植治疗。在这种情况下,由于患者的脑部和脊髓作为CNS的一部分是连续的,脑部迟早会出现病变,因此我们建议采用综合治疗方案。同样的道理,当脑部出现病灶而脊髓影像学阴性时,CSF可检测到肿瘤细胞。

另一病例为37岁ALL男性患者,以前接受过强治疗,出现下肢无力、大便失禁来急诊就诊。脊柱MRI(图7.14)显示胸腰椎以及骶骨软脊膜增厚,脑脊液中存在大量原始细胞。虽然放疗医生认为需要综合治疗脑部和脊髓,但是肿瘤内科医生讨论后反对这种治疗。因此,患者采用脊髓放疗,而脑部和上颈段脊髓不包括在内。治疗后,患者情况得到改善,2周后可以下床走路。不幸的是5周后患者出现面神经麻痹、听力下降和其他颅神经损伤相关症状(图7.15)。患者不得不接受颅脑包括颈髓在内的放疗,此时与之前的放射野的衔接成了问题。

最后,放疗医生必须警惕,有时候化疗或者鞘内化疗的毒副作用可能跟白血病受累引起的症状类似。该患者CSF检查并没有发现原始细胞,脑部MRI检查也是阴性,脊

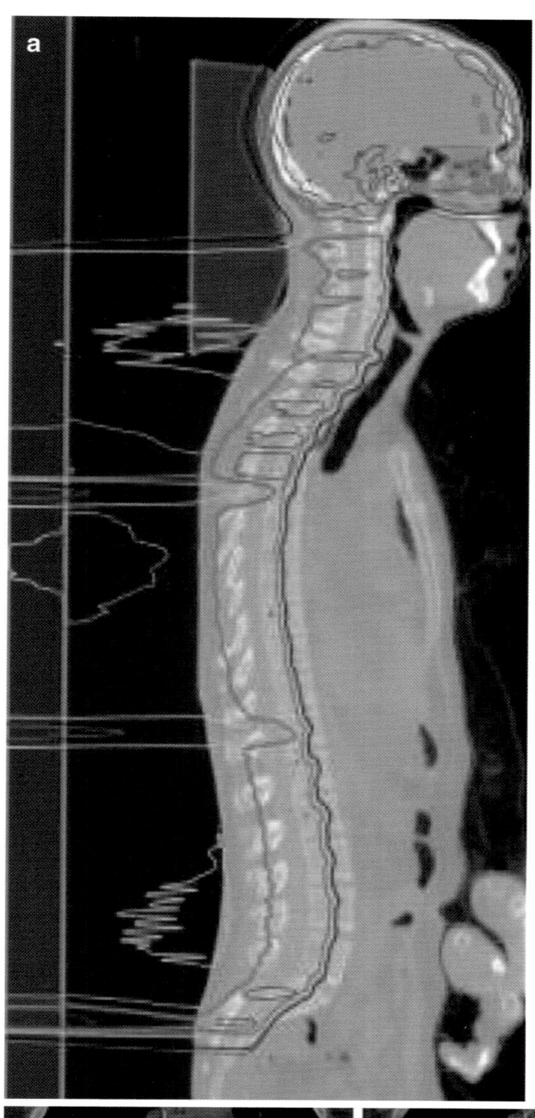

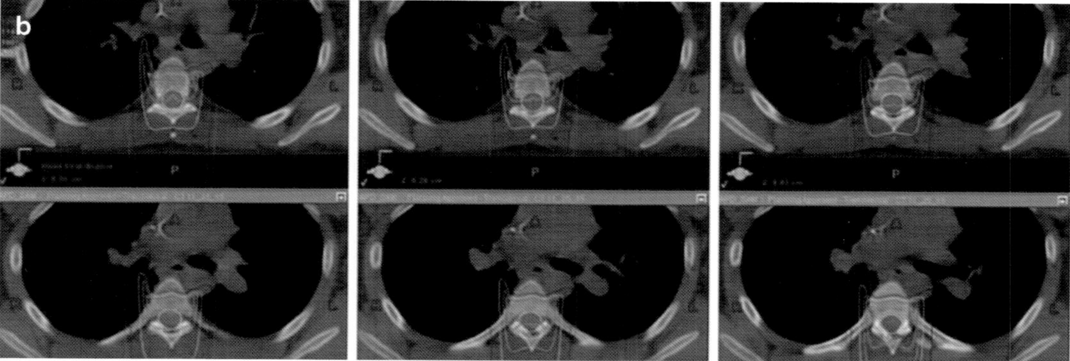

图7.12　(a)质子照射，射线边缘位于椎体中间，以避免射线远端高RBE落入脊髓腔内。(b)质子等剂量线的横截面，避让了部分椎体，但穿过组织密度较低的部位(肺)。

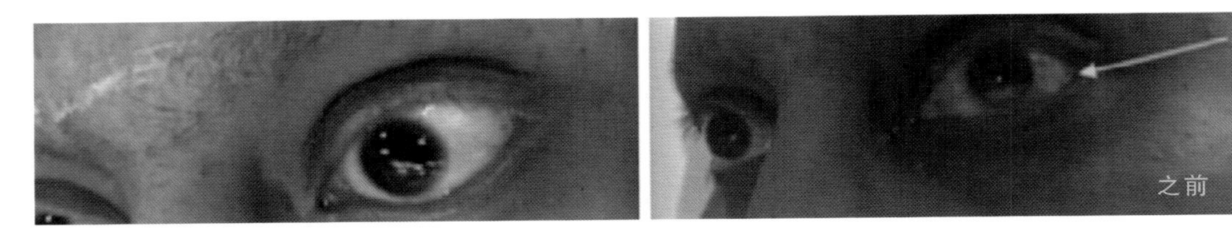

图 7.13 患者左眼视力完全恢复。

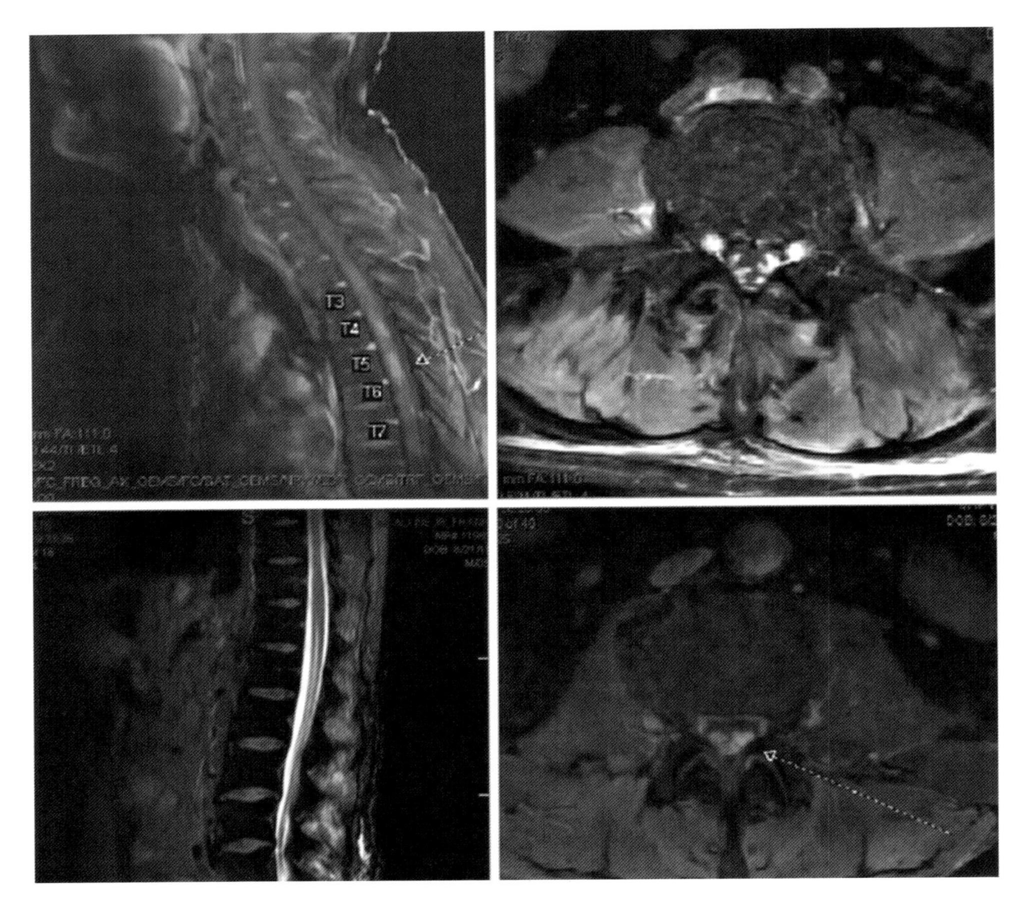

图 7.14 脊髓 MRI 显示软脊膜疾病。

髓 MRI T2 加权像显示脊髓背侧异常。最近一项来自 MD 安德森医院的研究描述了 7 例白血病患者出现鞘内化疗相关的脊髓破坏,并将其描述为怪异的毒副作用[32]。

绿色瘤的治疗以及放疗的作用

59 岁男性患者,易出现瘀血、疲劳以及反复感染。该患者就诊时白细胞计数为 1.5×10^9/L,血小板计数为 25×10^9/L。骨髓活检显示 80%的原始细胞,以此诊断为急性髓性白血病 (AML)。细胞遗传学检查显示复杂核型,FLT3 阳性。患者在外院接受了 3+7 方案治疗。治疗后第 28 天骨髓活检显示疾病状态持续存在。随后转入我院,给予高剂量

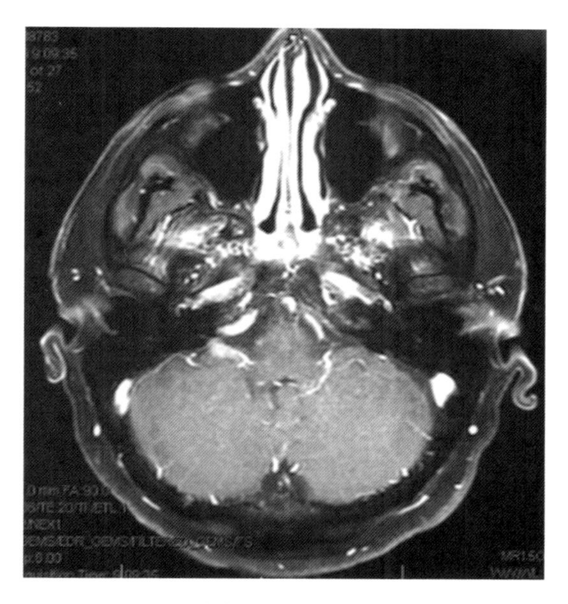

图7.15 病例3使用三维放疗计划。

Ara-C和米托蒽醌治疗。再次骨髓活检显示仍有18%的原始细胞。然后,患者开始接受地西他滨治疗。治疗期间,患者出现鼻窦区疼痛和头痛。脑部MRI(图7.16)显示鼻窦区出现广泛病灶,通过筛孔累及右眼眶和鼻腔,进入额叶硬膜外腔。虽然MRI并没有在脑部或者脊髓发现病灶,但CSF检查发现原始细胞,提示存在CNS病变。

由于存在急诊症状,患者接受了放疗。总剂量20Gy分10次照射。另外还需要考虑的问题是放疗靶区的勾画,是选择单纯照射鼻筛窦区,还是考虑为使患者有可能最终获得疾病缓解并进行同种异体移植,行移植前的全脑放疗或者CSI。在与内科医师进行讨论后,最终决定放疗的靶区范围包括直接引起症状的区域,另外还包括眼部,以便与后续的全脑放疗进行衔接(图7.17)。放疗6Gy之后,患者的症状明显改善。放疗结束后,患者继续接受全身治疗以期达到疾病完全缓解,为后续同种异体移植治疗做准备。而患者的CSF病变则通过鞘内注射化疗药物进行治疗。

绿色瘤(过去叫作粒细胞肉瘤)主要发生在AML患者中,也可见于CML。放疗对于绿色瘤具有很好的治疗效果,即使是剂量低至20Gy时。纪念斯隆凯特琳医院发表了一项关于38例绿色瘤回顾性研究,结果发现放疗能够让97%的患者获得良好的局部控制,95%的患者获得症状缓解。平均放疗剂量为6~36Gy。97%的患者获得良好的局部控制,意味着低剂量放疗对绿色瘤有效,并建议使用。

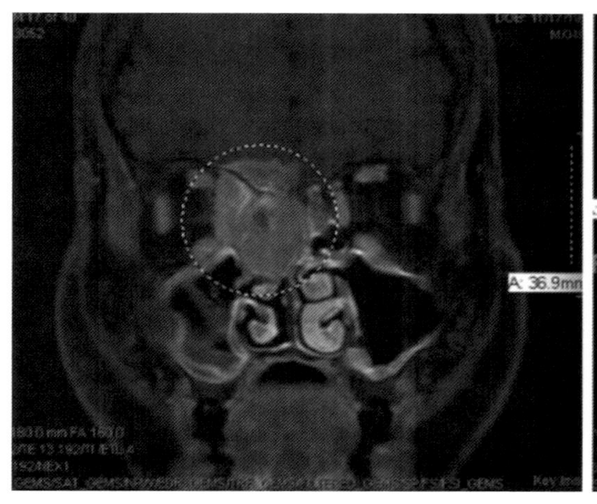

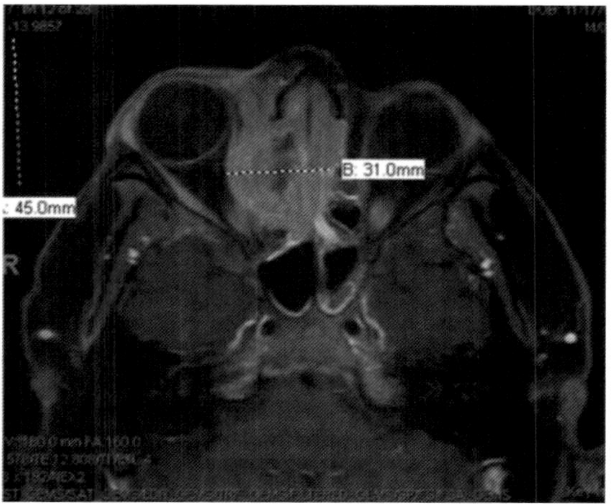

图7.16 脑部MRI显示鼻筛窦区域广泛病变,通过筛板侵犯右侧眼眶、鼻腔,进入额叶硬膜外腔。

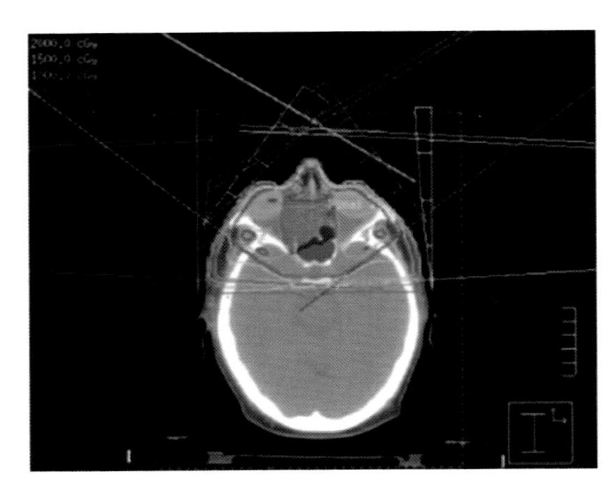

图 7.17 病例 3 使用三维放疗计划。

结论

放疗在白血病治疗方面仍然发挥重要作用。白血病对放疗很敏感，剂量可以低到 20Gy。由于白血病是一种全身性疾病，全身化疗的治疗效果非常好，放射治疗时靶区应局限于复发风险高的区域（如本章的 LBL 病例）或者局限绿色瘤的治疗。此外，放疗还能够克服血脑屏障问题，治疗 CNS 病变并有效清除 CNS 病变。因此，放疗有可能改善许多白血病患者的预后，尤其是那些因为 CNS 浸润完全缓解期短的白血病患者。

（吴俚蓉 鱼红亮 译 郭文杰 校）

参考文献

1. Soslow RA, Baergen RN, Warnke RA. B-lineage lymphoblastic lymphoma is a clinicopathologic entity distinct from other histologically similar aggressive lymphomas with blastic morphology. Cancer. 1999;85(12):2648–54.
2. Campo E, Swerdlow SH, Harris NL, Pileri S, Stein H, Jaffe ES. The 2008 WHO classification of lymphoid neoplasms and beyond: evolving concepts and practical applications. Blood. 2011;117(19):5019–32.
3. Kobayashi R, Takimoto T, Nakazawa A, Fujita N, Akazai A, Yamato K, et al. Inferior outcomes of stage III T lymphoblastic lymphoma relative to stage IV lymphoma and T-acute lymphoblastic leukemia: long-term comparison of outcomes in the JACLS NHL T-98 and ALL T-97 protocols. Int J Hematol. 2014;99(6):743–9.
4. Jain N, Lamb AV, O'Brien S, Ravandi F, Konopleva M, Jabbour E, et al. Early T-cell precursor acute lymphoblastic leukemia/lymphoma (ETP-ALL/LBL) in adolescents and adults: a high-risk subtype. Blood. 2016;127(15):1863–9.
5. Reiter A, Schrappe M, Ludwig WD, Tiemann M, Parwaresch R, Zimmermann M, et al. Intensive ALL-type therapy without local radiotherapy provides a 90% event-free survival for children with T-cell lymphoblastic lymphoma: a BFM group report. Blood. 2000;95(2):416–21.
6. Kantarjian HM, O'Brien S, Smith TL, Cortes J, Giles FJ, Beran M, et al. Results of treatment with hyper-CVAD, a dose-intensive regimen, in adult acute lymphocytic leukemia. J Clin Oncol Off J Am Soc Clin Oncol. 2000;18(3):547–61.
7. Le Gouill S, Lepretre S, Briere J, Morel P, Bouabdallah R, Raffoux E, et al. Adult lymphoblastic lymphoma: a retrospective analysis of 92 patients under 61 years included in the LNH87/93 trials. Leukemia. 2003;17(11):2220–4.
8. Dabaja BS, Rebueno NC, Mazloom A, Thorne S, Perrin KJ, Tolani N, et al. Radiation for Hodgkin's lymphoma in young female patients: a new technique to avoid the breasts and decrease the dose to the heart. Int J Radiat Oncol Biol Phys. 2011;79(2):503–7.
9. Voong KR, McSpadden K, Pinnix CC, Shihadeh F, Reed V, Salehpour MR, et al. Dosimetric advantages of a "butterfly" technique for intensity-modulated radiation therapy for young female patients with mediastinal Hodgkin's lymphoma. Radiat Oncol. 2014;9:94.
10. Specht L, Dabaja BS, Illidge T, Wilson LD, Hoppe RT, International Lymphoma Radiation Oncology G. Modern radiation therapy for primary cutaneous lymphomas: field and dose guidelines from the International Lymphoma Radiation Oncology Group. Int J Radiat Oncol Biol Phys. 2015;92(1):32–9.
11. Hoelzer D, Gokbuget N, Digel W, Faak T, Kneba M, Reutzel R, et al. Outcome of adult patients with T-lymphoblastic lymphoma treated according to protocols for acute lymphoblastic leukemia. Blood. 2002;99(12):4379–85.
12. Hunault M, Truchan-Graczyk M, Caillot D, Harousseau JL, Bologna S, Himberlin C, et al. Outcome of adult T-lymphoblastic lymphoma after acute lymphoblastic leukemia-type treatment: a GOELAMS trial. Haematologica. 2007;92(12):1623–30.
13. Thomas DA, O'Brien S, Cortes J, Giles FJ, Faderl S, Verstovsek S, et al. Outcome with the hyper-CVAD regimens in lymphoblastic lymphoma. Blood. 2004;104(6):1624–30.
14. Dabaja BS, Ha CS, Thomas DA, Wilder RB, Gopal R, Cortes J, et al. The role of local radiation therapy for mediastinal disease in adults with T-cell lymphoblastic lymphoma. Cancer. 2002;94(10):2738–44.
15. Abstract selected for presentation in an ePoster Discussion session at ASTRO's 2016 Annual Meeting. 25–28 Sept. Boston, MA.
16. Pinnix CC, Smith GL, Milgrom S, Osborne EM, Reddy JP, Akhtari M, et al. Predictors of radiation pneumoni-

tis in patients receiving intensity modulated radiation therapy for Hodgkin and non-Hodgkin lymphoma. Int J Radiat Oncol Biol Phys. 2015;92(1):175–82.

17. Byrd JC, Ruppert AS, Mrozek K, Carroll AJ, Edwards CG, Arthur DC, et al. Repetitive cycles of high-dose cytarabine benefit patients with acute myeloid leukemia and inv(16)(p13q22) or t(16;16)(p13;q22): results from CALGB 8461. J Clin Oncol Off J Am Soc Clin Oncol. 2004;22(6):1087–94.
18. Druker BJ, Guilhot F, O'Brien SG, Gathmann I, Kantarjian H, Gattermann N, et al. Five-year follow-up of patients receiving imatinib for chronic myeloid leukemia. N Engl J Med. 2006;355(23):2408–17.
19. Ottmann OG, Hoelzer D. The ABL tyrosine kinase inhibitor STI571 (Glivec) in Philadelphia positive acute lymphoblastic leukemia – promises, pitfalls and possibilities. Hematol J Off J Eur Haematol Assoc/EHA. 2002;3(1):2–6.
20. Ottmann OG, Wassmann B, Hoelzer D. Therapy of Philadelphia chromosome positive acute lymphatic leukemia (Ph + ALL) with an inhibitor of abl-tyrosine kinase (Glivec). Med Klin. 2002;97 Suppl 1:16–21.
21. Schrappe M, Reiter A, Ludwig WD, Harbott J, Zimmermann M, Hiddemann W, et al. Improved outcome in childhood acute lymphoblastic leukemia despite reduced use of anthracyclines and cranial radiotherapy: results of trial ALL-BFM 90. German-Austrian-Swiss ALL-BFM Study Group. Blood. 2000;95(11):3310–22.
22. Daver N, Cortes J, Ravandi F, Patel KP, Burger JA, Konopleva M, et al. Secondary mutations as mediators of resistance to targeted therapy in leukemia. Blood. 2015;125(21):3236–45.
23. Gustafsson G, Schmiegelow K, Forestier E, Clausen N, Glomstein A, Jonmundsson G, et al. Improving outcome through two decades in childhood ALL in the Nordic countries: the impact of high-dose methotrexate in the reduction of CNS irradiation. Nordic Society of Pediatric Haematology and Oncology (NOPHO). Leukemia. 2000;14(12):2267–75.
24. Shihadeh F, Reed V, Faderl S, Medeiros LJ, Mazloom A, Hadziahmetovic M, et al. Cytogenetic profile of patients with acute myeloid leukemia and central nervous system disease. Cancer. 2012;118(1):112–7.
25. Kantarjian HM, Thomas D, Ravandi F, Faderl S, Jabbour E, Garcia-Manero G, et al. Defining the course and prognosis of adults with acute lymphocytic leukemia in first salvage after induction failure or short first remission duration. Cancer. 2010;116(24):5568–74.
26. Pui CH, Howard SC. Current management and challenges of malignant disease in the CNS in paediatric leukaemia. Lancet Oncol. 2008;9(3):257–68.
27. Walker GV, Shihadeh F, Kantarjian H, Allen P, Rondon G, Kebriaei P, et al. Comprehensive craniospinal radiation for controlling central nervous system leukemia. Int J Radiat Oncol Biol Phys. 2014;90(5):1119–25.
28. Chaudhary P, Marshall TI, Perozziello FM, Manti L, Currell FJ, Hanton F, et al. Relative biological effectiveness variation along monoenergetic and modulated Bragg peaks of a 62-MeV therapeutic proton beam: a preclinical assessment. Int J Radiat Oncol Biol Phys. 2014;90(1):27–35.
29. Paganetti H. Relating proton treatments to photon treatments via the relative biological effectiveness-should we revise current clinical practice? Int J Radiat Oncol Biol Phys. 2015;91(5):892–4.
30. Allen RA, Straatsma BR. Ocular involvement in leukemia and allied disorders. Arch Ophthalmol. 1961;66:490–508.
31. Bhadresa GN. Changes in the anterior segment as a presenting feature in leukaemia. Br J Ophthalmol. 1971;55(2):133–5.
32. Cachia D, Kamiya-Matsuoka C, Pinnix CC, Chi L, Kantarjian HM, Cortes JE, et al. Myelopathy following intrathecal chemotherapy in adults: a single institution experience. J Neurooncol. 2015;122(2):391–8.
33. Bakst R, Wolden S, Yahalom J. Radiation therapy for chloroma (granulocytic sarcoma). Int J Radiat Oncol Biol Phys. 2012;82(5):1816–22.

第 8 章

原发性中枢神经系统淋巴瘤

Chelsea Pinnix

摘　要

原发性中枢神经系统淋巴瘤(PCNSL)是非霍金淋巴瘤的少见的结外侵犯类型,发生于脑组织、脑脊液、眼睛或者脊髓,不伴有系统损伤。病因主要与免疫缺陷有关。PCNSL是一类获得性免疫缺陷综合征(AIDS)相关的淋巴瘤,近年由于抗转录病毒药物的发展,使得AIDS患者中肿瘤发生率逐渐减少。但在过去的几十年中,免疫功能正常群体的PCNSL发病率不断增加,约占原发脑肿瘤的3%~4%(Eby et al. Cancer 62(11):2461-2465,1988),其增加的原因尚不明确。PCNSL好发于老年人,发病的中位年龄是55岁,60~70岁是发病高峰期(Hochberg and Miller,J Neurosurg 68(6):835-853,1988; Fine and Mayer,Ann Intern Med 119(11):1093-1104,1993)。

静脉大剂量甲氨蝶呤(Mtx)治疗是基本原则。综合治疗的作用一直存在争议,包括放疗(RT)和自体干细胞移植(ASCT)等。本章我们将探讨PCNSL的诊断、预后、初治及挽救治疗方法。对各种治疗策略的相关数据进行总结,重点阐述放射治疗在这种罕见恶性肿瘤中的作用。

简介

原发性中枢神经系统淋巴瘤(PCNSL)是非霍金淋巴瘤中的一种少见的结外侵犯类型,它发生于脑组织、脑脊液、眼睛或者脊髓,不伴有系统损伤。发生的病因主要是

C. Pinnix, MD, PhD
Department of Radiation Oncology,
MD Anderson Cancer Center,
1515 Holcombe Blvd, Unit #97,
Houston, TX 77030, USA
e-mail: ccpinnix@mdanderson.org

免疫缺陷。PCNSL 是一类获得性免疫缺陷综合征(AIDS)相关的淋巴瘤,但由于抗转录病毒药物的发展,使得 AIDS 患者中肿瘤发生率逐渐减少。在过去的几十年中,免疫功能正常群体的 PCNSL 发生率不断增加,约占原发脑肿瘤的 3%~4%[1],其增加的原因尚不明确。PCNSL 好发于老年人,发病的中位年龄是 55 岁,60~70 岁是发病高峰期[2,3]。

静脉大剂量甲氨蝶呤(Mtx)治疗是基本原则。联合治疗作用一直存在争议,包括放疗(RT)和自体干细胞移植(ASCT)。本章我们将探讨 PCNSL 的诊断、预后、初治及复发治疗方法。对各种治疗策略的相关数据进行总结,重点阐述放疗在这种罕见恶性肿瘤治疗中的作用。

病例 1

71 岁女性患者,记忆力减退 3 周,颅脑平扫 CT 显示左额叶内较大肿块影,伴有脑水肿、左侧脑室受压(图 8.1a)。颅脑 MRI 显

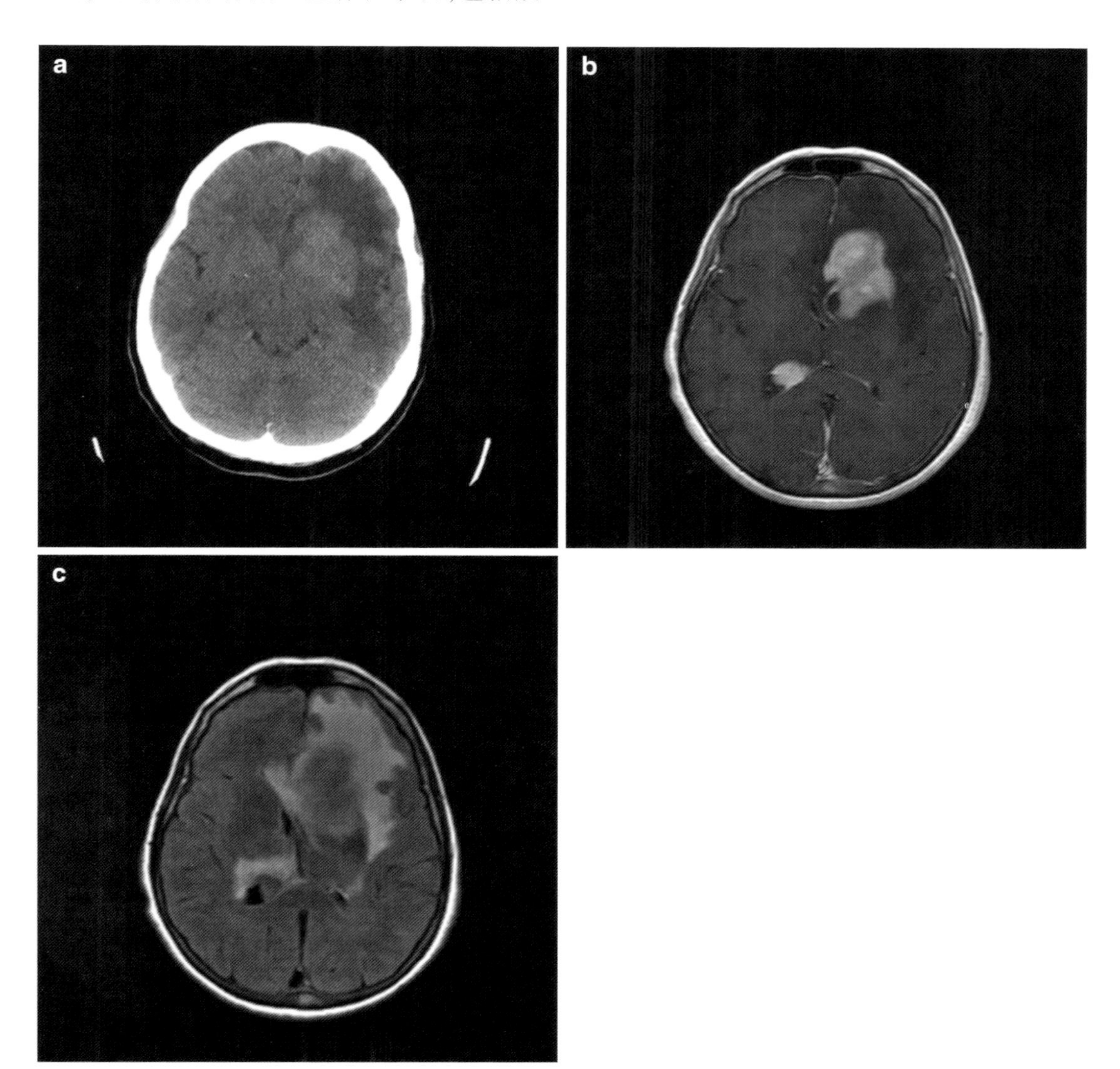

图 8.1　71 岁原发性中枢神经系统淋巴瘤(PCNSL)女性患者的颅部影像。(a)轴位平扫 CT 显示左额叶可见较大占位。(b)轴位 CT 增强显示左额叶强化肿块影,右脑室内可见强化影。(c)T2-FLAIR 序列显示左侧脑室占位及周边血管源性水肿。

示左额叶内 5.1cm×3.4cm×2.6cm 强化肿块影(图 8.1b)。右脑室内少许散在的弱强化病灶。T2-FLAIR 序列中可见额叶内高信号影(图 8.1c)。活检免疫组化:(CD20+)高级别非弥漫性大 B 细胞淋巴瘤,活化 B 细胞样(ABC-like)型,Ki-67 90%~95%。荧光原位杂交法(FISH)检测 BCL-2 和 Myc 均为阴性。PET-CT 未发现颅外病灶。骨髓穿刺阴性。眼科检查阴性。

临床表现

PCNSL 患者的症状与淋巴瘤发生位置有关。一项对 248 例 PCNSL 患者的回顾性研究发现,70%存在局灶性神经功能缺损,43%有精神症状,33%有颅高压症状[4]。大多数肿瘤发生于深部脑组织,因而癫痫发作仅占 14%,低于其他原发脑恶性肿瘤。

眼睛,尤其是玻璃体和(或)视网膜,是 PCNSL 初诊和复发时容易侵犯的部位。20%~25%患者存在眼部受累[5]。原发眼部淋巴瘤(PIOL)发生于玻璃体或者视网膜,不伴有脑组织、软脑膜,或者系统性侵犯。PIOL 患者的颅脑复发很常见,50%~80%在诊断两年内出现颅内复发[6]。症状常表现为飞蚊症,视物模糊,或者无痛性视力下降[7,8]。双眼同时受累常见[5]。

免疫组化

95% 以上的 PCNSL 肿瘤为 CD20+DLBCL,但也可以见到其他类型如 T 细胞淋巴瘤、Brukitt 淋巴瘤和惰性 B 细胞淋巴瘤(黏膜相关淋巴瘤,MALT)[9-11]。实际上,根据造血和淋巴组织肿瘤的 WHO 分类标准,PCNSL 仅定义为免疫功能正常时侵犯中枢的 DLBCL,不包括其他淋巴瘤分型[12]。

PCNSL 中的 DLBCL 特征性表达 B 细胞免疫表型标记物,包括 CD19、CD20 和 CD79a。MUM1 在超过 90%的患者中有表达,共同表达还有 BCL-6[13]。结内 DLBCL 包含两种不同起源细胞的分子亚型:活化 B 细胞样(ABC)型和生发中心 B 细胞样(GCB)型,两者有不同的疾病进展和预后结果[14,15]。这两种类型的诊断依赖不同的免疫表型标记物:CD10、BCL-6 和 MUM1 表达[16]。近来也有学者将 PCNSL 分为非 GCB 型,但这种分类临床应用有限,因为在 PCNSL 患者中,没有证据证明 COO 亚型与预后的关系[17,18]。

PCNSL 肿瘤细胞进行 Myc 表达检测,FISH 法发现 10%~15% DLBCL 患者存在 Myc 突变,提示预后较差,尤其是伴有 BCL-2 基因突变(如二次打击淋巴瘤 DHL)[19,20]。虽然 PCNSL 中 Myc 基因重组发生率很低(3%~9%),但 Myc 蛋白过表达很常见(73%~92%),这提示存在其他 Myc 表达上调的机制[17,18,21]。但根据当前仅有的研究结果,尚未发现 Myc 过表达与临床不良预后存在相关性。总体而言,结内 DLBCL 使用的预后标记物在 PCNSL 中作用不大,这可能由于疾病本身生物学行为差异。

诊断与检查

当拟诊 PCNSL 时,首选颅脑 MRI(平扫+增强),虽然缺少特异性改变,但有几个影像学特点提示 PCNSL 可能性大[22]。病灶通常为孤立(2/3),多发生在幕上脑室或者近脑膜部位,水肿明显,而水肿在脑恶性胶质瘤或者转移瘤中则较少见。肿瘤细胞计数高以及细胞核-质比值高,使得 T1 和 T2 序列上信号相似,DWI 序列上表现为扩散受限。在免疫缺陷的 PCNSL 患者中,常出现环形增强。坏死、出血、钙化很少见。

通过立体定向手术活检可获得病理学明确诊断。活检前尽量避免使用糖皮质激素,因类固醇使用后肿瘤快速退缩,可能导致病理假阴性结果[23]。无腰穿禁忌证下需要行脑脊液(CSF)检查,包括细胞学、流式细胞检测、细胞计数、蛋白和葡萄糖含量。全身检查包括骨髓穿刺，PET-CT，选择性胸、腹、盆腔CT。应采用裂隙灯进行详细的眼科检查，观察是否有眼内受累，通常表现为玻璃体和视网膜侵犯。血清学检查包括HIV、BUN、Cr、LDH，乙肝和丙肝病毒也是必查项。中枢神经系统DLBCL的老年男性患者应行睾丸超声检查。

病例1

该患者接受R-MPV方案化疗。2个周期后复查MRI，疗效PR（图8.2a）。5个周期后复查MRI，疗效CR（图8.2b）。后接受低剂量全脑放疗（WBRT）。

治疗

手术

目前普遍认为手术对控制PCNSL没有明显作用，可导致永久性神经功能损伤，对OS无明显改善[4,24]。但近年此观点受到挑战，德国大型随机Ⅲ期PCNSL研究Group-1（GPSG-1）的回顾性分析显示，本研究中完全切除组PFS增加[25]。根据此研究结果，许多中心考虑对非重要功能区域的单一病灶行完全切除。另外，立体定向引导下的活检由于术后并发症风险很低，被认为是标准的治疗手段。

单纯放疗

PCNSL对射线高度敏感，因而放疗一直是PSNSL重要治疗手段。全脑放疗见效快，总体有效率（ORR）高达90%，但疗效维持时间短。RTOG Ⅱ期前瞻性临床试验（RTOG 83-15）[26]，1983—1987年共纳入41例单纯使用WBRT治疗的PCNSL患者，全脑放疗剂量40Gy，局部病灶加量20Gy，中位OS仅有11.6个月。失败的主要模式是局部复发，61%为局部复发，7%为远处转移。1年和2年的OS分别为48%和28%。25名局部复发患者中，22名（88%）复发灶位于60Gy照射野内。由于严重放射性副作用的存在，如脑坏死等，提高局部照射剂量可能性不大，因

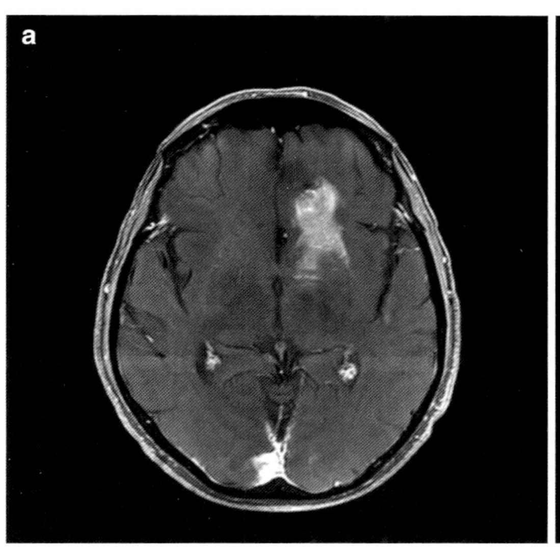

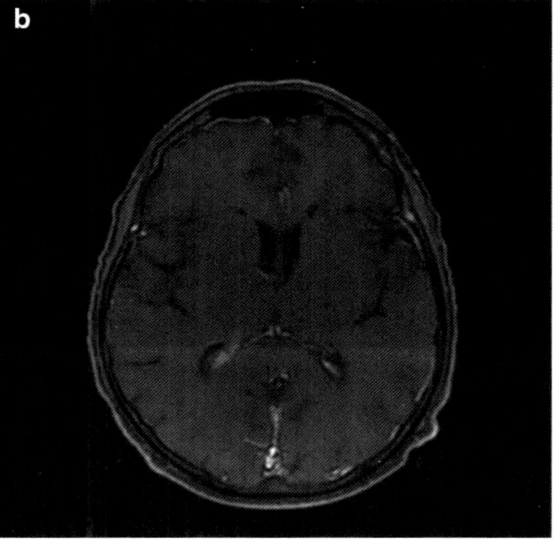

图8.2 甲氨蝶呤基础的化疗后MRI影像。T1增强轴位图像显示2个周期R-MPV（利妥昔单抗、甲氨蝶呤、甲基苄肼、长春新碱）化疗后达部分缓解（a），而5周期后达到完全缓解（b）。

而对于 PCNSL 患者，除放疗外还需要联合其他治疗措施。

联合治疗

RTOG 83-15 显示单纯放疗的疗效差，随后开展的研究主要集中探讨联合治疗方案。RTOG 88-06 研究中，PCNSL 患者首先进行 CHOD 方案化疗（环磷酰胺、阿霉素、长春新碱和地塞米松），然后进行总量 41.4Gy，分次 1.8Gy 的全脑放疗，局部加量 18Gy，剂量累计达 59.4Gy[27]。研究结果中位 OS 为 16.1 个月，2 年 OS 为 42%，与单纯放疗相似，其原因考虑可能与 CHOD 化疗不能有效通过血脑屏障有关。

大剂量 Mtx 可有效通过血脑屏障，改善药物利用率。研究发现，超过 3g/m^2 的 Mtx 静脉快速注射，可以在 CSF 中达到一个稳定的肿瘤杀伤浓度[28,29]。同时联合应用亚叶酸钙预防骨髓抑制和器官损伤（尤其是肾功能损伤），因亚叶酸钙不能通过血脑屏障，因此不会降低 Mtx 对淋巴瘤细胞的杀伤作用。早期来自 MSKCC 中心的 DeAngelis 团队开展了一项研究，评估高剂量 Mtx 为基础的化疗治疗 PCNSL，共入组 31 例患者，静脉和鞘内注射 Mtx，随后进行颅脑放疗（全脑剂量为 40Gy，局部病灶加量 14.4Gy），后采用大剂量阿糖胞苷巩固化疗[30]。与非随机性的 16 例单纯放疗患者进行比较，综合治疗组中位 OS 42.5 个月，较单纯放疗组（21.7 月）得到提高，中位复发时间改善（41 个月对 10 个月）。随后在其他研究中也得到类似的结果，综合治疗中位 OS 为 32~36 个月[31-33]。

以 Mtx 为基础的化疗改善了 PCNSL 临床疗效，同时未显著增加治疗成本。但随着随访时间延长，出现了严重的神经毒性，尤其是 60 岁以上患者。MSKCC 中综合治疗组 32 例患者中，有 10 例（32%）出现了迟发的神经毒性[34]。随访 48 个月时，60 岁及以上患者 100%出现了神经毒性，小于 60 岁的患者中发生率为 35%。大于 60 岁的患者症状出现的中位时间为 13.2 个月（6~52 个月），包括痴呆、尿失禁、不能行走。有 3 例患者死于神经毒性。MRI 显示脑实质萎缩和白质弥漫性改变，无肿瘤复发表现。由于 Mtx 和高剂量 WBRT（40Gy，局部加量 14.4Gy）神经毒性发生率高，随后的研究主要着眼于不采用或者推迟 WBRT。

豁免 WBRT

PCNSL 中最大的随机临床试验 G-PCNSL-SG-1，旨在评估单独使用大剂量 Mtx 为基础的化疗疗效不劣于化疗+全脑放疗（总量 45Gy，30 分次，1.5Gy 每日）。来自德国 74 个治疗中心的 551 例患者，318 例完成了治疗，其中化疗联合放疗组患者的中位 OS 是 32.4 个月，而单独化疗组为 37.1 个月（P=0.71）。中位 PFS 联合放疗组更高（18.3 个月对 11.9 个月，P=0.14），无统计学意义。单独化疗组的神经毒性副作用更低（49%对 26%）。作者认为，联合放疗组未取得显著的 OS 优势，其对 PFS 的改善与其增加的神经毒性风险则需要进行权衡。该临床试验结果被多位肿瘤学者当作初治 PCNSL 患者豁免 WBRT 的证据。然而，由于该临床试验本身也存在许多缺陷，还不能明确得出 WBRT 无效的结论。首先，该实验未能解决主要假设问题，对其中的干扰因素未进行充分分析。其次，有 30%的患者的治疗极不规范，未按照研究设计执行。例如，单独化疗组中，29%没有达到 CR 的患者后续进行 WBRT，而放疗组中有 24%的患者却没有接受放疗。还有，化疗药物的使用不规范，对神经毒性的评估不足。最终仅有 58%的原始入组病例纳入研究，有极大可能影响了研究结果。此外，非放疗组后续补救治疗方案的不统一，也使得该研究结果可信度降低[35]。

减量WBRT

WBRT可以延长PFS,但有增加神经毒性的风险,MSCKK研究组提出在高剂量Mtx为基础的化疗后减少剂量的WBRT(rdWBRT)。一项多中心临床研究纳入了52例患者,中位年龄为60岁(30~79岁),先予R-MVP方案[利妥昔单抗、Mtx(3.5g/m^2)、丙卡巴肼、长春新碱]化疗5~7个周期,再予rdWBRT总量23.4Gy,每次1.8Gy,评估疗效如果未达CR,后续再给予2个周期高剂量阿霉素巩固化疗。31例患者在R-MVP和RdWBRT之后获得CR。该组患者的中位PFS为7.7年,中位随访期为5.9年,没有得出中位OS。2年PFS为77%,3年OS为87%。试验中也严格进行神经认知功能观察,没有出现严重的神经毒性反应。35%(n=11)的患者出现了疾病进展,2例眼部复发,9例为颅内复发。鉴于rdWBRT神经毒性低,RTOG1114随机试验正对此进一步评估。

自体干细胞移植

许多个中心希望不使用全脑放疗基础上,能寻找到新的治疗模式。目前研究热点为大剂量化疗和自体干细胞移植(ASCT)。理论上讲静脉给予高浓度化疗药物时,CSF也会达到细胞杀伤毒性的药物浓度。DLBCL的早期研究中,采用BEAM方案(BCNU、依托泊苷、美法仑)3年的无事件生存期(EFS)仅有25%,3年OS为60%[36]。当调整为可以进入CNS的药物(如噻替哌)时,疗效提高。根据两项前瞻性单臂试验的结果,大剂量Mtx药物为主的化疗后,给予大剂量阿莫司汀、噻替哌和ASCT,加或不加WBRT,中位OS为104月,5年OS为70%[37]。MSKCC研究设计为R-MVP方案化疗后,继续行大剂量化疗和TBC(噻替派、白消安、环磷酰胺)处理后ASCT[38]。32例患者中,有81%接受ASCT。中位随访45个月时,中位OS和PFS还未得出,2年PFS和OS分别为79%和81%,没有出现神经毒性,ASCT患者没有应用WBRT,本实验结果优于R-MVP化疗联合rdWBRT。在ASCT研究中,需要重视的是有3例移植相关性死亡,而rdWBRT没有与放疗相关的死亡发生。正在进行中的ANOCEF/GOELAMS的随机性研究,旨在比较Mtx化疗后巩固性WBRT和ASCT的临床获益和毒性分析(MCT01011920和NCT00863460)。

密集化疗

对于新诊断的PCNSL,采用高强度的化疗,不用后续的ASCT或者WBRT。CALGB多中心研究(ALLiance 50202)中,44例患者接受大剂量MT-R方案[利妥昔单抗、Mtx(8g/m^2)和替莫唑胺]4个周期达到CR后,给予依托泊苷和高剂量阿霉素巩固治疗[39]。中位随访4.9年,2年PFS为57%,中位OS还没得出。该研究没有正规观察神经认知功能改变,也未见神经毒性相关报告。CALGB51101随机性研究中,入组初治PCNSL均采用MT–R诱导化疗,然后随机分入EA(依托泊苷、阿糖胞苷)或BCNO(卡莫司汀)联合噻替派预处理组,并行ASCT治疗。

补救治疗

初治PCNSL患者近年来趋于不用RT,RT常用于复发或难治性病例。一项回顾性研究中,48例复发或者难治的PCNSL患者采用WBRT,有效率(ORR)为79%,有58%的患者中位剂量40Gy(范围21.6~50.4Gy)的WBRT后达到CR[40]。放疗后1年OS为54%,中位OS为16个月,22%患者发生神经毒副反应,60岁以上及放疗前6个月内使用Mtx治疗的患者发生风险高。在另一项回顾性研究中,Mtx治疗失败后给予WBRT(中位剂量36Gy),有效率为73%(CR 37%)[41]。从放疗开始的中位 OS 为 10.9 个月,15%的患者发生神经毒副反应,放疗剂量超过 36Gy 发生风险高。综合来说,Mtx 治疗失败后 WBRT 挽救治疗总有效率超过 70%,而迟发神经毒性反应尚可接受。至今没有数据表明挽救性的化疗可以达到这么高的 ORR。

病例 1

该患者接受 6-MV X 线对穿照射,照射野包含全脑及双侧眼眶后部,总剂量 23.4Gy,1.8Gy/F(图 8.3)。静态调强技术用来控制热点在 107%以下。根据纪念斯隆凯特琳癌症中心(MSKCC)要求,WBRT 完成后,她继续 2 个周期大剂量阿霉素化疗。治疗后 18 个月,患者无病生存,没有出现神经毒性副反应。

病例 2

54 岁男性,开始出现乏力和左上肢麻木,后逐渐不能行走。当地医院 MRI 显示右侧额叶后部强化肿块影,大小 3.5cm ×2.5cm×3.2cm,伴周围水肿及邻近侧脑室受压(图 8.4a–f)。给

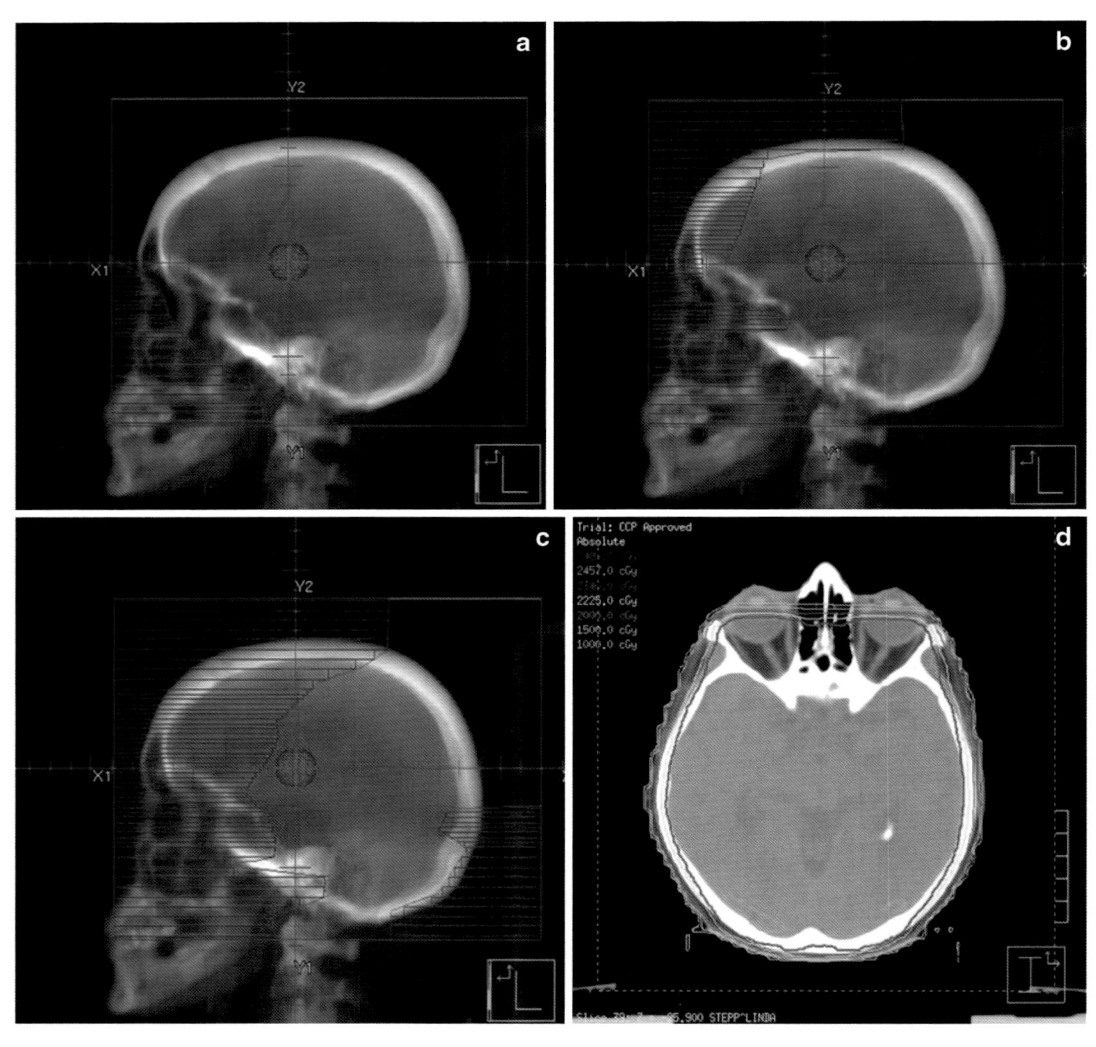

图 8.3 患者 5 周期 R–MPV 方案化疗影像完全缓解后,接受了全脑 23.4Gy 低剂量放疗。(a)6–MV 光子两侧对穿野包及全脑及双侧眶后。(b,c)静态调强技术控制热点在 107%以下。(d)轴位 CT 显示处方剂量 23.4Gy 的等剂量线。

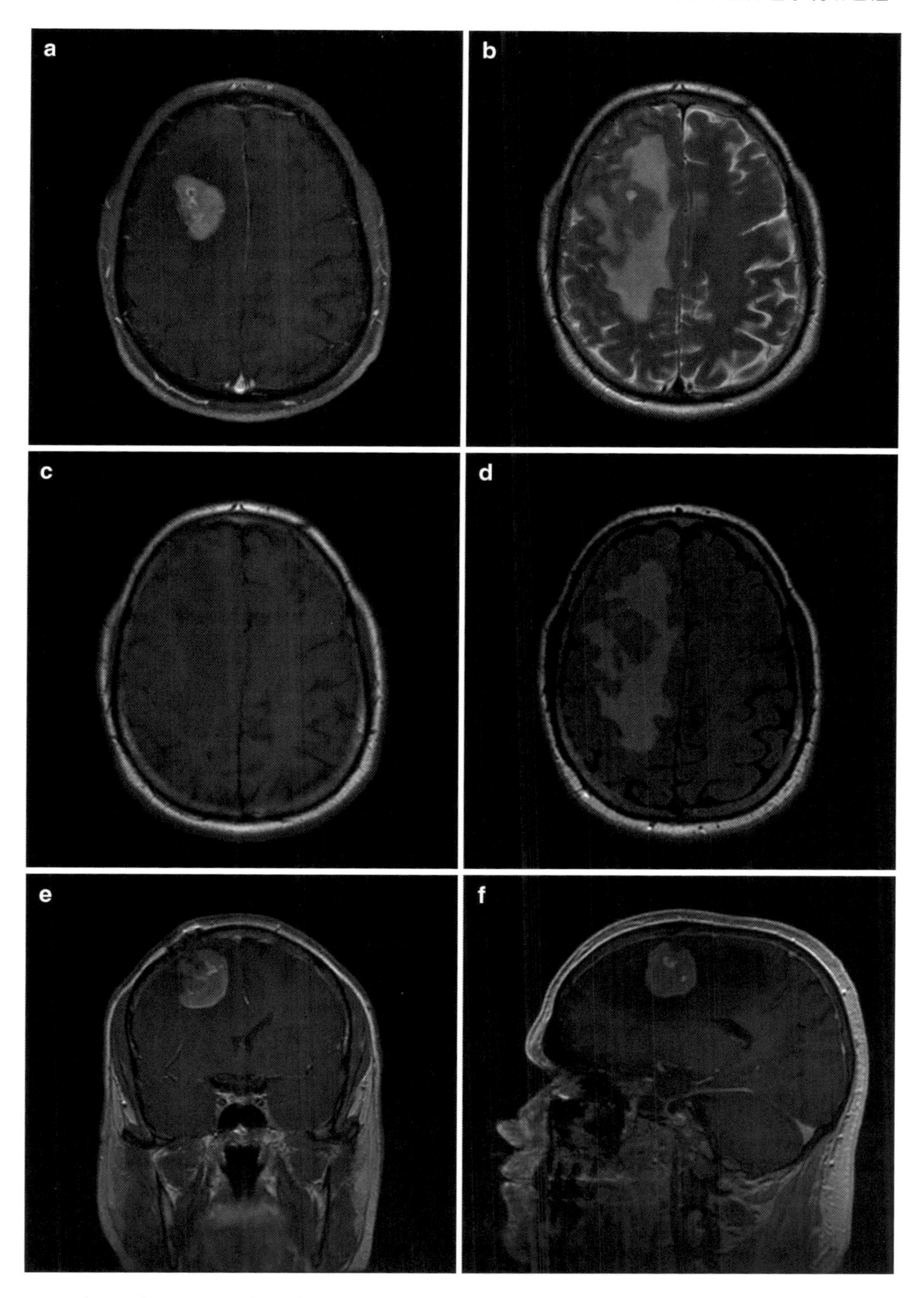

图 8.4　一名 54 岁 PCNSL 男性患者的 MRI 影像。(a)T1 增强轴位图像显示右侧额叶后部强化肿块影。(b)T2-FLAIR 像显示伴明显水肿。(c)T1 加权轴位图像显示额叶肿块与脑灰质密度接近。(d)T2 加权像显示额叶肿块与周围水肿带相比密度接近或略低。(e,f)增强冠状位及矢状位图像显示右额叶占位，邻近侧脑室受压。

予类固醇激素并拟行定向活检术,由于病灶退缩明显,活检时间有所延迟。后病灶增大,行活检病理诊断为弥漫性大B细胞淋巴瘤,Ki-67为80%~90%。PET-CT检查没有发现颅脑外的阳性病灶,睾丸B超正常,骨髓穿刺阴性,眼科检查正常。5个周期R-MVP化疗后,影像学仍然提示右侧额叶强化肿瘤灶。又进行了2个周期治疗后,仍有肿瘤存在。此时考虑应用放疗,患者因担心放疗毒副反应故而选择了应用BCNU、噻替派、利妥昔单抗后进行ASCT。但治疗后额叶强化病灶仍存在,T2序列高信号影提示疾病未控。随后他选择了放疗,全脑照射23.4Gy,后IMRT技术局部加量16.2Gy,累积DT达39.6Gy(图8.5)。放疗后复查MRI,右额叶内强化病灶消失。

放疗技术

全脑照射采用X线(4~10MV)对穿照射。CT扫描下界为C1或者C2下缘,注意靶区包括筛板水平的额叶和眼球后方2/3水平。有眼部受累患者,照射野应包括整个眼睛,不保晶体。

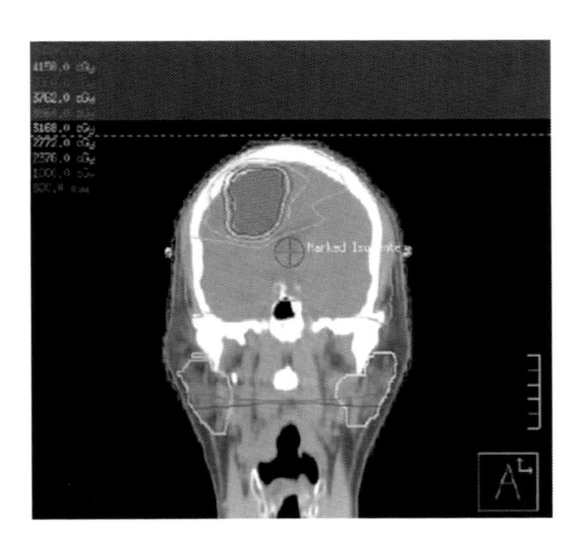

图8.5 全脑照射23.4Gy后,右额叶病灶IMRT补量至39.6Gy。

应用Mtx化疗达到CR的患者,我们主张使用rdWBRT,照射23.4Gy,1.8Gy/F。复查MRI评估疗效。临床医生需要注意,MRI表现为微小异常信号影,不一定即代表活性病灶,也不能因此不让患者接受rdWBRT[36]。未用全身治疗仅用WBRT的患者,放疗剂量为40~45Gy,巩固性放疗的剂量通常为36~45Gy。

一项PCNSL局部脑照射的回顾性研究入组43例患者,74%为单发病灶,60%接受了全身治疗[42]。局部脑照射中位剂量为50Gy,中位照射野外放距离是4cm。5年野内复发率为57%,野外复发率为49%。研究者认为,若外放距离少于4cm,将出现很高的野外复发率。根据以上结果,为了预防野外复发,应行全脑放疗。部分脑放疗也在复发病例中进行探讨。一项6例原发或继发CNS淋巴瘤复发病例的小样本研究报道[43]显示,γ刀治疗后的患者神经症状得到改善,但治疗后3~13个月均有疾病进展。可见局部脑照射作用有限。

有限数据表明,局部脑照射作用不大,提升肿瘤照射剂量是否获益目前尚不清楚。HOVON研究中,105例患者诱导化疗达到CR,后采用同步推量照射,全脑总量为30Gy/20F,1.5Gy/F,残留病灶总量为40Gy,2.0Gy/F。为了减少全脑高剂量引起的毒副反应,通常采用同步或者序贯肿瘤灶局部加量至≥40Gy,分次量≤2Gy。

特别对于多灶病变,整合IMRT计划更具优势。当患者接受各种治疗且表现为颅内多次进展病灶,整合IMRT应包括不同时间MRI检查所发现的进展灶。物理师可将不同时期的MRI影像融合以勾画阳性病灶区。例如一患者接受了4种方案化疗后仍病情进展,接受了根治性放疗。先全脑照射30Gy,

同时用MRT技术针对所有进展病灶整体加量至45Gy。目前，临床多采用IMRT技术实现肿瘤局部同步推量。

结论

在过去的几十年里，PCNSL诊断水平得到提高，最佳的治疗方案仍然没有统一。以大剂量Mtx为基础的治疗方案中，同时应用大剂量WBRT（剂量≥45Gy），PFS有所提高，但出现了严重的神经毒性，尤其在高龄患者中。Ⅱ期单臂试验显示23.4Gy减量照射后，长期随访没有发现神经毒性，rdWBRT治疗模式值得期待。密集化疗和ASCT均可作为巩固治疗的可选手段。未来的临床试验将进一步明确更有效合理的治疗方案。

（孙秀锦 尹丽 译 何侠 校）

参考文献

1. Eby NL, et al. Increasing incidence of primary brain lymphoma in the US. Cancer. 1988;62(11):2461–5.
2. Hochberg FH, Miller DC. Primary central nervous system lymphoma. J Neurosurg. 1988;68(6):835–53.
3. Fine HA, Mayer RJ. Primary central nervous system lymphoma. Ann Intern Med. 1993;119(11):1093–104.
4. Bataille B, et al. Primary intracerebral malignant lymphoma: report of 248 cases. J Neurosurg. 2000;92(2):261–6.
5. Peterson K, et al. The clinical spectrum of ocular lymphoma. Cancer. 1993;72(3):843–9.
6. Ursea R, et al. Ophthalmic, ultrasonographic findings in primary central nervous system lymphoma with ocular involvement. Retina. 1997;17(2):118–23.
7. Grimm SA, et al. Primary intraocular lymphoma: an International Primary Central Nervous System Lymphoma Collaborative Group Report. Ann Oncol. 2007;18(11):1851–5.
8. Char DH, et al. Primary intraocular lymphoma (ocular reticulum cell sarcoma) diagnosis and management. Ophthalmology. 1988;95(5):625–30.
9. Shenkier TN, et al. Primary CNS lymphoma of T-cell origin: a descriptive analysis from the international primary CNS lymphoma collaborative group. J Clin Oncol. 2005;23(10):2233–9.
10. Monabati A, et al. Primary burkitt lymphoma of the brain in an immunocompetent patient. Case report. J Neurosurg. 2002;96(6):1127–9.
11. Tu PH, et al. Clinicopathologic and genetic profile of intracranial marginal zone lymphoma: a primary low-grade CNS lymphoma that mimics meningioma. J Clin Oncol. 2005;23(24):5718–27.
12. Kluin PM, Deckert M, Ferry JA. Primary diffuse large B cell lymphoma of the CNS., in WHO classification of tumours of haematopoietic and lymphoid tissue (IARC WHO Classification of tumours). Lyon: IARC; 2008. p. 240–1.
13. Giannini C, Dogan A, Salomao DR. CNS lymphoma: a practical diagnostic approach. J Neuropathol Exp Neurol. 2014;73(6):478–94.
14. Alizadeh AA, et al. Distinct types of diffuse large B-cell lymphoma identified by gene expression profiling. Nature. 2000;403(6769):503–11.
15. Bea S, et al. Diffuse large B-cell lymphoma subgroups have distinct genetic profiles that influence tumor biology and improve gene-expression-based survival prediction. Blood. 2005;106(9):3183–90.
16. Hans CP, et al. Confirmation of the molecular classification of diffuse large B-cell lymphoma by immunohistochemistry using a tissue microarray. Blood. 2004;103(1):275–82.
17. Brunn A, et al. Frequent triple-hit expression of MYC, BCL2, and BCL6 in primary lymphoma of the central nervous system and absence of a favorable MYC(low) BCL2 (low) subgroup may underlie the inferior prognosis as compared to systemic diffuse large B-cell lymphomas. Acta Neuropathol. 2013;126(4):603–5.
18. Gill KZ, et al. MYC protein expression in primary diffuse large B-cell lymphoma of the central nervous system. PLoS One. 2014;9(12):e114398.
19. Klapper W, et al. Structural aberrations affecting the MYC locus indicate a poor prognosis independent of clinical risk factors in diffuse large B-cell lymphomas treated within randomized trials of the German High-Grade Non-Hodgkin's Lymphoma Study Group (DSHNHL). Leukemia. 2008;22(12):2226–9.
20. Akyurek N, et al. Prognostic significance of MYC, BCL2, and BCL6 rearrangements in patients with diffuse large B-cell lymphoma treated with cyclophosphamide, doxorubicin, vincristine, and prednisone plus rituximab. Cancer. 2012;118(17):4173–83.
21. Cady FM, et al. Del(6)(q22) and BCL6 rearrangements in primary CNS lymphoma are indicators of an aggressive clinical course. J Clin Oncol. 2008;26(29):4814–9.
22. Mansour A, et al. MR imaging features of intracranial primary CNS lymphoma in immune competent patients. Cancer Imaging. 2014;14(1):22.
23. Porter AB, et al. Primary central nervous system lymphoma can be histologically diagnosed after previous corticosteroid use: a pilot study to determine whether corticosteroids prevent the diagnosis of primary central nervous system lymphoma. Ann Neurol. 2008;63(5):662–7.
24. DeAngelis LM, et al. Primary CNS lymphoma: combined treatment with chemotherapy and radiotherapy. Neurology. 1990;40(1):80–6.
25. Weller M, et al. Surgery for primary CNS lymphoma? Challenging a paradigm. Neuro Oncol.

2012;14(12):1481–4.
26. Nelson DF, et al. Non-Hodgkin's lymphoma of the brain: can high dose, large volume radiation therapy improve survival? Report on a prospective trial by the Radiation Therapy Oncology Group (RTOG): RTOG 8315. Int J Radiat Oncol Biol Phys. 1992;23(1):9–17.
27. Schultz C, et al. Preirradiation chemotherapy with cyclophosphamide, doxorubicin, vincristine, and dexamethasone for primary CNS lymphomas: initial report of radiation therapy oncology group protocol 88–06. J Clin Oncol. 1996;14(2):556–64.
28. Borsi JD, Moe PJ. A comparative study on the pharmacokinetics of methotrexate in a dose range of 0.5 g to 33.6 g/m2 in children with acute lymphoblastic leukemia. Cancer. 1987;60(1):5–13.
29. Shapiro WR, Young DF, Mehta BM. Methotrexate: distribution in cerebrospinal fluid after intravenous, ventricular and lumbar injections. N Engl J Med. 1975;293(4):161–6.
30. DeAngelis LM, et al. Combined modality therapy for primary CNS lymphoma. J Clin Oncol. 1992;10(4):635–43.
31. Ferreri AJ, et al. High-dose cytarabine plus high-dose methotrexate versus high-dose methotrexate alone in patients with primary CNS lymphoma: a randomised phase 2 trial. Lancet. 2009;374(9700):1512–20.
32. Glass J, et al. Preirradiation methotrexate chemotherapy of primary central nervous system lymphoma: long-term outcome. J Neurosurg. 1994;81(2): 188–95.
33. O'Brien PC, et al. Combined-modality therapy for primary central nervous system lymphoma: long-term data from a Phase II multicenter study (Trans-Tasman Radiation Oncology Group). Int J Radiat Oncol Biol Phys. 2006;64(2):408–13.
34. Abrey LE, DeAngelis LM, Yahalom J. Long-term survival in primary CNS lymphoma. J Clin Oncol. 1998;16(3):859–63.
35. Citterio G, Ferreri AJ, Reni M. Current uses of radiation therapy in patients with primary CNS lymphoma. Expert Rev Anticancer Ther. 2013;13(11):1327–37.
36. Abrey LE, et al. Report of an international workshop to standardize baseline evaluation and response criteria for primary CNS lymphoma. J Clin Oncol. 2005;23(22):5034–43.
37. Kasenda B, et al. Prognosis after high-dose chemotherapy followed by autologous stem-cell transplantation as first-line treatment in primary CNS lymphoma--a long-term follow-up study. Ann Oncol. 2012;23(10):2670–5.
38. Omuro A, et al. R-MPV followed by high-dose chemotherapy with TBC and autologous stem-cell transplant for newly diagnosed primary CNS lymphoma. Blood. 2015;125:1403–10.
39. Rubenstein JL, et al. Intensive chemotherapy and immunotherapy in patients with newly diagnosed primary CNS lymphoma: CALGB 50202 (Alliance 50202). J Clin Oncol. 2013;31(25):3061–8.
40. Hottinger AF, et al. Salvage whole brain radiotherapy for recurrent or refractory primary CNS lymphoma. Neurology. 2007;69(11):1178–82.
41. Nguyen PL, et al. Results of whole-brain radiation as salvage of methotrexate failure for immunocompetent patients with primary CNS lymphoma. J Clin Oncol. 2005;23(7):1507–13.
42. Shibamoto Y, et al. Is whole-brain irradiation necessary for primary central nervous system lymphoma? Patterns of recurrence after partial-brain irradiation. Cancer. 2003;97(1):128–33.
43. Matsumoto Y, et al. Effectiveness and limitation of gamma knife radiosurgery for relapsed central nervous system lymphoma: a retrospective analysis in one institution. Int J Hematol. 2007;85(4):333–7.

第 9 章

原发性睾丸淋巴瘤

Andrew Wirth, Chan Yoon Cheah

摘 要

蒽环类药物为基础的化疗后行辅助睾丸照射，是Ⅰ~Ⅱ期原发性睾丸淋巴瘤标准治疗的一部分，在特定的患者中可有效提高局控率，改善总生存。根据具体情况，辅助睾丸照射还可用于Ⅲ~Ⅳ期的晚期患者。

简介

原发性睾丸淋巴瘤(PTL)是一种罕见的侵袭性结外淋巴瘤，年发病率约(0.09~0.26)/100 000，在睾丸恶性肿瘤中不超过5%，占非霍奇金淋巴瘤(NHL)的1%~2%[1,2]，是60岁以上老年男性最常见的睾丸恶性肿瘤类型[3-6]，也是最常见的双侧睾丸肿瘤[7]。典型症状为睾丸无痛性肿大，质地坚硬，约40%患者出现水肿[3,8]。超过10%PTL患者发生双侧睾丸同时受侵，20%~30%的患者出现全身症状[2,9]。PTL具有复发倾向，主要累及结外器官，包括CNS、皮肤、对侧睾丸及胸膜[4,6,10-12]。HIV感染是已知的侵袭性NHL的危险因素，HIV阳性的PTL患者常为青年男性，具有高度侵袭性，在抗反转录病毒治疗出现之前此类患者预后极差[13,14]。当前PTL的标准治疗为R-CHOP方案(利妥昔单抗+环磷酰胺+多柔比星+长春新碱+泼尼松)化疗，中枢神经系统(CNS)预防以及局部-区域放疗。在本章节中，我们将通过一例PTL案例，讨论其合理的评估及疾病管理，重点关注放射治疗价值。

A. Wirth (✉)
Division of Radiation Oncology and Cancer Imaging,
Peter MacCallum cancer Centre,
East Melbourne, VIC, Australia
e-mail: andrew.wirth@petermac.org

C.Y. Cheah
Department of Lymphoma/Myeloma,
UT MD Anderson Cancer Center,
1515 Holcombe Blvd, Houston, TX 77030, USA
e-mail: ccheah@mdanderson.org

病史和初步评估

49岁男性患者，既往体健，因右侧阴囊无痛性肿块两个月至当地医院泌尿科就诊，无体重下降、发热、盗汗。血生化结果提示β-HCG、AFP、LDH及肝肾功能正常，FBE正常。阴囊超声可见 2.5cm 大小睾丸结节,CT 检查除睾丸外未见异常,行经腹股沟睾丸切除术,术后病理提示弥漫性大 B 细胞淋巴瘤累及睾丸,未侵及附睾和白膜。

随后,患者转入血液科进一步治疗,体格检查未见明显异常,特别是无肿大淋巴结,无肝大脾大,全身皮肤无可疑病变。骨髓活检、PET-CT、颅脑 MRI 和脑脊液(CSF)细胞学、流式细胞术检查结果均未见异常,HIV 阴性。因此,该患者分期为Ⅰ期。

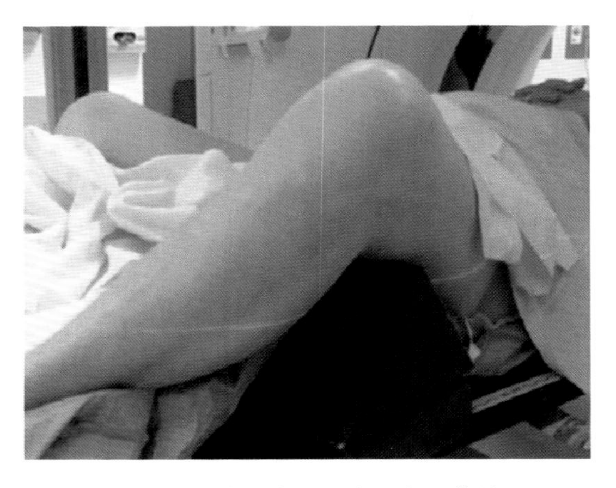

图 9.1 阴囊照射时患者取截石体位。

睾丸切除术后的系统治疗

详细告知患者诊疗方案及相关的急慢性毒性反应,包括生育功能丧失、性腺机能减退。患者拒绝精子采集。随后 R-CHOP 方案化疗,每 3 周重复,共 6 个周期。化疗期间予以阿糖胞苷鞘内注射,R-CHOP 方案结束后予两周期大剂量甲氨蝶呤巩固化疗。患者按计划完成治疗,无严重毒性反应。

睾丸照射

该患者接受了 30.6Gy/17F 睾丸放疗。取仰卧位,两腿稍微分开,移开阴茎并向上固定(图 9.1 和图 9.2)。采用临床解剖标志,照射野包括整个阴囊及内容物,上界为可触诊的睾丸/阴囊上方 1.5cm。此外,还可以通过 CT 模拟图像进行勾画, 这也有助于确定所需的电子能量(图 9.3a–c)。16 MeV 电子线照射,每日通过手动验证临床解剖标志,确保整个治疗过程中包含整个阴囊。皮肤准直器用于保护直肠(图 9.4)。因 16 MeV 皮肤剂量已经很高, 该患者未使用组织补偿模体。当使用较低能量时,可能需要借助组织补偿模体以确保获得满意的皮肤剂量,特别是有皮肤受侵时。治疗过程中注意保暖并保持患者放松,否则可能会发生阴囊收缩,照射野无法很好地将其覆盖。该患者为Ⅰ期,未行区域淋巴结照射。

护理和随访

放疗期间每周检查患者,特别需要注意阴囊和会阴部的皮肤护理。患者几乎都

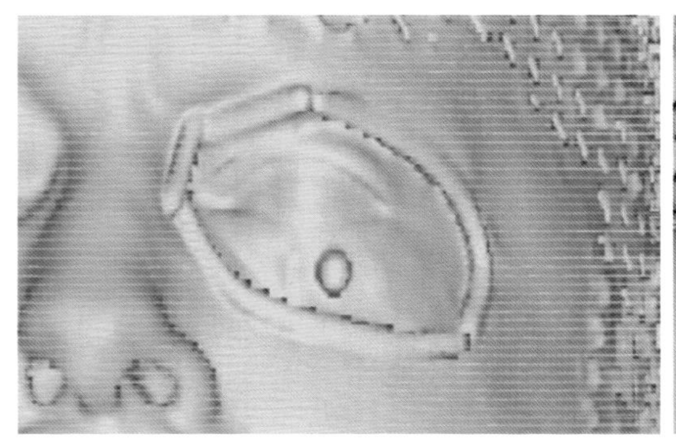
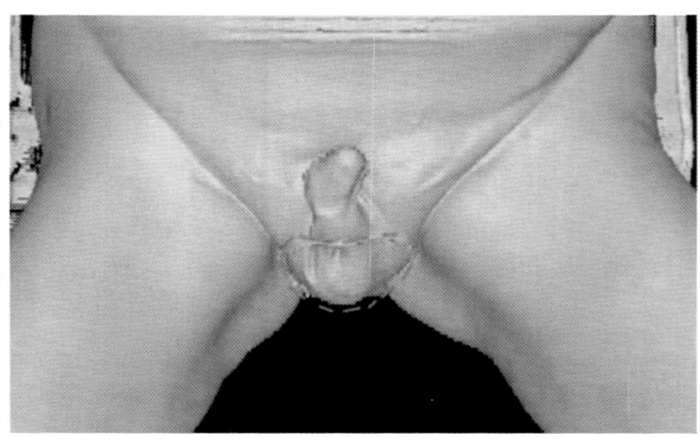

图 9.2 阴囊照射时患者取截石位,橘红色线显示照射野边缘。

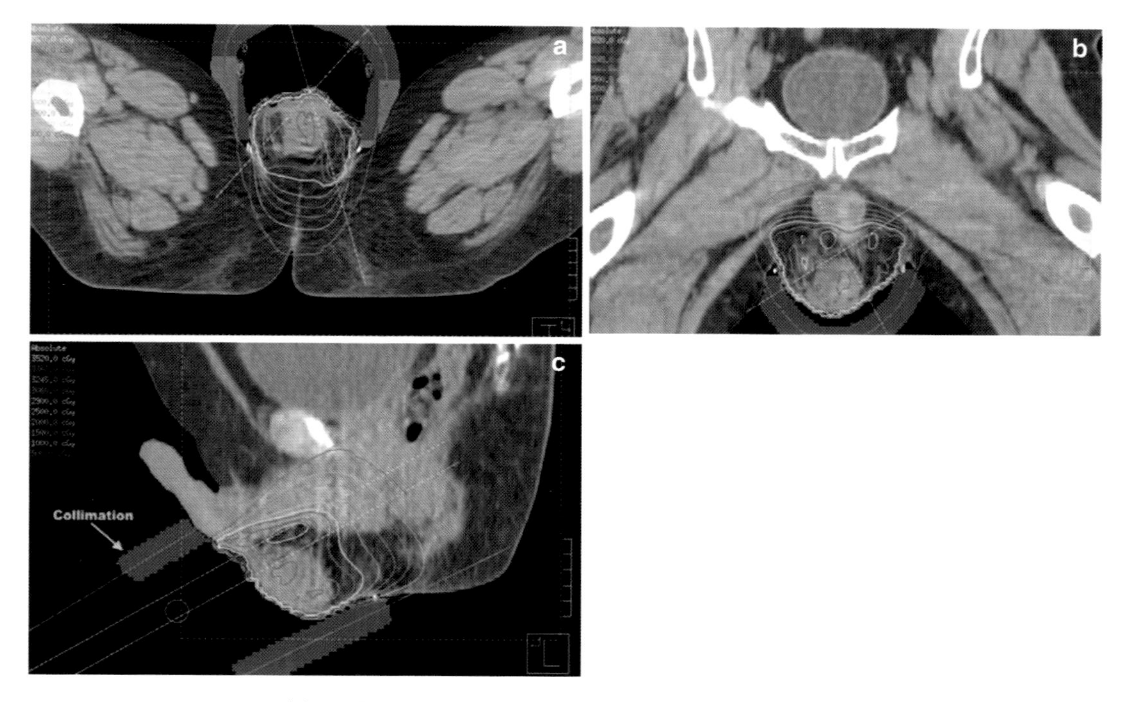

图 9.3　CT 计划系统显示红色的 100%剂量线：(a)轴位，(b)冠状位，(c)矢状位。

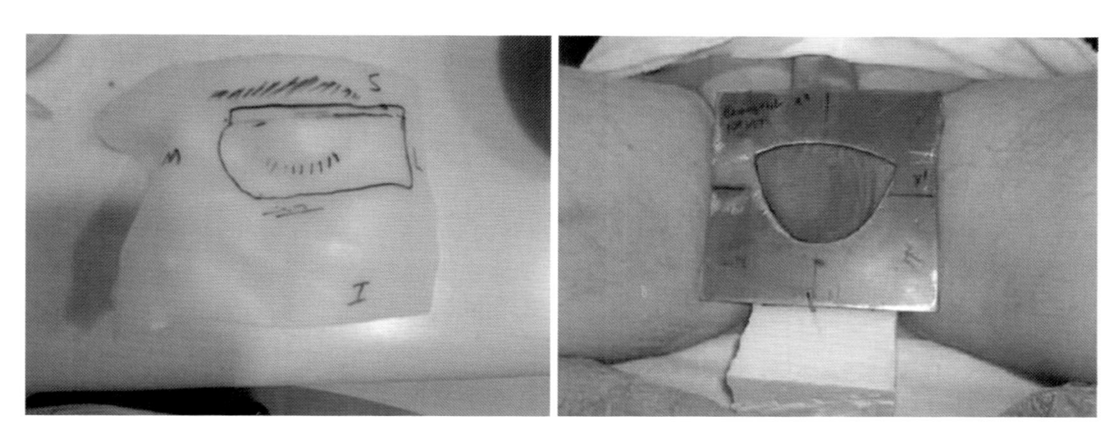

图 9.4　皮肤准直器设置，确保整个阴囊在治疗期间暴露于皮肤准直器之外。

会出现 2/3 级放射性皮炎，尤其是放疗近结束或结束一周时，可行坐浴、局部涂抹保湿霜。随访包括定期临床评估，寻找肿瘤复发或晚期毒性的证据，包括性腺机能减退。定期检测血清睾酮和促性腺激素水平，在内分泌科医师指导下进行合理的激素替代治疗。

分析和讨论

病理

大多数 PT-DLBCL 患者病理类型为活化的 B 细胞型[5,15-20]。该病理分型可能预示着 PTL 的不良预后[21,22]。尽管 MYC 和 BCL-2 蛋白共表达可能导致ABC型结内DLBCL的不良预后，但在PTL中，同时发生MYC、BCL-2和（或）BCL-6基因重排的细胞遗传学"双击"病例是罕见的[23-25]。MYD88突变在PTL中也比结内DLBCL更常见[26,27]。PTL的其他组织学类型包括套细胞淋巴瘤、结外NK细胞淋巴瘤、外周T细胞淋巴瘤、结外边缘区淋巴瘤、ALK1阴性间变性大细胞淋巴瘤和儿童滤泡性淋巴瘤[18,28-39]。PTL结外复发倾向的生物学基础尚未明确，但可能与血液-睾丸屏障背后免疫特异性位点发生免疫逃逸表型起源及趋化因子受体CXCR4的过表达相关[40-47]。近期Chapuy等在一项43例PTL患者的研究中发现，超过40%存在9p24.1/CD274(PD-L1)复制，并且与PD1配体的过表达相关[48]。

评估依据、分期和预后

超声是阴囊肿胀的基础影像学检查，可在扩大的睾丸中显示具有血流信号的、低回声性的局部或弥漫性区域[49,50]。磁共振成像(MRI)可同时评估睾丸、睾丸间质和精索，睾丸淋巴瘤表现为T2低信号和不均匀强化[51]。腹股沟睾丸切除术为诊断的必需手段，且是最佳的局控手段。免疫组化在组织病理学评估中是至关重要的，因为对于部分病例很难鉴别PTL与精原细胞瘤[52]。

推荐PET-CT和骨髓活检进行分期。由于PTL有中枢神经系统(CNS)受累倾向，必须行颅脑MRI检查及通过腰椎穿刺行CSF细胞学和流式细胞术分析[53]。皮肤是结外复发的常见部位，皮肤DLBCL(腿型)已在PTL病例中有报道[54]，应进行全面检查。此外，还应行HIV感染血清学检测。

PTL采用Ann Arbor分期系统[55]。60%~70%的患者为Ⅰ~Ⅱ期[2,4,12,56]，孤立性双侧睾丸受累的Ⅰ/Ⅱ期患者预后相似，因此可视为Ⅰ期[57,58]。

对于大多数局限性PTL患者，通常IPI < 2，其预后的评估作用有限[59]。已报道的不良预后因素包括：高龄、晚期、B症状、一般状况差、超过一个结外器官受侵、肿瘤大小 >10cm、LDH或β2微球蛋白升高、低白蛋白、左侧睾丸受累和邻近组织浸润[1,2,4,6,11,12,60-65]。荷兰系列研究发现结外边缘区淋巴瘤转化形成的DLBCL与"纯"DLBCL比较，通常肿瘤体积小、LDH升高少、无B症状、IE期比率高、IPI水平低，但无明显生存改善趋势[32]。

PTL具有初治后10~15年以上持续复发的特征，复发部位通常包括对侧睾丸、中枢神经系统，但也可能发生在多个结外区，包括肺、软组织、肾上腺、肝和骨髓[4,6,11,12]。

全身治疗

仅接受睾丸切除术和（或）单纯放疗的患者预后不佳[2,3,66]。现有的全身治疗数据均来自非随机Ⅱ期研究或回顾性研究，PLT相比于结内DLBCL，预后更差，回顾性分析显示PFS和OS曲线呈坪样表现[5,6,9,11,12,56,63]。有证据表明，随着治疗策略的发展，PTL的预后逐渐改善[2,11]。SEER数据分析显示，1980—1985年确诊患者的中位OS为1.8年，随后20年间确诊患者的中位数据尚无统计[2]。在引入利妥昔单抗之前，3周剂量的CHOP化疗是PTL最常用的治疗方案，5年OS达30%~52%[11,67]。有小样本研究评估加入博来霉素，增加剂量密度或强化化疗方案如大剂量环磷酰胺、多柔比星、长春新碱和地塞米松(Hyper-CVAD)等，但未得出阳性结果，并且在老年患者中应用具有一定风险[10,63,68]。

来自英国哥伦比亚癌症中心(BCCA)的一项样本回顾性分析显示，加入利妥昔单抗后，5年疾病控制率或OS无改善；但多因素分析显示，利妥昔单抗与延长疾病进展时间(P=0.006)和提高总生存(OS)(P=0.009)均相关[64]。

现有有限的全身治疗研究结果中，康纳斯等报道3个周期的CHOP方案或ACOB 6周方案（环磷酰胺、多柔比星、长春新碱、博来霉素和泼尼松龙）获得了阳性结果[68]。但其他系列研究，包括大样本IELSG分析和来自澳大利亚的单中心研究均表明，接受少于6个周期化疗的患者预后较差；因此，减少化疗周期不推荐用于PTL[6,12]。

目前已完成的PTL的前瞻性临床试验较少。GOELAMS研究在3个周期的VCAP（长春地辛、环磷酰胺、多柔比星和泼尼松）和IT化疗（长春地辛、环磷酰胺、表柔比星、泼尼松和博来霉素，用于60岁以上的患者）后，给予区域淋巴结或全脑放疗[69]，中位随访时间为73.5个月，DFS和OS分别为70%和65%，出现1例CNS复发。

Aviles等报道了一项单臂研究，采用6个周期的R-CEOP（利妥昔单抗、环磷酰胺1500mg/m²、表柔比星120mg/m²、长春新碱和泼尼松），间隔14天给药；对化疗后CR的患者，予阴囊/对侧睾丸放疗（30Gy）；CNS预防采用4个周期大剂量甲氨蝶呤（6g/m²）静脉注射与甲酰四氢叶酸解救疗法[70]。研究共纳入了38例患者，其中86%达CR，5年EFS和OS分别为70%和66%，无CNS复发。

最后，国际结外淋巴瘤研究组（IELSG）报道了一项53例Ⅰ/Ⅱ期DLBCL型PTL的Ⅱ期多中心研究，3周R-CHOP方案联合甲氨蝶呤鞘内注射，后行局部区域放疗[59]。98%的患者达到CR，中位随访65个月后，5年PFS和OS分别为74%和85%。中枢神经系统复发的5年精确发生率为6%。本研究确立了R-CHOP Q21天化疗联合甲氨蝶呤鞘内注射和局部放疗作为局限期PTL患者的推荐治疗方案，包括双侧睾丸受累患者。

DLBCL治疗新策略也可能适用于PTL。有研究表明，来那度胺[71]或酪氨酸激酶抑制剂依鲁替尼[72]联合R-CHOP方案[73-76]治疗具有良好的耐受性和有效性。研究者已在男性患者的精液中检测出来那度胺，据报道其治疗骨髓瘤髓外睾丸浸润也有效[77,78]。此外，有研究显示另一种免疫调节药物泊马度胺与利妥昔单抗具有协同作用[79]，具有较好的CNS渗透作用[80]。其他药物包括：CXCR4抑制剂普乐沙福，NF-kB、STAT3和NF-kB信号通路的小分子抑制剂[81]。最新研究发现，许多PTL病例存在PD-1过表达，成为潜在的治疗靶点[48]。目前，3周R-CHOP方案（或类似的基于蒽环霉素化疗方案）联合甲氨蝶呤鞘内注射和局部区域放疗仍是Ⅰ~Ⅱ期PTL的标准治疗方案。

中枢神经系统（CNS）预防

PTL发生中枢神经系统受累，各家报道差异很大，最高可达44%[4,6,11,56,82]。IELSG回顾性研究显示，中枢神经系统受累的10年发病风险为34%，远高于结内DLBCL[12,83]。基于蒽环类的化疗联合利妥昔单抗对CNS复发风险无显著影响[83,84]。

鞘内注射化疗在多项回顾性研究中均有报道，但因给药方法上的局限性导致难以对其疗效做出确切的评价[4-6,11]。单独使用鞘内注射化疗的两项前瞻性临床试验中，CNS复发率为6%，而在甲氨蝶呤鞘内注射联合全身化疗的研究中，38例患者均无CNS复发[59,69,70]。上述三项研究的CNS复发的发生率明显低于历史对照组。脑实质CNS复发比孤立性脑膜复发更常见[12,85]。由于甲氨蝶呤鞘内注射在脑实质中的渗透受限，因此或可通过大剂量甲氨蝶呤全身化疗提高大脑实质中的药物浓度，进行CNS预防[86,87]。大剂量甲氨蝶呤全身化疗在结内DLBCL的CNS预防中的显著获益及Aviles研究结果均支持上述观点[88-91]。在治疗指南中，对该方案的优势给予了体现，正在进行的IELSG-30前瞻性研究中，除脂质体阿糖胞苷(ClinicalTrials.gov identifier: NCT00945724)鞘内注射外，还包含甲氨蝶呤静脉注射(1.5g/m²)[92]。尽管预防性颅脑照射(PCI)已被用于降低CNS复发的发生率(GOHLAMS研究)，且可能是有效的，但因其晚期神经认知毒性，不作为常规推荐使用[93]。

预防性睾丸照射

依据

接受睾丸切除术和基于蒽环类化疗的患者，对侧睾丸复发风险高[1,3,4,9,12,57,59,65,67,69,94,95]，提示可能常规使用化疗药物在整个睾丸中的药物渗透性较差。目前既没有预防性睾丸照射，也没有关于最佳剂量或技术的随机试验数据，仅有回顾性研究和少量非随机前瞻性试验结果。MD安德森癌症中心的Mazloom等报道，3/35例(9%)未接受睾丸照射的患者出现对侧睾丸复发，而接受中位剂量为30.6Gy睾丸照射的患者对侧睾丸复发率为4%[11]。个人研究报道对侧睾丸复发率为0%~35%[96]。据DELSG报道的最大的多中心回顾性研究，195例治疗失败的患者中有43例睾丸复发，在没有阴囊照射的情况下，对侧睾丸复发的15年发生率为42%[12]。个人研究结果显示预防性阴囊照射可降低睾丸复发率至0%~10%，尽管有一项研究结果高达20%，这可能反映了老年患者放疗疗效的不确定性[96,97]。IELSG回顾性研究显示，预防性阴囊照射可显著降低睾丸复发率，从42%降低10%以下(P=0.011)，这种局控上的优势与5年PFS(70%对36%，P=0.00001)和OS(66%对38%，P=0.00001)改善相关，多因素分析也具有统计学意义[12]。其他研究也表明，辅助放疗与改善生存相关，但适应人群尚未确定[2,98]。

四项PTL的前瞻性研究中，有三项采用了预防性睾丸照射。Aviles等报道的两项Ⅱ期研究中，所有患者均接受了预防性睾丸照射，未出现睾丸复发[10,70]。在最近报道的IELSG-10前瞻性研究中，常规使用辅助性睾丸照射(中位剂量30Gy，范围24~40Gy)，也未出现睾丸复发[59]。基于回顾性和前瞻性试验数据结果，支持预防性睾丸照射被作为Ⅰ~Ⅱ期PTL患者的标准治疗。

进展期患者较早期患者更多以全身进展风险为主，因此局部阴囊照射对早期患者而言更有意义。在BELSG回顾性研究中，对侧睾丸作为复发的第一站，在Ⅰ期、Ⅱ期和Ⅲ~Ⅳ期患者中的发生率分别为28%、14%和16%，相应的原发灶失败率分别为10%、2%和2%[12]。尽管预防性睾丸照射对于进展期患者来说获益较小，但鉴于并发症发生率相对较低，对于所有接受化疗具有潜在治愈可能的患者，应用放疗是合理的。尽管研究证实阴囊照射的有效性，但尚未完全为临床实践常规采纳。SEER数据显示仅有30%~40%患者接受了放疗，随着时间的推移，目前比例明显增加[2]。

放疗靶区

PTL常见的病理学受侵部位包括整个睾丸、白膜、附睾和精索，即睾丸放疗的CTV靶区[62,96]。皮肤明显受累罕见，但若发生，也应包入CTV内。

放疗剂量

文献报道阴囊照射剂量从18Gy到超过50Gy，最常见范围是25~30Gy[96]。Aviles前瞻性研究和最近发表的IELSG前瞻性组间研究，睾丸剂量均为25~30Gy，疗效良好[10,59,70]。IELSG回顾性分析表明，放疗剂量低于30Gy与较低的生存率相关，因此30Gy被认为是合理的标准治疗剂量[12]。通常采用多次分割，以尽量减少急性阴囊皮肤损伤的发生。

放疗技术

目前有多种阴囊照射技术，同样地，尚未有相关的前瞻性临床研究评估这些技术的优劣。事实上，许多研究未报道所采用的具体放疗技术，或未提供睾丸和淋巴结放疗方面的内容。既往一些研究对放疗技术的描述也不全面，或仅涉及睾丸边界覆盖范围[96]。荷兰学者发表PTL放疗技术综述，调查了荷兰各中心使用的放疗技术，比较了各种放疗技术的PTV和危及器官剂量，包括电子束、光子束和楔形对光子束三种照射技术[96]，16家荷兰中心里有10家采用的是电子束。光子技术实现了PTV靶区内最均匀的剂量覆盖，但相应的正常组织，如肛门和直肠受量较高。尽管正常组织受量仍在常规耐受范围内，但在年轻患者中最好避免使用光子技术，尽可能降低骨盆和会阴结构的受量，从而最大限度地减少第二恶性肿瘤发生的风险。最关键的是，无论使用哪一种技术，均应从物理剂量学的角度仔细评估，以确保充分的靶区覆盖。

PTL睾丸放疗的相关研究中，并没有详细描述阴囊表面组织补偿体的使用。在出现罕见的阴囊皮肤浸润的情况下，必须使用组织补偿体，以避免可能的皮肤欠量。病理报道证实，约有一半的PTL病例存在白膜受侵[62,96]。鉴于皮肤的厚度只有几毫米，皮肤保护技术也可能导致白膜受量不足，增加野内失败的风险。

患者体位取决于所采用的技术。大多数被调查的荷兰中心使用临床触诊来确定CTV和进行治疗期间的验证[96]。尽管CT定位和CBCT验证已在一些中心广泛使用，并且可能提供更好的剂量学数据记录和电子线能量的选择，但鉴于温度波动或焦虑引起的阴囊解剖学变化，临床定位实际上可能优于影像定位[96]。

淋巴结照射注意事项

对于Ⅰ期PTL患者，照射范围通常局限于阴囊，行主动脉旁盆腔淋巴结辅助放疗的意义尚不明确。对于未累及的主动脉旁-盆腔结节的辅助照射作用尚不明确。已报道研究显示，Ⅰ期PTL患者接受单纯阴囊照射后，孤立淋巴结复发的概率较低[99]。

有关Ⅱ期患者是否行淋巴结照射的文献报道病例数少，无法评估区域淋巴结照射对R-CHOP方案化疗后Ⅱ期患者的疗效。即使IELSG回顾性研究纳入了超过300例患者，也不能有效评估淋巴结照射在Ⅱ期患者治疗中的作用[12]。在IELSG-10研究中，13例Ⅱ期患者，9例接受淋巴结放疗，其中1例发生野内复发[59]，4例未接受放疗的患者随访期内均未出现复发。

大量研究表明，即使在R-CHOP方案标准治疗时代，辅助放疗在局部病变和(或)大体积的DLBCL中也是有获益的[100-103]。但PTL的复发模式主要为广泛的结外复发，常规的DLBCL淋巴结放疗原则是否适用于睾丸淋巴瘤尚不明确。尽管有上述限制，对于存在骨盆和主动脉旁淋巴结受累的Ⅱ期患者，在化疗后给予受累淋巴结辅助放疗被认为是合理的标准治疗[59]。对于Ⅲ~Ⅳ期患者，区域淋巴结照射的获益更少，放疗不作为常规使用。当出现大肿块(>7~10cm)或化疗后缓解慢、未完全缓解时，特别是对于不适合积极治疗的老年患者，放疗可作为常规推荐。

淋巴结放疗靶区和剂量

对PET证实完全缓解的患者进行区域淋巴结照射时，放疗应针对初始受累病灶或大肿块部位，包括累及淋巴结或相关病灶区域[104]，避免不必要的正常组织照射[105]，GTV 包及化疗后残留淋巴结并适当外扩，CTV 应包及化疗前肿瘤范围，并根据化疗后肿瘤退缩情况调整。化疗后完全缓解，剂量推荐为 30Gy/15~20F。

支持治疗和随访

睾丸照射引起的急性皮肤毒性反应症状有时可能会持续数周。腹盆腔照射的急性毒性反应包括嗜睡、轻度恶心和可能出现短期肠功能紊乱。此外，骨盆及骨髓受照范围大的患者，可能会发生血细胞减少症，且持续时间较长。

阴囊照射 30Gy，主要远期毒性是不育症。当睾丸照射剂量 14~20Gy 或更高时，患者将出现渐进性睾丸激素生成衰退，将来可能需要使用内分泌药物替代治疗[106-109]。腹盆腔放疗 10 年后，继发性恶性肿瘤的发生风险增加。

结论

Ⅰ~Ⅱ期原发性睾丸淋巴瘤患者接受基于蒽环类药物化疗后，辅助性睾丸放疗是其标准治疗的组成部分，改善了局控率和总生存[2,12,98]。区域淋巴结照射被广泛用于Ⅱ期患者，Ⅲ~Ⅳ期患者是否放疗应视具体情况而定。

（顾佳佳 姜雪松 译 何侠 校）

参考文献

1. Moller MB, d'Amore F, Christensen BE. Testicular lymphoma: a population-based study of incidence, clinicopathological correlations and prognosis. The Danish Lymphoma Study Group, LYFO. Eur J Cancer. 1994;30A(12):1760–4.
2. Gundrum JD, et al. Primary testicular diffuse large B-cell lymphoma: a population-based study on the incidence, natural history, and survival comparison with primary nodal counterpart before and after the introduction of rituximab. J Clin Oncol. 2009;27(31):5227–32.
3. Shahab N, Doll DC. Testicular lymphoma. Semin Oncol. 1999;26(3):259–69.
4. Fonseca R, et al. Testicular lymphoma is associated with a high incidence of extranodal recurrence. Cancer. 2000;88(1):154–61.
5. Hasselblom S, et al. Testicular lymphoma--a retrospective, population-based, clinical and immunohistochemical study. Acta Oncol. 2004;43(8):758–65.
6. Seymour JF, et al. Primary large-cell non-Hodgkin's lymphoma of the testis: a retrospective analysis of patterns of failure and prognostic factors. Clin Lymphoma. 2001;2(2):109–15.
7. Vitolo U, Ferreri AJ, Zucca E. Primary testicular lymphoma. Crit Rev Oncol Hematol. 2008;65(2):183–9.
8. Horne MJ, Adeniran AJ. Primary diffuse large B-cell lymphoma of the testis. Arch Pathol Lab Med. 2011;135(10):1363–7.
9. Crellin AM, et al. Non-Hodgkin's lymphoma of the testis. Radiother Oncol. 1993;27(2):99–106.
10. Aviles A, et al. Testicular lymphoma: organ-specific treatment did not improve outcome. Oncology. 2004;67(3–4):211–4.
11. Mazloom A, et al. Outcome of patients with diffuse large B-cell lymphoma of the testis by era of treatment: the M. D. Anderson Cancer Center experience. Leuk Lymphoma. 2010;51(7):1217–24.
12. Zucca E, et al. Patterns of outcome and prognostic factors in primary large-cell lymphoma of the testis in a survey by the International Extranodal Lymphoma Study Group. J Clin Oncol. 2003;21(1):20–7.
13. Verma N, et al. Primary testicular lymphoma and AIDS. Ann Clin Lab Sci. 2010;40(1):75–9.
14. Barta SK, et al. Treatment factors affecting outcomes in HIV-associated non-Hodgkin lymphomas: a pooled analysis of 1546 patients. Blood. 2013;122(19):3251–62.
15. Booman M, et al. Primary testicular diffuse large B-cell lymphomas have activated B-cell-like subtype characteristics. J Pathol. 2006;210(2):163–71.
16. Li D, Xie P, Mi C. Primary testicular diffuse large B-cell lymphoma shows an activated B-cell-like phenotype. Pathol Res Pract. 2010;206(9):611–5.
17. Al-Abbadi MA, et al. Primary testicular diffuse large B-cell lymphoma belongs to the nongerminal center B-cell-like subgroup: a study of 18 cases. Mod Pathol. 2006;19(12):1521–7.
18. Kemmerling R, et al. Primary testicular lymphoma: a strictly homogeneous hematological disease? Oncol Rep. 2010;23(5):1261–7.
19. Hans CP, et al. Confirmation of the molecular classification of diffuse large B-cell lymphoma by immunohistochemistry using a tissue microarray. Blood. 2004;103(1):275–82.
20. Colomo L, et al. Clinical impact of the differentiation profile assessed by immunophenotyping in patients with diffuse large B-cell lymphoma. Blood. 2003;101(1):78–84.

21. Alizadeh AA, et al. Distinct types of diffuse large B-cell lymphoma identified by gene expression profiling. Nature. 2000;403(6769):503–11.
22. Davis RE, et al. Chronic active B-cell-receptor signalling in diffuse large B-cell lymphoma. Nature. 2010;463(7277):88–92.
23. Hu S, et al. MYC/BCL2 protein coexpression contributes to the inferior survival of activated B-cell subtype of diffuse large B-cell lymphoma and demonstrates high-risk gene expression signatures: a report from The International DLBCL Rituximab-CHOP Consortium Program. Blood. 2013;121(20):4021–31; quiz 4250.
24. Bernasconi B, et al. Gene translocations in testicular lymphomas. Leuk Lymphoma. 2014;55:1410–2.
25. Menter T, et al. Phenotype profiling of primary testicular diffuse large B-cell lymphomas. Hematol Oncol. 2014;32(2):72–81.
26. Ngo VN, et al. Oncogenically active MYD88 mutations in human lymphoma. Nature. 2011;470(7332):115–9.
27. Kraan W, et al. High prevalence of oncogenic MYD88 and CD79B mutations in diffuse large B-cell lymphomas presenting at immune-privileged sites. Blood Cancer J. 2013;3:e139.
28. Epstein AS, et al. Testis-isolated mantle cell lymphoma: a unique case. Clin Lymphoma Myeloma Leuk. 2011;11(5):439–41.
29. Licci S, Morelli L, Covello R. Primary mantle cell lymphoma of the testis. Ann Hematol. 2011;90(4):483–4.
30. Liang DN, et al. Extranodal nasal type natural killer/T-cell lymphoma of testis: report of seven cases with review of literature. Leuk Lymphoma. 2012;53(6):1117–23.
31. Jun HJ, et al. Orbital infiltration as the first site of relapse of primary testicular T-cell lymphoma. Cancer Res Treat. 2007;39(1):40–3.
32. Kuper-Hommel MJ, et al. Clinical and pathological features of testicular diffuse large B-cell lymphoma: a heterogeneous disease. Leuk Lymphoma. 2012;53(2):242–6.
33. Lagmay J, et al. Primary testicular presentation of ALK-1-negative anaplastic large cell lymphoma in a pediatric patient. J Pediatr Hematol Oncol. 2009;31(5):330–2.
34. Bacon CM, et al. Primary follicular lymphoma of the testis and epididymis in adults. Am J Surg Pathol. 2007;31(7):1050–8.
35. Finn LS, et al. Primary follicular lymphoma of the testis in childhood. Cancer. 1999;85(7):1626–35.
36. Pakzad K, et al. Follicular large cell lymphoma localized to the testis in children. J Urol. 2002;168(1):225–8.
37. Pileri SA, et al. Primary follicular lymphoma of the testis in childhood: an entity with peculiar clinical and molecular characteristics. J Clin Pathol. 2002;55(9):684–8.
38. Liu Q, et al. Follicular lymphomas in children and young adults: a comparison of the pediatric variant with usual follicular lymphoma. Am J Surg Pathol. 2013;37(3):333–43.
39. Heller KN, et al. Primary follicular lymphoma of the testis: excellent outcome following surgical resection without adjuvant chemotherapy. J Pediatr Hematol Oncol. 2004;26(2):104–7.
40. Dunn GP, et al. Cancer immunoediting: from immunosurveillance to tumor escape. Nat Immunol. 2002;3(11):991–8.
41. Thompsett AR, et al. V(H) gene sequences from primary central nervous system lymphomas indicate derivation from highly mutated germinal center B cells with ongoing mutational activity. Blood. 1999;94(5):1738–46.
42. Booman M, et al. Mechanisms and effects of loss of human leukocyte antigen class II expression in immune-privileged site-associated B-cell lymphoma. Clin Cancer Res. 2006;12(9):2698–705.
43. Riemersma SA, et al. Extensive genetic alterations of the HLA region, including homozygous deletions of HLA class II genes in B-cell lymphomas arising in immune-privileged sites. Blood. 2000;96(10):3569–77.
44. Bart J, et al. An oncological view on the blood-testis barrier. Lancet Oncol. 2002;3(6):357–63.
45. Mital P, Hinton BT, Dufour JM. The blood-testis and blood-epididymis barriers are more than just their tight junctions. Biol Reprod. 2011;84(5):851–8.
46. Fijak M, Bhushan S, Meinhardt A. Immunoprivileged sites: the testis. Methods Mol Biol. 2011;677:459–70.
47. Domanska UM, et al. A review on CXCR4/CXCL12 axis in oncology: no place to hide. Eur J Cancer. 2013;49(1):219–30.
48. Chapuy B, et al. Actionable genetic features of primary testicular and primary central nervous system lymphomas in ASH Annual Meeting Abstracts. 2014.
49. Moorjani V, et al. Sonographic appearance of primary testicular lymphoma. AJR Am J Roentgenol. 1991;157(6):1225–6.
50. Srisuwan T, et al. Clinics in diagnostic imaging (134). Testicular lymphoma. Singapore Med J. 2011;52(3):204–8.
51. Tsili AC, et al. Primary diffuse large B-cell testicular lymphoma: magnetic resonance imaging findings. Andrologia. 2012;44 Suppl 1:845–7.
52. Ponti G, et al. The impact of histopathologic diagnosis on the proper management of testis neoplasms. Nat Clin Pract Oncol. 2008;5(10):619–22.
53. Benevolo G, et al. Final results of a multicenter trial addressing role of CSF flow cytometric analysis in NHL patients at high risk for CNS dissemination. Blood. 2012;120(16):3222–8.
54. Muniesa C, et al. Primary cutaneous diffuse large B-cell lymphoma, leg type and secondary cutaneous involvement by testicular B-cell lymphoma share identical clinicopathological and immunophenotypical features. J Am Acad Dermatol. 2012;66(4):650–4.
55. Rosenberg SA. Validity of the Ann Arbor staging classification for the non-Hodgkin's lymphomas. Cancer Treat Rep. 1977;61(6):1023–7.
56. Lagrange JL, et al. Non-Hodgkin's lymphoma of the testis: a retrospective study of 84 patients treated in the French anticancer centres. Ann Oncol. 2001;12(9):1313–9.

57. Go RS, Gundrum JD. Uncertainty and discordance in the staging and prognosis of diffuse large B-cell lymphoma with isolated bilateral testicular involvement. Am J Hematol. 2009;84(11):762–3.
58. Wittekind C, et al. UICC-TNM Supplement. A commentary on uniform use (second edition). 2nd ed. New York: Wiley-Liss Publishers; 2001.
59. Vitolo U, et al. First-line treatment for primary testicular diffuse large B-cell lymphoma with rituximab-CHOP, CNS prophylaxis, and contralateral testis irradiation: final results of an international phase II trial. J Clin Oncol. 2011;29(20):2766–72.
60. Wang Y, et al. Three prognostic factors influence clinical outcomes of primary testicular lymphoma. Tumour Biol. 2013;34(1):55–63.
61. Cao B, et al. A clinical analysis of primary testicular diffuse large B-cell lymphoma in China. Hematology. 2011;16(5):291–7.
62. Ferry JA, et al. Malignant lymphoma of the testis, epididymis, and spermatic cord. A clinicopathologic study of 69 cases with immunophenotypic analysis. Am J Surg Pathol. 1994;18(4):376–90.
63. Park B-B, et al. Consideration of aggressive therapeutic strategies for primary testicular lymphoma. Am J Hematol. 2007;82(9):840–5.
64. Telio D, et al. Diffuse large B-cell lymphoma with testicular involvement: outcome and risk of CNS relapse in the rituximab era. ASH Annu Meet Abstr. 2011;118(21):780.
65. Touroutoglou N, et al. Testicular lymphoma: late relapses and poor outcome despite doxorubicin-based therapy. J Clin Oncol. 1995;13(6):1361–7.
66. Buskirk SJ, et al. Primary lymphoma of the testis. Int J Radiat Oncol Biol Phys. 1982;8(10):1699–703.
67. Tondini C, et al. Diffuse large-cell lymphoma of the testis. J Clin Oncol. 1999;17(9):2854–8.
68. Connors JM, et al. Testicular lymphoma: improved outcome with early brief chemotherapy. J Clin Oncol. 1988;6(5):776–81.
69. Linassier C, et al. Stage I-IIE primary non-Hodgkin's lymphoma of the testis: results of a prospective trial by the GOELAMS Study Group. Clin Lymphoma. 2002;3(3):167–72.
70. Aviles A, et al. Rituximab and dose-dense chemotherapy in primary testicular lymphoma. Clin Lymphoma Myeloma. 2009;9(5):386–9.
71. Zhang LH, et al. Lenalidomide efficacy in activated B-cell-like subtype diffuse large B-cell lymphoma is dependent upon IRF4 and cereblon expression. Br J Haematol. 2013;160(4):487–502.
72. Wilson WH, et al. The Bruton's Tyrosine Kinase (BTK) inhibitor, ibrutinib (PCI-32765), has preferential activity in the ABC subtype of relapsed/refractory De Novo Diffuse Large B-Cell Lymphoma (DLBCL): interim results of a multicenter, open-label, phase 2 study. ASH Annu Meet Abstr. 2012;120(21):686.
73. Nowakowski GS, et al. Lenalidomide can be safely combined with R-CHOP (R2CHOP) in the initial chemotherapy for aggressive B-cell lymphomas: phase I study. Leukemia. 2011;25(12):1877–81.
74. Chiappella A, et al. Lenalidomide plus cyclophosphamide, doxorubicin, vincristine, prednisone and rituximab is safe and effective in untreated elderly diffuse large B-cell lymphoma patients: phase I study by the Fondazione Italiana Linfomi. Haematologica. 2013;98(11):1732–8.
75. Tilly H, et al. Phase 1b study of lenalidomide in combination with rituximab-CHOP (R2-CHOP) in patients with B-cell lymphoma. Leukemia. 2013;27(1):252–5.
76. Wang M, et al. Oral lenalidomide with rituximab in relapsed or refractory diffuse large cell, follicular and transformed lymphoma: a phase II clinical trial. Leukemia. 2013;27:1902–9.
77. Chen N, et al. Distribution of lenalidomide into semen of healthy men after multiple oral doses. J Clin Pharmacol. 2010;50(7):767–74.
78. Miyao K, et al. Testicular invading refractory multiple myeloma during bortezomib treatment successfully treated with lenalidomide: a case report. Ann Hematol. 2014;93(3):529–30.
79. Hernandez-Ilizaliturri FJ, et al. Immunomodulatory drug CC-5013 or CC-4047 and rituximab enhance antitumor activity in a severe combined immunodeficient mouse lymphoma model. Clin Cancer Res. 2005;11(16):5984–92.
80. Li Z, et al. Pomalidomide shows significant therapeutic activity against CNS lymphoma with a major impact on the tumor microenvironment in murine models. PLoS One. 2013;8(8):e71754.
81. Lam LT, et al. Cooperative signaling through the signal transducer and activator of transcription 3 and nuclear factor-{kappa}B pathways in subtypes of diffuse large B-cell lymphoma. Blood. 2008;111(7):3701–13.
82. Lote K, Holte H, Kvaloy S. Testicular lymphoma is associated with a high risk of extranodal recurrence. Cancer. 2000;89(3):713–4.
83. Zhang J, Chen B, Xu X. Impact of rituximab on incidence of and risk factors for central nervous system relapse in patients with diffuse large B-cell lymphoma: a systematic review and meta-analysis. Leuk Lymphoma. 2013;0(ja):1–16.
84. Rubenstein JL, et al. Phase I study of intraventricular administration of rituximab in patients with recurrent CNS and intraocular lymphoma. J Clin Oncol. 2007;25(11):1350–6.
85. Siegal T, Goldschmidt N. CNS prophylaxis in diffuse large B-cell lymphoma: if, when, how and for whom? Blood Rev. 2012;26(3):97–106.
86. Balis FM, et al. Methotrexate distribution within the subarachnoid space after intraventricular and intravenous administration. Cancer Chemother Pharmacol. 2000;45(3):259–64.
87. Zylber-Katz E, et al. Pharmacokinetics of methotrexate in cerebrospinal fluid and serum after osmotic blood–brain barrier disruption in patients with brain lymphoma. Clin Pharmacol Ther. 2000;67(6):631–41.
88. Tilly H, et al. Intensive conventional chemotherapy (ACVBP regimen) compared with standard CHOP for poor-prognosis aggressive non-Hodgkin lymphoma. Blood. 2003;102(13):4284–9.
89. Holte H, et al. Dose-densified chemoimmunotherapy followed by systemic central nervous system prophylaxis for younger high-risk diffuse large B-cell/follicular grade 3 lymphoma patients: results of a phase II

Nordic Lymphoma Group study. Ann Oncol. 2013;24(5):1385–92.
90. Abramson JS, et al. Intravenous methotrexate as central nervous system (CNS) prophylaxis is associated with a low risk of CNS recurrence in high-risk patients with diffuse large B-cell lymphoma. Cancer. 2010;116(18):4283–90.
91. Cheah CY, et al. A multicentre retrospective comparison of central nervous system prophylaxis strategies among patients with high-risk diffuse large B-cell lymphoma. Br J Cancer. 2014;111(6):1072–9.
92. McMillan A, et al. Guideline on the prevention of secondary central nervous system lymphoma: British Committee for Standards in Haematology. Br J Haematol. 2013;163(2):168–81.
93. Greene-Schloesser D, et al. Radiation-induced brain injury: a review. Front Oncol. 2012;2:73.
94. Sussman EB, et al. Malignant lymphoma of the testis: a clinicopathologic study of 37 cases. J Urol. 1977;118(6):1004–7.
95. Connors JM. Problems in lymphoma management: special sites of presentation. Oncology (Williston Park). 1998;12(2):185–91; discussion 192–5.
96. Brouwer CL, et al. Scrotal irradiation in primary testicular lymphoma: review of the literature and in silico planning comparative study. Int J Radiat Oncol Biol Phys. 2013;85(2):298–308.
97. Conrad AL, Go RS. Contralateral testicular relapse after prophylactic radiation in a patient with primary testicular diffuse large B-cell lymphoma. Eur J Haematol. 2009;83(6):603–5.
98. Visco C, et al. Non-Hodgkin's lymphoma affecting the testis: is it curable with doxorubicin-based therapy? Clin Lymphoma. 2001;2(1):40–6.
99. Zietman AL, et al. The management and outcome of stage IAE non Hodgkin's lymphoma of the testis. J Urol. 1996;155(3):943–6.
100. Wirth A. The rationale and role of radiation therapy in the treatment of patients with diffuse large B-cell lymphoma in the Rituximab era. Leuk Lymphoma. 2007;48(11):2121–36.
101. Phan J, et al. Benefit of consolidative radiation therapy in patients with diffuse large B-cell lymphoma treated with R-CHOP chemotherapy. J Clin Oncol. 2010;28(27):4170–6.
102. Martelli M, et al. Diffuse large B-cell lymphoma. Crit Rev Oncol Hematol. 2013;87(2):146–71.
103. Held G, et al. Role of radiotherapy to bulky disease in elderly patients with aggressive B-cell lymphoma. J Clin Oncol. 2014;32(11):1112–8.
104. Illidge T, Specht L, Yahalom J, et al. Modern radiation therapy for nodal non-Hodgkin lymphoma-target definition and dose guidelines from the International Lymphoma Radiation Oncology Group. Int J Radiat Oncol Biol Phys. 2014;89(1):49–58.
105. Hoskin PJ, et al. Recommendations for the use of radiotherapy in nodal lymphoma. Clin Oncol (R Coll Radiol). 2013;25(1):49–58.
106. Shapiro E, et al. Effects of fractionated irradiation of endocrine aspects of testicular function. J Clin Oncol. 1985;3(9):1232–9.
107. Lowry L, et al. Reduced dose radiotherapy for local control in non-Hodgkin lymphoma: a randomised phase III trial. Radiother Oncol. 2011;100(1):86–92.
108. Shalet SM, et al. Vulnerability of the human Leydig cell to radiation damage is dependent upon age. J Endocrinol. 1989;120(1):161–5.
109. Petersen PM, et al. Effect of graded testicular doses of radiotherapy in patients treated for carcinoma-in-situ in the testis. J Clin Oncol. 2002;20(6):1537–43.

第 10 章

套细胞淋巴瘤

Sarah A. Milgrom

摘　要

套细胞淋巴瘤(MCL)在西方国家年发病率为0.5/100 000,占非霍奇金淋巴瘤的3%~6%。套细胞淋巴瘤是一种具有侵袭性的恶性肿瘤,通常在就诊时就已经播散,因此全身化疗是其主要治疗手段。套细胞淋巴瘤对放疗(RT)相当敏感,放疗是其一个重要的治疗手段。早期患者通过放疗可根治,晚期患者局部放疗可达到姑息治疗的目的。本章主要讨论放疗在早期和晚期套细胞淋巴瘤患者治疗处理中的作用。

简介

套细胞淋巴瘤(MCL)在西方国家年发病率为0.5/100 000[1],占非霍奇金淋巴瘤的3%~6%。套细胞淋巴瘤是一种具有侵袭性的恶性肿瘤,通常在就诊时就已经播散,因此全身化疗是其主要治疗手段。套细胞淋巴瘤对放疗(RT)相当敏感,放疗是其一个重要的治疗手段。早期患者通过放疗可根治,晚期患者局部放疗可达到姑息治疗的目的。本章主要讨论放疗分别在早期和晚期套细胞淋巴瘤患者治疗处理中的作用。

早期套细胞淋巴瘤

临床表现

69岁健康男性,在常规眼科检查时发现沿左侧球结膜下方生长粉红色新生物(图10.1),其余眼科检查均正常。病理活检诊断为套细胞淋巴瘤。该患者具有套细胞淋巴瘤发病流行病学典型特征:中位发病年龄68岁,男女比为3:1[1]。

详细病史询问和体格检查显示该患者身体状况良好,眼部无任何不适症状,无发热、夜间盗汗及消瘦等全身症状。左侧球结

S.A. Milgrom, MD
Department of Radiation Oncology,
MD Anderson Cancer Center, 1515 Holcombe Blvd,
Houston, TX 77030, USA
e-mail: samilgrom@mdanderson.org

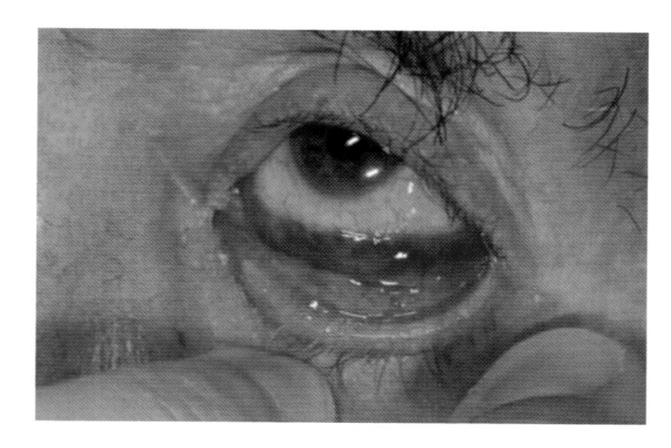

图 10.1　套细胞淋巴瘤累及左侧球结膜下方。

膜下方新生物是体检中唯一发现的异常。特别注意检查了全身淋巴结、肝及脾，结果均无异常。

病理

对该患者球结膜肿块进行了活检，应注意用细针穿刺获取的组织并不能诊断套细胞淋巴瘤。活检病理提示腺上皮大部分被套细胞淋巴瘤典型的不成熟 B 淋巴细胞所代替，肿瘤细胞多为小到中等大小，核不规则，核仁不明显，胞浆少。

该患者肿瘤呈弥漫性生长。套细胞淋巴瘤在组织学上分为套区型、结节型、弥漫型三种，细胞学上分为经典型、母细胞型及多形型三种。研究表明这些病理学上的差异与临床行为相关，如母细胞型及多形型具有很高的侵袭性[1,2]。

该患者免疫组化结果为典型的套细胞淋巴瘤，B 淋巴细胞标记物（包括 CD19、CD20 和 PAX5）以及 CD5、CD43 和细胞周期蛋白 D1 均阳性，CD10 和 CD23 为阴性。原位杂交荧光技术(FISH)检测到 t(11;14)易位。这一基因突变通常被认为是 MLC 最早促动因素，它使细胞周期蛋白 D1 基因位于 IgH 启动子的下游，导致细胞周期蛋白 D1 过表达，因而加速细胞生长周期[1]。应注意少部分套细胞淋巴瘤患者无 t(11;14)易位及细胞周期蛋白 D1 过表达[3,4]，这些患者中部分有细胞周期蛋白 D2 和细胞周期蛋白 D3 易位[5,6]。SOX11 表达可能对细胞周期蛋白 D1 阴性患者诊断有帮助[7]。

分期和预后因素

应进行充分分期评估。该患者血液学检查包括血常规(CBC)、综合代谢检查(CMP)、β2 微球蛋白和乳酸脱氢酶检查均在正常值范围内。增强 PET-CT 检查未发现其他部位异常。每例患者均应行骨髓穿刺检查，该患者淋巴瘤骨髓穿刺组织学及流式细胞学检查未见异常。食管胃十二指肠及肠镜盲检均未见淋巴瘤浸润。消化道检查对确定早期患者非常重要，因为大部分套细胞淋巴瘤患者存在隐匿性病灶[8]。中枢神经系统受侵非常少见，因此对伴有中枢神经症状、母细胞型及 Ki-67>30%的患者，应行脑脊液及中枢神经影像检查[9,10]。因此该患者通过全面分期检查包括血液、PET-CT 扫描、骨髓活检和胃肠内镜证实病变仅局限于左侧球结膜处。

套细胞淋巴瘤就诊时仅 10%为早期[11]。因而任何时候对诊断为早期的患者都应该质疑并进行全面检查，排除全身其他部位隐匿性病灶。诊断为早期的患者所占比例一直都在下降，可能与骨髓检查敏感性提高以及胃肠道检查的增多有关，这两个部位是套细胞淋巴瘤常见的浸润部位[11,12]。

正如本例所观察到的，套细胞淋巴瘤结外病变常见，其最常见的结外病变部位为胃肠道、头颈部及网状内皮系统；少见的结外病变部位为肺、皮肤、肌肉骨骼系统及乳腺。研究表明该病的原发灶部位是患者生存重要的预后因素，例如原发于头颈部的病灶预后好于原发于淋巴结的病灶($P<0.001$)[13]。

治疗和处理

该套细胞淋巴瘤患者原发于左侧眼球

结膜处，分期为IAE期病灶，治疗采用3周期R-CHOP（美罗华，环磷酰胺，多柔比星，长春新碱及强的松）方案，化疗后疗效评价达临床及影像完全缓解，之后对患者进行了原发病灶巩固放疗。

由于早期套细胞淋巴瘤少见，其治疗及疗效方面的报道较少。有一组较大的数据由国际淋巴瘤放疗组（ILROG）报道，包括13个中心160例Ⅰ~Ⅱ期套细胞淋巴瘤，这其中大部分（59%）患者先行化疗后巩固放疗，其余患者23%单纯化疗，18%单纯根治性放疗。最常见的化疗方案是R-CHOP或R-CHOP类似方案，放疗中位剂量为35Gy（范围12~45Gy）。尽管治疗方式不同仍获得较好疗效，其5年无病生存和总生存分别为65%和76%，10年分别为44%和63%[14]。这一结果表明即使采用单纯放疗，早期套细胞淋巴瘤也可获得长期疾病控制，早期患者可考虑采用减强度的治疗。

英国哥伦比亚癌症中心一小样本报道，提示放疗在早期套细胞淋巴瘤治疗中的重要作用，共报道26例无大肿块ⅠA~ⅡA期套细胞淋巴瘤，观察到放疗联合或不联合化疗较不放疗患者可获得更高的5年无进展生存率（68%对11%，P=0.002），且6年总生存率有提高趋势（71%对25%，P=0.13）。所有无进展生存超过6年患者先前治疗中均行放疗[15]，该数据来自国际淋巴瘤放疗组试验。

玛格丽特公主医院报道接受根治性治疗的21例Ⅰ~Ⅱ期套细胞淋巴瘤患者，其中17例患者采用化疗（通常为CHOP或R-CHOP方案）和放疗（中位剂量35Gy），总有效率100%（15例完全缓解，1例不能肯定是否完全缓解，1例部分缓解）。5例化疗后部分缓解或不能肯定是否完全缓解的患者经放疗后均达到完全缓解。除1例患者局部复发及远处浸润外，其余患者局部均无复发。远处病灶治疗失败常见，5年无进展生存率为43.8%，远处复发出现中位时间3.2年。中位总生存时间为6.4年[16]。需要说明的是这些患者后被入组到前面提到的ILROG研究中。

有研究者用国家癌症数据库（NCDB）数据进行分析，共挑出2539例Ⅰ~Ⅱ期套细胞淋巴瘤患者，其中70%行单纯化疗，11%单纯放疗，19%放化联合治疗。放化疗联合治疗患者可获得较单纯化疗或单纯放疗更好的3年总生存率（分别为79.8%、67.8%、72.4%，P<0.001）。通过逆概率修正偏差后，相比单纯放疗或化疗，放化联合治疗可降低总死亡（HR 0.65，P=0.029）[17]。

综合以上这些报道，结果显示早期套细胞淋巴瘤加入放疗可提高疗效。早期合适的患者应该先接受全身化疗和免疫治疗，之后再行巩固放疗。对不能行全身化疗的患者也可单纯放疗[1]。

照射野、剂量和技术

该患者巩固放疗靶区包及整个左侧球结膜，治疗技术各治疗中心并不相同，有些采用电子线治疗，有些则为光子调强放疗。病例1患者采用单一局部16-MeV电子线放疗，总剂量24Gy，单次剂量2Gy（图10.2a）。采用制作电子线遮挡铅块减小半影保护邻近组织。该患者因使用16-MeV电子线放疗，因此眼睑作为填充物，治疗时患者处闭眼状态。注意每个步骤，确保剂量很好地覆盖靶区。此外在靶区方面，球结膜浸润时应包及整个眼球，而眼睑腺受侵时仅包及眼睑腺即可。

放疗前，医生在模拟机下用金属丝围出拟照射的靶区范围，此范围可被之后的计划人员识别，用于设计皮肤挡块的边界。CT模拟机扫描后，眼部按CTV勾画，放疗计划应考虑到皮肤已使用了遮挡。皮肤电子线挡块制作过程如下：先制作热塑模，与患者的面部及眼睛轮廓相一致(图 10.2b)，再以热塑模为模型制作陶土模(图 10.2C1,2,3)，医生在陶土模上勾画出皮肤放疗范围，该范围可从计划系统获得(图 10.2d)。皮肤电子线挡块厚度根据电子线能量确定。建议再次确认放疗范围，重新进行 CT 扫描时用金属丝圈出电子线挡块的放疗范围，确认靶区有无遗漏(图 10.2e)。

ILROG 关于淋巴结或结外非霍奇金淋巴瘤放疗指南是放疗医生治疗套细胞淋巴瘤(MCL)很有用的参考[18,19]。指南建议采用累及部位放疗(ISRT)，其中 GTV 包及临床或影像检查可见肿瘤，CTV 包及 GTV 及可能侵犯的范围，ITV 是考虑到患者 CTV 移位误差范围，PTV 是考虑到患者每次放疗位置误差范围。化疗后完全缓解患者行巩固放疗靶区应包及化疗前病变，并考虑治疗有效后的解剖结构变化。对于不适合化疗或拒绝化疗患者，放疗作为单一治疗手段，其靶区勾画范围应更大以包及邻近可能侵犯的范围。

MCL 对低剂量放疗有效，M'kacher 等体外研究显示 MCL 对放射非常敏感[20]，这一结果与临床经验相一致。根治放疗时建议大多数情况下放疗剂量 24~30Gy，一些晚期患者姑息放疗情况下，可给予更低放疗剂量[18]。

治疗后评估

该患者放疗近结束时出现眼睛干燥和刺激症状，予滴眼液治疗后 1 个月明显好转。

治疗后定期复查，前 5 年内每 3~6 个月 1 次，以后每年 1 次。每次随访包括病史询问和体检，血液学检查(CBC、CMP 和 LDH)，颈胸腹盆腔增强 CT 检查。该患者治疗后 6 年临床和影像检查无复发及远处浸润。

晚期套细胞淋巴瘤

晚期病例 1 临床表现

69 岁老年男性，喉部疼痛，抗生素治疗多次后未有缓解。后至耳鼻喉专科医师处就诊，发现口咽部肿块。活检病理诊断为套细胞淋巴瘤。

该患者身体状况良好，仅有的不适症状为喉部疼痛，无发热、夜间盗汗及消瘦等全身症状。体格检查发现颈部、腋窝及腹股沟处多发淋巴结肿大，最大淋巴结位左颈部达 6cm，未发现肝大脾大。

晚期病例 1 病理

该患者口咽活检病理诊断为 MCL，母细胞型。口咽黏膜均被淋巴瘤细胞浸润。肿瘤细胞免疫组化示 CD5、CD20、PAX5 及细胞周期蛋白 D1 均为阳性，CD10 阴性，Ki-67 表达 90%，FISH 检测到 t(11;14)易位。

母细胞型或急变型占套细胞淋巴瘤的 10%~15%，具有一致的细胞形态。母细胞型套细胞淋巴瘤化疗后缓解期短，总生存差[2]。

晚期病例 1 分期和预后因素

白细胞数及 LDH 明显升高(分别为 19000/μL 和 1400 IU/L)，对全面分期评估非常有价值。PET 检查显示口咽部及膈肌上下多发淋巴结代谢增高肿块。骨髓细胞学检查发现骨髓受浸润，淋巴瘤细胞占 10%。

套细胞淋巴瘤国际预后评分指数(MIPI)是晚期套细胞淋巴瘤重要的预后评分指数。该预后指数考虑到年龄、一般状况、LDH 水平及白细胞数将患者分为低危、中危及高危，这一分组能很好区分其预后。根据最初的报道，高危组中位生存时间为 29 个月，中危组 51 个月，对低危组在中位

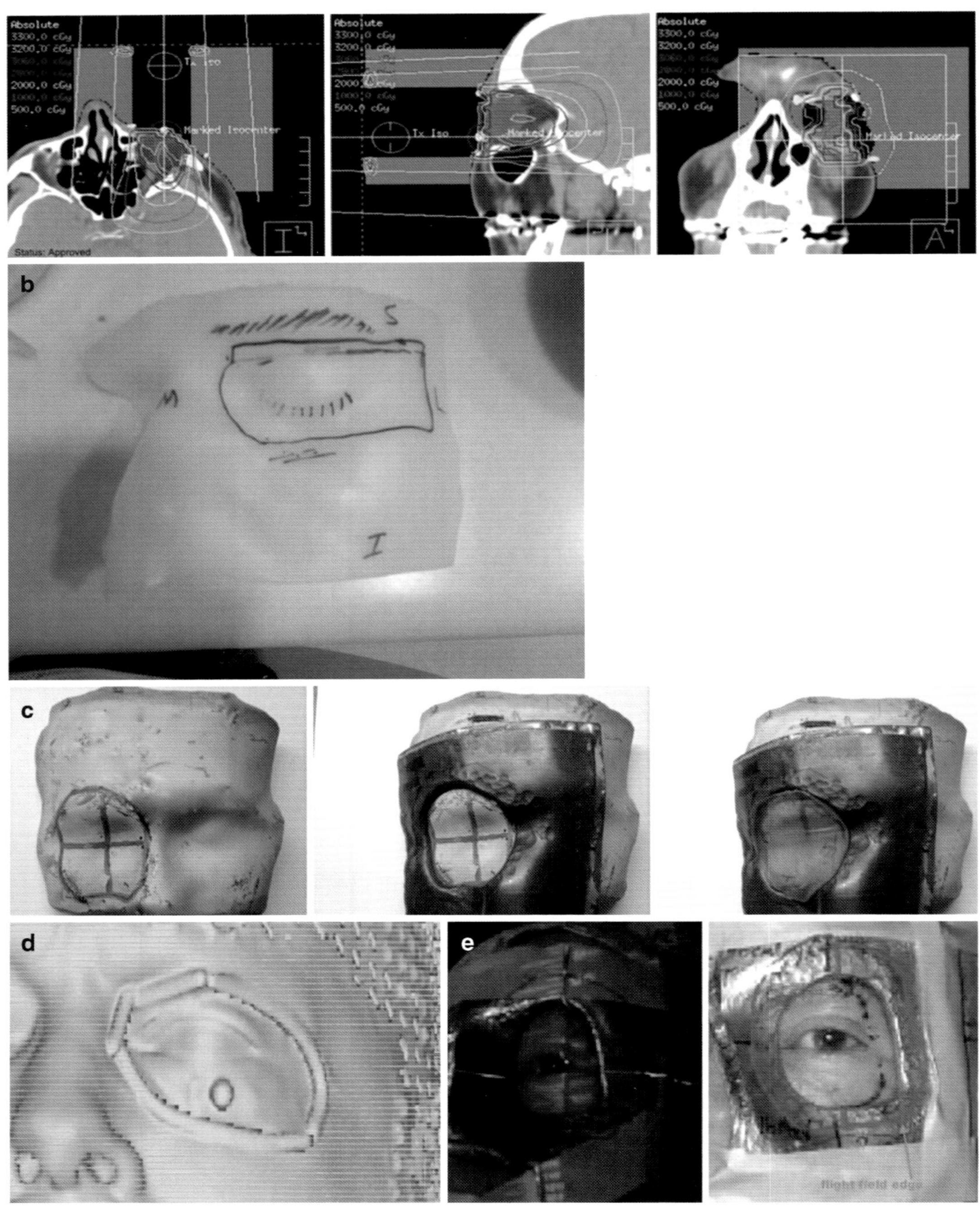

图 10.2 (a)单前野 16-MeV 电子线放疗轴位、冠状位和矢状位放疗计划图。总剂量为 24Gy,单次剂量 2Gy。采用个体化的皮肤电子线挡块减小半影并能保护邻近组织。(b)热塑模塑形与患者的面部轮廓相一致。(c)陶土模型展示标出皮肤电子线挡块范围的过程(1)皮肤电子线挡块范围,(2)和(3)加填充物提高表面剂量。(d)皮肤打底物用于陶土模上标出皮肤电子线挡块范围。(e)患者每天放疗时摆位。

随访32个月没有达到中位生存，其5年总生存率60%[21,22]。现有多种套细胞淋巴瘤预后指数被运用。简化套细胞淋巴瘤国际预后评分指数计算简便，一致性相似但区分度稍差。生物学套细胞淋巴瘤国际预后评分指数是将Ki-67增殖指数引入，提高了对无进展生存的区分指数[23]。这些评分可用于制订不同预后的个体化治疗方案。该患者用这些评分方法都被评为高危，因此他的预后可能差，应进行进一步的治疗方案。

晚期病例1治疗

该患者为高危患者，先予4个周期的美罗华和加强剂量CHOP方案(maxi-CHOP)交替与美罗华和大剂量阿糖胞苷化疗后，治疗达到完全缓解。采用BEAM(卡莫司汀、依托泊苷、阿糖胞苷及美法仑)预处理方案化疗，预处理化疗后进行自体干细胞移植(ASCT)。该化疗方案由北欧淋巴瘤协作组报道[24]，是多种增强方案之一，用于改善套细胞淋巴瘤患者的治疗疗效。

CHOP化疗方案过去一直被用于套细胞淋巴瘤的治疗，但治疗效果较差。早期研究报道CHOP方案联合美罗华提高了总有效率(94%对75%)，完全缓解率(34%对7%)，治疗失败中位时间 (21个月和14个月)，但并未提高2年无进展生存(25%)及总生存(76%)[25]。鉴于疗效差，增强疗效的研究一直在进行中。一种方法是一线采用高剂量巩固化疗和自体干细胞移植，它已被认为是有希望的方法。多个中心报道采用该方案取得了较好的疗效[26,27]，如北欧淋巴瘤协作组采用美罗华和maxi-CHOP交替与大剂量阿糖胞苷诱导化疗有效后，采用高剂量化疗和ASCT巩固治疗，取得了较高的6年无进展生存率(66%)及总生存率(70%)[24]。更长时间的随访显示，无事件发生及总生存中位时间分别为7.4年及超过10年[28]，令人印象深刻。不采用高剂量化疗和ASCT巩固治疗的替代方案为美罗华联合环磷酰胺、长春新碱、阿霉素和地塞米松(hyper-CVAD)与大剂量甲氨蝶呤与阿糖胞苷(R-hyper-CVAD/MA)交替。该方案亦取得较好的疗效，如在SWOG 0213研究中，R-hyper-CVAD/MA方案中位无进展生存和总生存中位时间为4.8年和6.8年，两年无进展生存率和总生存率分别为63%和76%[29]。

该患者可很好耐受高剂量化疗和自体干细胞移植，但自体干细胞移植治疗3周后急剧进展出现口咽部肿胀，扁桃体处活检病理证实套细胞淋巴瘤复发。北欧淋巴瘤协作组研究中高MIPI评分指数及Ki-67高表达是疗效差的独立预后因素[28]，而该患者这两个差的预后因素皆有。

该患者考虑予口咽部肿瘤行姑息性放疗，至放疗科就诊时其吞咽极其困难，需要将食物磨碎，不能咽下药片，发音不清。体检发现明显扁桃体肿胀，双侧淋巴结肿大，无张口困难及舌活动受限。双颈部触摸到小而硬的淋巴结，其他部位无淋巴结肿大，肝、脾未见肿大。增强CT证实扁桃体及双颈淋巴结肿大(图10.3a)。

晚期病例1照射野、剂量和技术

首先采用水平对穿野急诊口咽部病灶放疗，放疗剂量7.5Gy，分3次(见图10.3b)，放疗后该患者发音恢复正常，能吞咽固体食物，CT检查示扁桃体肿胀明显减小 (图10.3c)。然后采用调强放射治疗(IMRT)减少邻近腮腺组织放疗受量 (图10.3d)，放疗16Gy分8次完成，口咽部共予放疗剂量23.5Gy。放疗结束后该患者症状消失，CT检查显示很好的治疗疗效(图10.3e)。

采用较低的放疗剂量，MCL可获得较好的治疗疗效。一项纳入21例患者38处病灶

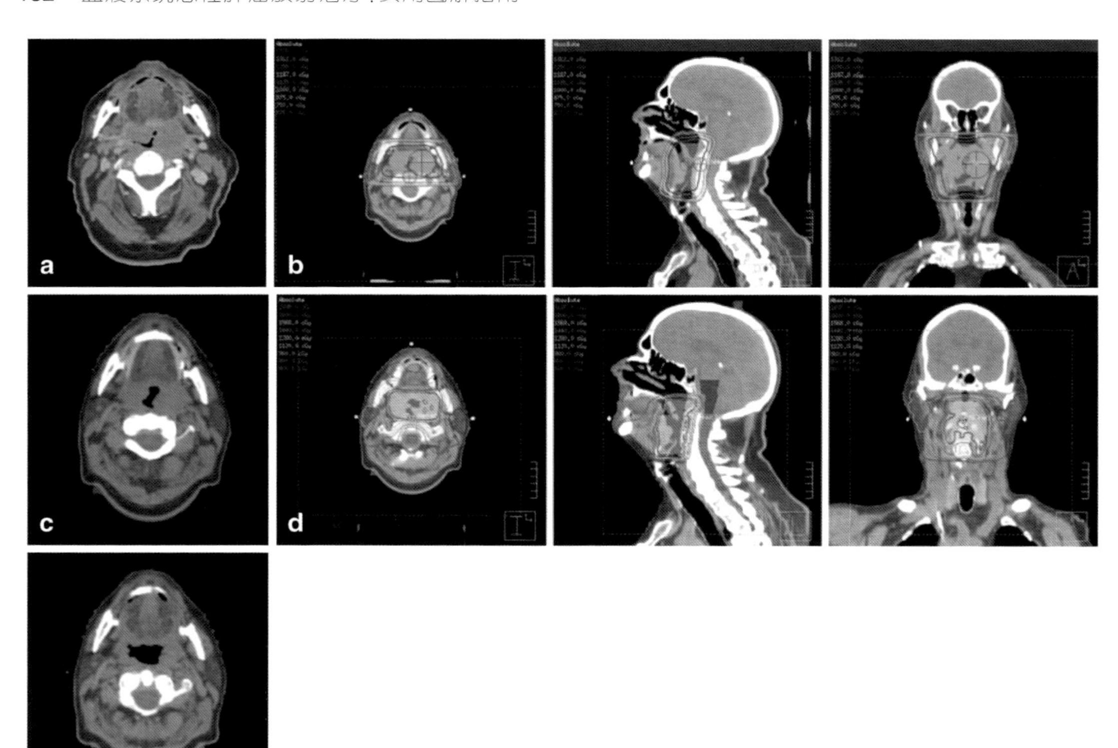

图 10.3 (a)增强 CT 显示腭舌扁桃体肿大及双颈部淋巴结肿大,活检病理诊断为套细胞淋巴瘤。(b)水平对穿野放疗计划轴位、冠状位和矢状位剂量分布图。由于患者病变急性进展,先急诊予放疗剂量 7.5Gy,单次剂量 2.5Gy。(c)7.5Gy 放疗剂量后 CT 平扫显示治疗疗效。(d)调强放疗 16Gy 分 8 次,轴位、冠状位和矢状位剂量图。采用调强放射治疗是为了使邻近腮腺组织放疗受量最少。(e)23.5Gy 放疗结束后 CT 平扫显示治疗疗效很好。

采用放疗的研究报道,平均剂量为 30Gy(范围 10.5~45Gy),局部有效控制率为 100%,完全缓解率 64%,部分缓解率 36%。放疗后显效平均时间为 20 天,放疗结束前 78%达到有效。有症状的 16 个病灶,94%达到姑息治疗目的,大部分(87%)在放疗结束前就显效[30]。

另一研究组报道证实了这一结果,39 例患者 68 处病灶采用放疗,中位放疗剂量为 30.6Gy(范围 18~40Gy)。总局部有效率为 94%,完全缓解 69%,部分缓解 25%。大多数患者治疗为姑息性治疗,这部分患者 95%通过放疗症状得到缓解。作者强调这些患者以前都用过化疗,化疗后耐药患者通过放疗亦可获益。该报道在放疗后中位时间 7 个月(范围 2~21 个月),9 个放疗过的部位出现局部复发。局部复发唯一的因素是肿瘤负荷大,与放疗剂量无关,进一步提示低剂量放疗是可行的,提高放疗剂量患者不能获益[31]。

ILROG 指南推荐套细胞淋巴瘤放疗剂量为 24~30Gy[18]。该放疗剂量用于根治性治疗或获得持续局部控制的目的。然而套细胞淋巴瘤放疗非常敏感,在一些情况下可给予更低剂量治疗,如第二个例子中的晚期患者。

晚期病例 1 治疗后评估

该患者放疗后临床及影像显示获得极

好的疗效,出现 2 级黏膜反应,予硫糖铝及漱口液治疗。

虽然放疗局部取得很好的疗效,但该患者的预后仍差。一般来说,套细胞淋巴瘤在自体干细胞移植后复发中位总生存期为 19 个月,而在自体干细胞移植后和复发之间的间隔较短(<12 个月)的患者中观察到,其生存率显著降低($P<0.001$),例如本例患者[32]。

该患者为难治性 MCL,一开始就采用美罗华和依鲁替尼挽救性治疗。复发、难治性套细胞淋巴瘤无标准治疗方案。多个化疗免疫治疗方案一直在研究,仍很难获得持久的疾病控制。依鲁替尼是小分子鲁顿酪氨酸激酶(BTK)抑制剂,具有很好的使用前景。一项多中心研究报道依鲁替尼在难治性或复发的套细胞淋巴瘤总有效率为 68%,其中完全缓解率 21%。中位有效持续时间及无进展生存分别为 17.5 个月和 14 个月,18 个月时估计总生存率为 58%[33]。

难治性或复发套细胞淋巴瘤的一些其他方案已经研究了多年,包括美罗华、健择和奥沙利铂[34];美罗华、地塞米松、阿糖胞苷和顺铂 (R-DHAP)[35];R-hyper-CVAD/MA[36];美罗华、氟达拉滨、环磷酰胺和米托蒽醌[37];苯达莫司汀和美罗华(BR)[38]。这些方案最初可获得一定的疗效,但缓解期短,中位无进展生存小于 2 年。有研究表明采用含有自体干细胞移植的挽救性治疗后,巩固治疗可取得很好的治疗疗效[32]。

晚期病例 2 临床表现

73 岁男性,右侧腋窝进行性增大、质硬肿块,CT 检查显示腋窝、纵隔和腹膜后多发肿大淋巴结,腋窝淋巴结活检病理诊断为套细胞淋巴瘤。该患者身体状况良好,无发热、夜间盗汗及消瘦等全身症状。体检提示膈肌上下多处肿大淋巴结。

晚期病例 2 病理

腋窝淋巴结病理为典型的套细胞淋巴瘤,组织切片显示正常的淋巴结构完全消失,被小到中等大小的不规则核的淋巴细胞代替。免疫组化示 CD5、CD20 及细胞周期蛋白 D1 表达均为阳性,CD10 表达阴性,Ki-67 大约 40%表达。

晚期病例 2 分期和预后因素

分期评估显示白细胞数 (5600/μL)及 LDH(613 IU/L)正常。PET 检查示膈肌上下见高代谢淋巴结,胃壁弥漫性增厚并呈高代谢,整个腹腔内均可见高代谢肿块。双侧骨髓活检其细胞形态、免疫组化及流式细胞等检查未发现肿瘤浸润。

生物学套细胞淋巴瘤国际预后评分指数提示该患者属高危组。

晚期病例 2 治疗

该患者为晚期套细胞淋巴瘤,起初采用依鲁替尼和美罗华治疗,并进行治疗疗效评价。治疗 2 个月后由于疾病进展及副作用停止该治疗方案。后予美罗华、硼替佐米及来那度胺治疗,这些药物在难治性及复发套细胞淋巴瘤治疗中具有一定疗效[39-43]。但该患者疾病仍急剧进展,身体状况下降,腹部病灶引起腹胀、不适和轻度厌食。CT 检查发现胃壁弥漫性增厚较前明显,多发淋巴结肿大,腹腔种植灶增多和腹水(图 10.4)。腹腔穿刺不能缓解患者腹部不适症状。腹水中可见肿瘤细胞。该患者考虑行腹盆部姑息性放疗。

晚期病例 2 照射野、剂量和技术

该患者采用 18-MV 光子前后野放疗腹盆部,放疗剂量 4Gy,分 2 次(图 10.5)。套细胞淋巴瘤与惰性非霍奇金淋巴瘤一样对放

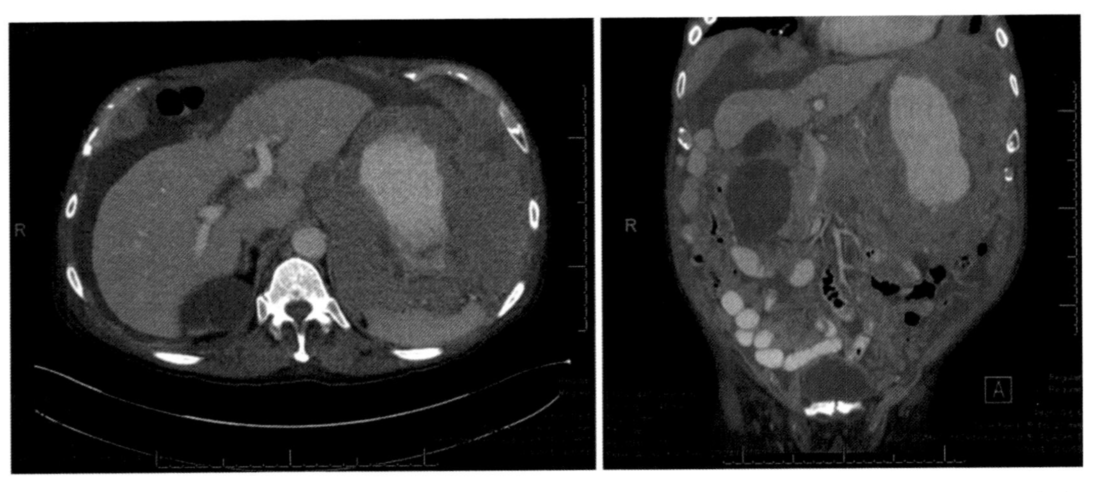

图 10.4 CT 增强显示套细胞淋巴瘤广泛浸润腹盆部，包括胃壁增厚、淋巴结多发肿大、腹腔种植灶和腹水。

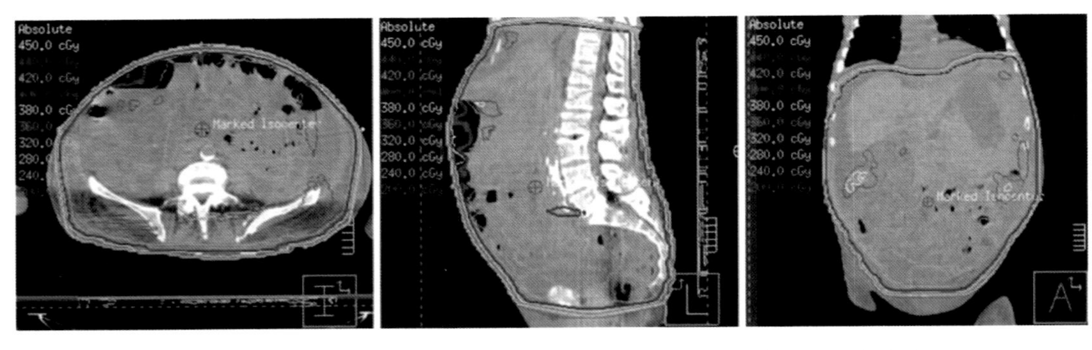

图 10.5 腹盆部前后野 18-MV 光子 4Gy 分 2 次放疗，轴位、冠状位和矢状位剂量分布图。

射线非常敏感。即使化疗抗拒的患者采用仅4Gy 的放疗剂量可获得很高的局部控制率[44,45]。该治疗患者耐受性好，且较长疗程更为方便，可在对长期缓解并不重要或正常组织不能耐受高放疗剂量的患者中使用。

晚期病例 2 治疗后评估

该患者放疗耐受性好，放疗结束 1 周后腹部病灶所致相关症状明显改善。虽然预后仍然差，该患者达到姑息性放疗目的。

结论

一般来说，MCL 临床上具有侵袭性，就诊时即有播散。但对放疗非常敏感，低剂量放疗就能使其迅速获得疗效。放疗是其重要治疗手段，通过放疗可使其治愈或达到姑息目的。放疗适应证包括早期 MCL 初治化疗后巩固放疗和晚期患者的姑息性放疗。放疗医师应认识到通过放疗，MCL 可明显获益。

（陈震章 吴俚蓉 译 郭文杰 校）

参考文献

1. Cheah CY, Seymour JF, Wang ML. Mantle cell lymphoma. J Clin Oncol Off J Am Soc Clin Oncol. 2016; 34(11):1256–1269.
2. Bernard M, Gressin R, Lefrere F, Drenou B, Branger B, Caulet-Maugendre S, et al. Blastic variant of mantle cell lymphoma: a rare but highly aggressive sub-

type. Leukemia. 2001;15(11):1785–91.
3. Pileri SA, Falini B. Mantle cell lymphoma. Haematologica. 2009;94(11):1488–92.
4. de Boer CJ, van Krieken JH, Schuuring E, Kluin PM. Bcl-1/cyclin D1 in malignant lymphoma. Ann Oncol Off J Eur Soc Med Oncol/ESMO. 1997;8 Suppl 2:109–17.
5. Gesk S, Klapper W, Martin-Subero JI, Nagel I, Harder L, Fu K, et al. A chromosomal translocation in cyclin D1-negative/cyclin D2-positive mantle cell lymphoma fuses the CCND2 gene to the IGK locus. Blood. 2006;108(3):1109–10.
6. Fu K, Weisenburger DD, Greiner TC, Dave S, Wright G, Rosenwald A, et al. Cyclin D1-negative mantle cell lymphoma: a clinicopathologic study based on gene expression profiling. Blood. 2005;106(13):4315–21.
7. Mozos A, Royo C, Hartmann E, De Jong D, Baro C, Valera A, et al. SOX11 expression is highly specific for mantle cell lymphoma and identifies the cyclin D1-negative subtype. Haematologica. 2009;94(11):1555–62.
8. Romaguera JE, Medeiros LJ, Hagemeister FB, Fayad LE, Rodriguez MA, Pro B, et al. Frequency of gastrointestinal involvement and its clinical significance in mantle cell lymphoma. Cancer. 2003;97(3):586–91.
9. Cheah CY, George A, Gine E, Chiappella A, Kluin-Nelemans HC, Jurczak W, et al. Central nervous system involvement in mantle cell lymphoma: clinical features, prognostic factors and outcomes from the European Mantle Cell Lymphoma Network. Ann Oncol Off J Eur Soc Med Oncol/ESMO. 2013;24(8):2119–23.
10. Chihara D, Asano N, Ohmachi K, Nishikori M, Okamoto M, Sawa M, et al. Ki-67 is a strong predictor of central nervous system relapse in patients with mantle cell lymphoma (MCL). Ann Oncol Off J Eur Soc Med Oncol/ESMO. 2015;26(5):966–73.
11. Chandran R, Gardiner SK, Simon M, Spurgeon SE. Survival trends in mantle cell lymphoma in the United States over 16 years 1992–2007. Leuk Lymphoma. 2012;53(8):1488–93.
12. Zhou Y, Wang H, Fang W, Romaguer JE, Zhang Y, Delasalle KB, et al. Incidence trends of mantle cell lymphoma in the United States between 1992 and 2004. Cancer. 2008;113(4):791–8.
13. Ambinder AJ, Shenoy PJ, Nastoupil LJ, Flowers CR. Using primary site as a predictor of survival in mantle cell lymphoma. Cancer. 2013;119(8):1570–7.
14. Dabaja BS, Tsang RW, Qi S, Allen P, Hodgson D, Ricardi U, et al. Favorable outcome in stage I-II mantle cell lymphoma: a report of 160 patients from the International Lymphoma Radiation Oncology Group (ILROG). Int J Radiat Oncol Biol Phys. 2014;90(1):S151–S2.
15. Leitch HA, Gascoyne RD, Chhanabhai M, Voss NJ, Klasa R, Connors JM. Limited-stage mantle-cell lymphoma. Ann Oncol Off J Eur Soc Med Oncol/ESMO. 2003;14(10):1555–61.
16. Bernard M, Tsang RW, Le LW, Hodgson DC, Sun A, Wells W, et al. Limited-stage mantle cell lymphoma: treatment outcomes at the Princess Margaret Hospital. Leuk Lymphoma. 2013;54(2):261–7.
17. Gill BS, Vargo JA, Pai SS, Balasubramani GK, Beriwal S. Management trends and outcomes for stage I to II mantle cell lymphoma using the national cancer data base: ascertaining the ideal treatment paradigm. Int J Radiat Oncol Biol Phys. 2015;93(3):668–76.
18. Yahalom J, Illidge T, Specht L, Hoppe RT, Li YX, Tsang R, et al. Modern radiation therapy for extranodal lymphomas: field and dose guidelines from the International Lymphoma Radiation Oncology Group. Int J Radiat Oncol Biol Phys. 2015;92(1):11–31.
19. Illidge T, Specht L, Yahalom J, Aleman B, Berthelsen AK, Constine L, et al. Modern radiation therapy for nodal non-Hodgkin lymphoma-target definition and dose guidelines from the International Lymphoma Radiation Oncology Group. Int J Radiat Oncol Biol Phys. 2014;89(1):49–58.
20. M'Kacher R, Bennaceur A, Farace F, Lauge A, Plassa LF, Wittmer E, et al. Multiple molecular mechanisms contribute to radiation sensitivity in mantle cell lymphoma. Oncogene. 2003;22(39):7905–12.
21. Hoster E, Dreyling M, Klapper W, Gisselbrecht C, van Hoof A, Kluin-Nelemans HC, et al. A new prognostic index (MIPI) for patients with advanced-stage mantle cell lymphoma. Blood. 2008;111(2):558–65.
22. Hoster E, Klapper W, Hermine O, Kluin-Nelemans HC, Walewski J, van Hoof A, et al. Confirmation of the mantle-cell lymphoma international prognostic index in randomized trials of the European Mantle-Cell Lymphoma Network. J Clin Oncol Off J Am Soc Clin Oncol. 2014;32(13):1338–46.
23. Geisler CH, Kolstad A, Laurell A, Raty R, Jerkeman M, Eriksson M, et al. The Mantle Cell Lymphoma International Prognostic Index (MIPI) is superior to the International Prognostic Index (IPI) in predicting survival following intensive first-line immunochemotherapy and autologous stem cell transplantation (ASCT). Blood. 2010;115(8):1530–3.
24. Geisler CH, Kolstad A, Laurell A, Andersen NS, Pedersen LB, Jerkeman M, et al. Long-term progression-free survival of mantle cell lymphoma after intensive front-line immunochemotherapy with in vivo-purged stem cell rescue: a nonrandomized phase 2 multicenter study by the Nordic Lymphoma Group. Blood. 2008;112(7):2687–93.
25. Lenz G, Dreyling M, Hoster E, Wormann B, Duhrsen U, Metzner B, et al. Immunochemotherapy with rituximab and cyclophosphamide, doxorubicin, vincristine, and prednisone significantly improves response and time to treatment failure, but not long-term outcome in patients with previously untreated mantle cell lymphoma: results of a prospective randomized trial of the German Low Grade Lymphoma Study Group (GLSG). J Clin Oncol Off J Am Soc Clin Oncol. 2005;23(9):1984–92.
26. Khouri IF, Saliba RM, Okoroji GJ, Acholonu SA, Champlin RE. Long-term follow-up of autologous stem cell transplantation in patients with diffuse mantle cell lymphoma in first disease remission: the prognostic value of beta2-microglobulin and the tumor score. Cancer. 2003;98(12):2630–5.
27. Dreyling M, Lenz G, Hoster E, Van Hoof A, Gisselbrecht C, Schmits R, et al. Early consolidation by myeloablative radiochemotherapy followed by autologous stem cell transplantation in first remission

significantly prolongs progression-free survival in mantle-cell lymphoma: results of a prospective randomized trial of the European MCL Network. Blood. 2005;105(7):2677–84.
28. Geisler CH, Kolstad A, Laurell A, Jerkeman M, Raty R, Andersen NS, et al. Nordic MCL2 trial update: six-year follow-up after intensive immunochemotherapy for untreated mantle cell lymphoma followed by BEAM or BEAC + autologous stem-cell support: still very long survival but late relapses do occur. Br J Haematol. 2012;158(3):355–62.
29. Bernstein SH, Epner E, Unger JM, Leblanc M, Cebula E, Burack R, et al. A phase II multicenter trial of hyperCVAD MTX/Ara-C and rituximab in patients with previously untreated mantle cell lymphoma; SWOG 0213. Ann Oncol Off J Eur Soc Med Oncol/ESMO. 2013;24(6):1587–93.
30. Rosenbluth BD, Yahalom J. Highly effective local control and palliation of mantle cell lymphoma with involved-field radiation therapy (IFRT). Int J Radiat Oncol Biol Phys. 2006;65(4):1185–91.
31. Haque W, Voong KR, Shihadeh F, Arzu I, Pinnix C, Mazloom A, et al. Radiation therapy is an effective modality in the treatment of mantle cell lymphoma, even in heavily pretreated patients. Clin Lymphoma Myeloma Leuk. 2014;14(6):474–9.
32. Dietrich S, Boumendil A, Finel H, Avivi I, Volin L, Cornelissen J, et al. Outcome and prognostic factors in patients with mantle-cell lymphoma relapsing after autologous stem-cell transplantation: a retrospective study of the European Group for Blood and Marrow Transplantation (EBMT). Ann Oncol Off J Eur Soc Med Oncol/ESMO. 2014;25(5):1053–8.
33. Wang ML, Rule S, Martin P, Goy A, Auer R, Kahl BS, et al. Targeting BTK with ibrutinib in relapsed or refractory mantle-cell lymphoma. N Engl J Med. 2013;369(6):507–16.
34. Rodriguez J, Gutierrez A, Palacios A, Navarrete M, Blancas I, Alarcon J, et al. Rituximab, gemcitabine and oxaliplatin: an effective regimen in patients with refractory and relapsing mantle cell lymphoma. Leuk Lymphoma. 2007;48(11):2172–8.
35. Witzig TE, Geyer SM, Kurtin PJ, Colgan JP, Inwards DJ, Micallef IN, et al. Salvage chemotherapy with rituximab DHAP for relapsed non-Hodgkin lymphoma: a phase II trial in the North Central Cancer Treatment Group. Leuk Lymphoma. 2008;49(6):1074–80.
36. Wang M, Fayad L, Cabanillas F, Hagemeister F, McLaughlin P, Rodriguez MA, et al. Phase 2 trial of rituximab plus hyper-CVAD alternating with rituximab plus methotrexate-cytarabine for relapsed or refractory aggressive mantle cell lymphoma. Cancer. 2008;113(10):2734–41.
37. Forstpointner R, Unterhalt M, Dreyling M, Bock HP, Repp R, Wandt H, et al. Maintenance therapy with rituximab leads to a significant prolongation of response duration after salvage therapy with a combination of rituximab, fludarabine, cyclophosphamide, and mitoxantrone (R-FCM) in patients with recurring and refractory follicular and mantle cell lymphomas: results of a prospective randomized study of the German Low Grade Lymphoma Study Group (GLSG). Blood. 2006;108(13):4003–8.
38. Rummel MJ, Al-Batran SE, Kim SZ, Welslau M, Hecker R, Kofahl-Krause D, et al. Bendamustine plus rituximab is effective and has a favorable toxicity profile in the treatment of mantle cell and low-grade non-Hodgkin's lymphoma. J Clin Oncol Off J Am Soc Clin Oncol. 2005;23(15):3383–9.
39. Fisher RI, Bernstein SH, Kahl BS, Djulbegovic B, Robertson MJ, de Vos S, et al. Multicenter phase II study of bortezomib in patients with relapsed or refractory mantle cell lymphoma. J Clin Oncol Off J Am Soc Clin Oncol. 2006;24(30):4867–74.
40. Belch A, Kouroukis CT, Crump M, Sehn L, Gascoyne RD, Klasa R, et al. A phase II study of bortezomib in mantle cell lymphoma: the National Cancer Institute of Canada Clinical Trials Group trial IND.150. Ann Oncol Off J Eur Soc Med Oncol/ESMO. 2007;18(1):116–21.
41. O'Connor OA, Moskowitz C, Portlock C, Hamlin P, Straus D, Dumitrescu O, et al. Patients with chemotherapy-refractory mantle cell lymphoma experience high response rates and identical progression-free survivals compared with patients with relapsed disease following treatment with single agent bortezomib: results of a multicentre Phase 2 clinical trial. Br J Haematol. 2009;145(1):34–9.
42. Habermann TM, Lossos IS, Justice G, Vose JM, Wiernik PH, McBride K, et al. Lenalidomide oral monotherapy produces a high response rate in patients with relapsed or refractory mantle cell lymphoma. Br J Haematol. 2009;145(3):344–9.
43. Wang M, Fayad L, Wagner-Bartak N, Zhang L, Hagemeister F, Neelapu SS, et al. Lenalidomide in combination with rituximab for patients with relapsed or refractory mantle-cell lymphoma: a phase 1/2 clinical trial. Lancet Oncol. 2012;13(7):716–23.
44. Russo AL, Chen YH, Martin NE, Vinjamoori A, Luthy SK, Freedman A, et al. Low-dose involved-field radiation in the treatment of non-hodgkin lymphoma: predictors of response and treatment failure. Int J Radiat Oncol Biol Phys. 2013;86(1):121–7.
45. White EC, Advani R, Hoppe RT. 2 Gy x 2 for palliative treatment of mantle cell lymphoma. Leuk Lymphoma. 2016;57(9):2219–21.

第11章

鼻型结外NK/T细胞淋巴瘤

Yexiong Li(李晔雄)

摘　要

1994年，结外自然杀伤细胞(NK)/T细胞淋巴瘤(NKTCL)(鼻型)，被认为是一类具有独特临床病理学特点的疾病(Harris et al. Blood 84: 1361–1392，1994; Chan et al. Extranodal NK/T-cell lym- phoma，nasal type. In: Jaffe ES，Harris NL，Stein H，Vardiman JW (eds)World Health Organization classification of tumours: pathology and genetics of tumours of haematopoietic and lymphoid tissues. IARC Press, Lyon. p. 204–207，2001; Chan et al. Extranodal NK/T-cell lymphoma，nasal type. In: Jaffe ES，Harris NL，Stein H，Vardiman JW (eds). World Health Organization classification of tumours: pathology and genetics of tumours of haematopoietic and lymphoid tissues. IARC Press, Lyon. p. 285–288，2008)，临床呈侵袭性进展表现。本病在欧洲及北美地区罕见，高发于东亚及南美洲，占高发区非霍奇金淋巴瘤（NHL）的10%~30%(Vose et al. J Clin Oncol 26:4124–4130，2008; Au et al. Blood 113: 3931–3937，2009; Sun et al. Am J Clin Pathol 138:429–434，2012; Yang et al. Diagn Pathol 6:77，2011)。任何结外器官或组织均可发病，但常见于上呼吸/消化道（UADT)，如鼻腔、韦氏环（Aviles et al. Clin Lab Haematol 22:215–220，2000; Li et al. Cancer 83:449–456，1998; Li et al. J Clin Oncol 24:181–189，2006，Li et al. Blood 112:3057–3064，2008; Li et al. Clin Cancer Res 15:2905– 2912，2009)。好发于成年男性，临床早

Y. Li, MD
Department of Radiation Oncology,
Cancer Hospital and Institute, Chinese Academy of Medical Sciences (CAMS) and Peking Union Medical College (PUMC),
Beijing 100021, People's Republic of China
e-mail: yexiong@yahoo.com; yexiong12@163.com

期病变多见，体能状态相对较好，肿瘤局部广泛侵袭，国际预后指数(IPI)评分风险较低，且倾向于结外受累（Au et al. Blood 113:3931–3937，2009; Aviles et al. Clin Lab Haematol 22:215– 220，2000; Li et al. Cancer 83:449–456，1998; Li et al. J Clin Oncol 24:181–189，2006; Li et al. Blood 112:3057–3064，2008; Li et al. Clin Cancer Res 15:2905–2912，2009）。

NKTCL 预后取决于相关因素及治疗方案，结果差异较大(Cheung et al. Int J Radiat Oncol Biol Phys 54:182–190，2002; Chim et al. Blood 103:216–221，2004）。由于NKTCL发病率低、异质性高，缺乏前瞻性临床研究数据，因此各医疗机构间的治疗方案不尽相同，包括化疗方案、放疗靶区及剂量等。放疗是早期NKTCL的主要治疗手段，新化疗方案对难治性及进展期 NKTCL显示出有前景的效果。

病例 1

39 岁男性，慢性鼻窦炎病史。计算机断层扫描(CT)提示：右侧鼻腔及上颌窦区异常信号影。右侧鼻腔新生物行组织活检病理诊断符合 NKTCL(鼻型)。镜下见多形性大小不一的淋巴细胞增生，混合大量炎性细胞，存在多灶组织及血管坏死。肿瘤细胞表达 CD3 和 CD56，以及非免疫反应性 CD4、CD8、CD5 和 CD20。肿瘤 EBV 原位杂交(EBER)检测呈阳性。

临床表现

鼻腔是 NKTCL 最常见的原始受累部位[4,6-8]。该患者表现右侧鼻腔及上颌窦受累。右侧上颌窦、右鼻部和右侧鼻腔肿瘤区周围有可疑炎性增强信号区(图 11.1 和图 11.2)。

根据 2008 WHO 标准[3]及 REAL 淋巴瘤更新分类[2]，“鼻型” NKTCL 归属于上呼吸/消化道(UADT)疾病，而“非鼻型”NKTCL 则为 UADT 以外起源的疾病。最新数据显示 NKTCL 分为三个亚型：鼻型 NKTCL，非鼻型 UADT-NKTCL 和非 UADT-NKTCL[11,12,18]。表 11.1 总结了三个亚型在临床特征及预后上的区别。

UADT-NKTCL 好发于年轻男性，体能状态好，常见乳酸脱氢酶(LDH)升高，早期病例多见，国际预后指数(IPI)多为低危[10]。常表现肿瘤局部侵犯或周围组织受累（40%~

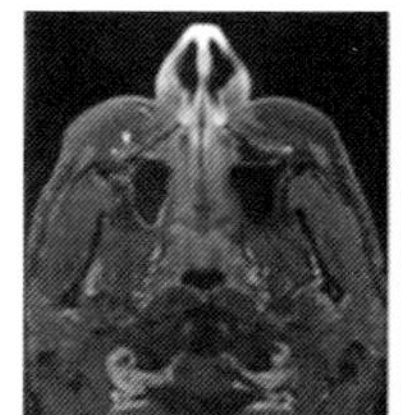
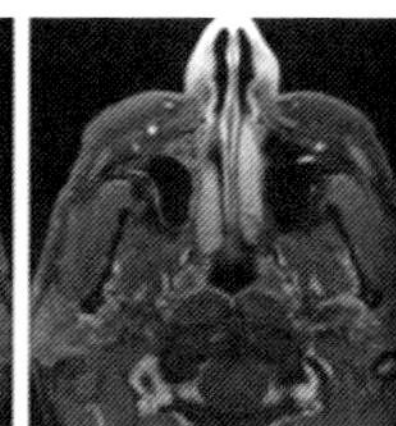
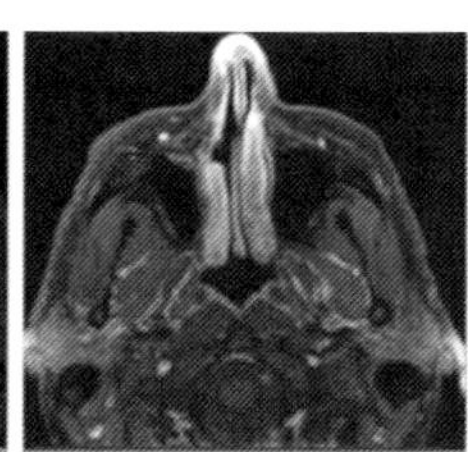
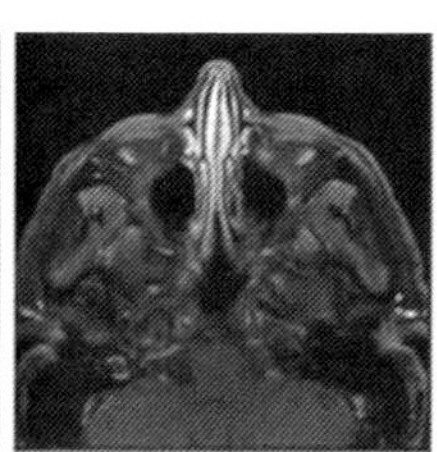
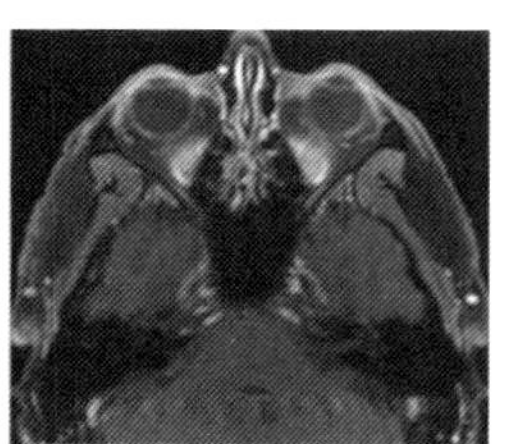

图 11.1 病例 1 MRI 分期。

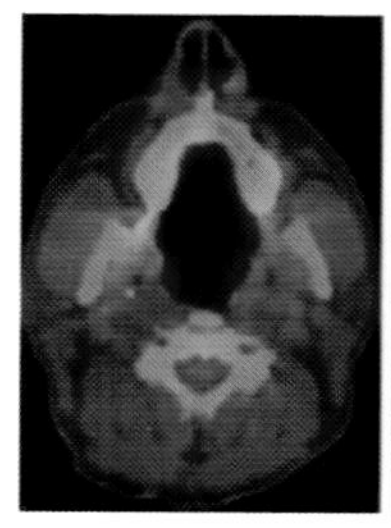
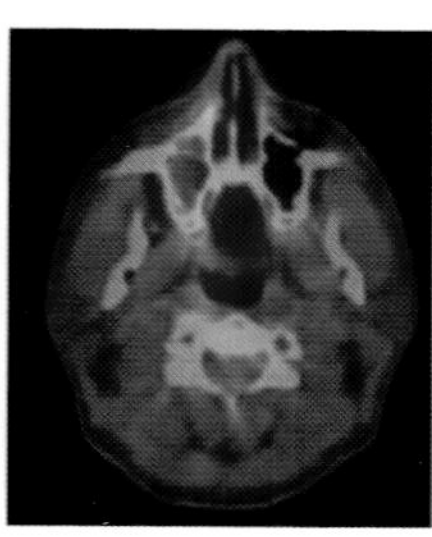
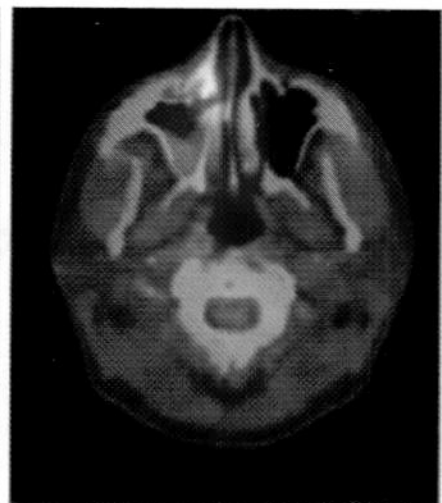
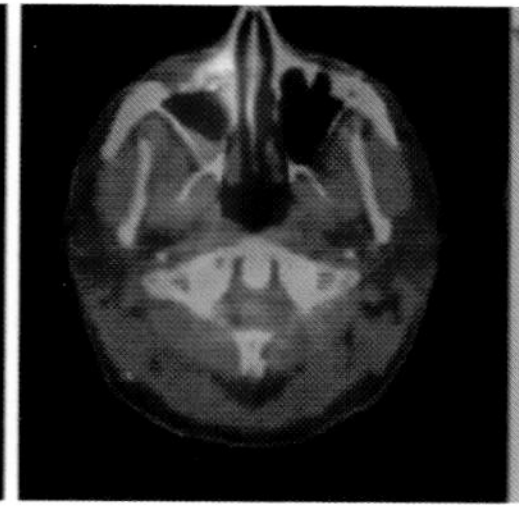
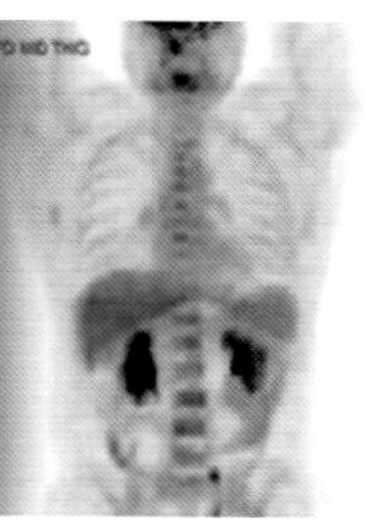

图 11.2 病例 1 PET-CT 分期。

60%)。鼻型 NKTCL 最常见累及的周围结构包括上颌窦和筛窦,其次是鼻咽[15,26]。鼻型 NKTCL 的主要淋巴结播散途径是颌下区及颈部引流区[9]。主要失败模式表现为远处结外器官,如皮肤、肺及肝脏受累。其中皮肤是最常见的远处结外受累部位,与 NK/T 细胞的归巢性有关。

非鼻型 UADT-NKTCL 呈现不同的临床及预后特点[11,12,18]。韦氏环 NK/T 细胞淋巴瘤(WR NKTCL)多表现咽痛、吞咽困难、颈部淋巴结肿大[11]。区域淋巴结受累相对多见(60%),进展期病例占 20%~40%,预后相对较好[11,12,18]。非鼻型 UADT-NKTCL 或 WR NKT-CL 患者多为临床Ⅱ~Ⅳ期(Ann Arbor 分期),I 期仅占 10%~20%,不同于鼻型 NKT-CL(I 期占 60%~80%)[10,14,27]。已有多项研究对 UADT-NKTCL 和非 UADT-NKTCL 迥异的临床特点及预后进行了阐述总结[5,16,28-32,34,35,41]。非 UADT-NKTCL 仅占所有 NKTCL 病例的 10%~30%,体能状态差,普遍呈现 LDH 异常升高,进展期病例多见,IPI 高危,预后极差(表格 11.1)。

病理

结外鼻型 NK/T 细胞淋巴瘤在 1994 年 REAL 分类中称为血管中心性淋巴瘤[1]。1994 年之前的名称包括致死性中线肉芽肿、恶性肉芽肿、中线恶性网状组织和血管中心免疫原性病变等。

典型形态学变化包括血管中心性坏死、大小不等的多形性增生细胞及炎性细胞浸润。不同发病部位的镜下组织学特点类似[3]。因肿瘤多合并大量组织坏死或者由于取样偏小,为取得明确的病理学证据,通常需要重复组织活检。

NKTCL 多数起源于活化的 NK 细胞,细胞毒性 T 淋巴细胞相对少见。典型免疫表型包括 CD2+,CD3s-,CD3ε+,CD56+,CD20-/CD79a-及细胞毒性分子[T 细胞内抗原-1(TIA-1)、颗粒酶 B、穿孔素+、原位杂交(ISH)检测肿瘤细胞感染 Epstein-Barr 病毒(EBV)编码 RNA(EBER+)]。个别病例呈现细胞毒性 T 细胞表型 CD56-,但 CD3ε+、细胞毒性分子+(TIA、颗粒酶 B、穿孔素 perforin)、EBER+伴 TCR 基因重排。CD56 阴性 NKTCL 与 CD56 阳性 NKTCL 临床特征类似[15,26]。然而,NK 细胞或 T 细胞淋巴瘤在预后上可能是存在差异的[16]。CDε+和 CD56-结外淋巴瘤,当细胞毒性分子和 EBV 表达均阴性时,应归为外周 T 细胞淋巴瘤,非特指(PTCL-NOS)。

TCR 重排出现于 T 细胞系,而在 NK 细胞系则缺失。NKTCL 与 EBV 感染密切相关,逾 90%病例均能检测到[17,18]。染色体畸变包括 1q 和 7q 扩增,6q 和 7p 缺失[19]。可见JAK3 突变、STAT3 活化,基质金属蛋白酶 9(MMP-9)和白介素-9(IL-9)过表达[20-22]。p53 基因普遍突变失活[23,24]。Ki-67 高表达者生存期

表 11.1　结外 NK/T 细胞淋巴瘤三个亚型的临床及免疫表型特点

	UADT-NKTCL		
亚型	鼻型 UADT-NKTCL	非鼻型 UADT-NKTCL	非 UADT-NKTCL
原发部位	鼻腔或鼻旁窦，伴或不伴周围结构受累	韦氏环(鼻咽、扁桃体、口咽及舌根)，下咽，喉及口腔	皮肤和软组织，胃肠道，睾丸等，约占所有病例的 10%~30%
表型	高表达 EBV(>90%)、CD3ε，CD56 和 Ki-67。均表达细胞毒性颗粒蛋白	高表达 EBV(>90%)。CD56 表达较鼻型少见，增殖指数偏低	EBV 表达差异较大(40%~100%)。增殖指数高
年龄	多见于成年人，中位发病 44 岁	多见于成年人，中位发病 38~50 岁	多见于成年人，中位发病 50 岁
性别	男性多见，男女比(2~4):1	男性多见，男女比 2.6:1	男性多见，男女比(1.5~2.3):1
分期	早期病例多见，Ⅰ期占 60%~80%，Ⅲ和Ⅳ期占 10%~25%	早期病例多见，Ⅰ期<20%，Ⅱ期占 50%~60%；晚期病例占 20%~30%	通常表现为播散性进展期(>50%)
体能状态	好	好	较差，多数 ECOG ≥ 2
LDH 异常升高	常见(20%~50%)	常见(20%~50%)	非常常见(50%~70%)
淋巴结受累	确诊时淋巴结受累比例较低(<20%)	合并颈部淋巴结受累较高(>50%)	区域淋巴结受累常见
IPI	低危多见，IPI 0–1>90%	低危多见，IPI 0–1≥80%	常见高危，IPI 0–1 约 25%~58%
失败模式	结外器官，最常见于皮肤	淋巴结和结外器官	结外器官
临床演进	侵袭性	低侵袭性	高度侵袭性
预后	Ⅰ期病例经合理放疗预后较好，Ⅱ~Ⅳ期相对较差	预后较鼻型或非 UADT 型好	预后极差，中位生存期 3~20 个月

修订自 Liu 等[18]。

UADT，上呼吸/消化道；NKTCL，鼻型结外 NK/T 细胞淋巴瘤；EBV-Epstein-Barr virus，爱波斯坦–巴尔病毒；ECOG-Eastern Cooperative Oncology Group，东部肿瘤协作组；LDH-lactate dehydrogenase，乳酸脱氢酶；IPI-International Prognostic Index，国际预后指数

较短[18,25]。

分期步骤 7

初始评估

患者接受全面体检(包括皮肤检查)和内镜检查。影像学检查包括头颈部 MRI、CT 及 PET-CT(图 11.1 和图 11.2)。全血细胞计数、血生化、肝肾功能及 LDH 检查正常，骨髓穿刺活检正常。应当注意，虽然很少累及，但骨髓检查是确定疾病分期的重要环节[36,37]。

为准确评估软组织和骨的局部受累程度，所有病例均应接受头颈部 MRI 和 CT 检查[38–40]。此外，研究发现 PET-CT 检查对 20%~50% 患者的肿瘤分期和治疗方案产生影响[38]。肿瘤组织 FDG 高摄取值与 NKTCL 患者不良预后呈正相关[35,41]。循环 EBV-DNA 滴度定量检测用于 NKTCL 的诊断、监测及预后分析目前已在多家机构开展(本病例未接

受此项检查)，血浆 EBV-DNA 高与肿瘤分期晚、LDH 升高、初始治疗反应差及不良预后相关[42-44,56]。

分期与危险分层

弥漫性大 B 细胞淋巴瘤广泛采用 Ann Arbor 分期系统，NKTCL 则相对不适用。由于原发肿瘤侵犯（PTI）或局部浸润情况是 NKTCL 重要的预后因素[45-47,105]。改良 Ann Arbor 系统中，将Ⅰ期 NKTCL 分为局限Ⅰ期和超腔Ⅰ期[9,10]。局限Ⅰ期指病变位于鼻腔内且无周围结构受累。病例 1 的患者肿瘤已超出原发鼻腔达周围组织器官，但尚无淋巴结及远处器官浸润。Ann Arbor Ⅱ期定义为横膈上淋巴结受累。

国际预后指数（IPI）和韩国预后指数(KPI)常用于 NKTCL。IPI 模型包括五个独立预后因子：年龄、分期、东部肿瘤协作组(ECOG）体能评分（PS）、LDH 及结外受累。KPI 包括四个预后因素：分期、B 症状、LDH 及区域淋巴结受累[30]。Ann Arbor 分期、IPI 和 KPI 将 NKTCL 分成了四个不同生存差异的风险亚组，但均不能将预后不同的患者很好地区分开[12,31,45-47,105]。NKTCL 临床好发于青年男性、分期早、PS 评分好，因此根据 IPI 或 KPI 模型，多数患者处于低风险(0-1)亚组。此外，由于区域淋巴结受累在 Ann Arbor Ⅱ期病例中明显增加，使得 KPI 模型在早期病例中的价值有限。近期一项大型多中心 NKTCL 特异性列线图(nomogram)研究，共纳入 1383 例病例，结果显示该模型可有效进行疾病风险评分，并预估患者总生存，优于传统的 Ann Arbor 分期、IPI 和 KPI[45,47]。列线图(nomogram)模型包括五项临床参数：分期、PS、年龄、LDH 及 PTI。PTI 定义为原发肿瘤累及周围组织器官或多个邻近结构受累。基于年龄>60 岁、LDH 升高、ECOG PS≥2、Ⅱ期及 PTI，早期 NKTCL 可分为低危或高危组[45,47]。NKTCL 预后评估应作为初始检查的一部分。病例 1 的患者年龄<60 岁、Ⅰ期、PS<2、LDH 正常，归属于低危组。

治疗

该病例分期早、低危[45,47]。虽然可以选择单纯放疗，但本例患者在完成放疗后两周，继续接受了 3 个周期 VIPD 方案(依托泊苷、异环磷酰胺、顺铂、地塞米松)化疗。

近年来的研究数据显示，放射治疗是根治早期 NKTCL 的关键所在，可实现肿瘤完全缓解(CR)并获得满意的长期生存。除早期两项设野较小及低剂量照射的放疗研究之外[48,49]，据报道单纯放疗可获得 70%~90% 的 CR 率，5 年局部区域控制（LRC）率约 90%，5 年 OS 约 50%~90%[10,15,26,45-47,50-52,55,105]。与此相比，以阿霉素为基础的单纯化疗治疗早期 NKTCL 结果非常不理想，CR 率 10%~50%，总反应率（ORR)60%~80%，5 年 OS 仅 10%~35%，PFS 更差[5,27,32,33,50,51]。化疗反应差及预后不良反映了此类疾病的化疗抵抗性，可能与其高表达 P-糖蛋白及 p53 突变有关[23,24,54]。有研究报道，105 例早期鼻型 NKTCL 接受放疗，5 年 OS 和 PFS 分别为 71%和 59%。其中Ⅰ期病例为 78%和 63%，而Ⅱ期病例仅为 46%和 40%[10]。表 11.2 和表 11.3 总结了早期 NKTCL 放疗与化疗的研究结果。

目前在亚洲，对于早期 NKTCL 病例放疗基础上进一步加入化疗的临床价值仍存在争议。有部分研究认为加入化疗未见显著生存获益[10,13,15,26,46,59,60-63,105]，也有部分研究结果认为综合治疗(CMT)生存结果更好[11,45,47,64,65]。欧美等西方国家则更倾向于选择放化综合治疗。

最新综合治疗

早期 NKTCL 最新常用化疗方案（表

表 11.2 早期结外鼻型 NK/T 细胞淋巴瘤接受放疗±化疗与单纯化疗比较

研究者	年份	病例数	原发部位	分期	治疗方案	5 年 OS	
						(%)	P
You 等	2004	46	鼻腔	Ⅰ~Ⅱ	RT:6	83.3	0.027
					CT ± RT:40	28.5	
Li 等	2004	56	鼻腔鼻窦	Ⅰ~Ⅱ	RT:11	50	0.01
					RT + CT:27	59	
					CT:18	15	
Huang 等	2008	82	鼻腔	Ⅰ~Ⅱ	RT ± CT:74	62.1(3 年)	0.000
					CT:8	12.5(3 年)	
Kim 等	2008	280	所有部位	Ⅰ	RT ± CT:NA	90.3	0.022
					CT:NA	19.3(中位)	
Au 等	2009	57	UADT	Ⅰ~Ⅱ	RT + CT:34	57	0.045
					CT:23	30	
Yang 等	2009	177	UADT	Ⅰ~Ⅱ	RT ± CT:140	53.4	<0.01
					CT:37	18.3	
Nie 等	2010	85	鼻腔	Ⅰ~Ⅱ	RT + CT:17	54	0.03
					CT + RT:48	47	0.049
					CT:20	13	
Luo 等	2010	60	鼻腔	Ⅰ~Ⅱ	RT + CT:37	56.7	<0.05
					CT:16	18.8	
Yang 等	2009	177	UADT	Ⅰ~Ⅱ	RT ± CT:140	53.4	<0.01
					CT:37	18.3	
Vazquez 等	2014	123	UADT	Ⅰ	RT:NA	63.5	<0.05
					CT:NA	47.7	
		65	非 UADT	Ⅰ	RT:NA	52.3	<0.005
					CT:NA	23.8	
Ahn 等	2012	20	皮肤	Ⅰ	RT ± CT:10	约 60	<0.005
					CT:10	12 个月(中位)	
Yang 等	2015	1273	所有部位	Ⅰ~Ⅱ	RT ± CT:1103	67.7	<0.001
					RT:253	69.6	<0.001
					CT:170	33.9	

OS，总生存；RT，放疗；CT，化疗；UADT，上呼吸/消化道；NA，不可用

11.4）包括 DeVIC、VIPD（依托泊苷、异环磷酰胺、顺铂、地塞米松）和 GDP（吉西他滨、地塞米松、顺铂），与既往单独放疗报道结果相比，放化联合治疗显示更好的临床获益[67-72]。以“三明治”方式或序贯法，与放疗联合应用的其他化疗方案如 LVP（左旋门冬酰胺、长春新碱、泼尼松），GELOX（吉西他滨、奥沙利铂、左旋门冬酰胺）或 CHOP-L（环磷酰胺、阿霉素、长春新碱、泼尼松、左旋门冬酰胺）[66,73,74]，由于随访时间有限，临床应用价值有待进一步验证。

放疗靶区和技术

调强放射治疗（IMRT）实现了肿瘤靶区

表 11.3 早期结外鼻型 NK/T 细胞淋巴瘤接受综合治疗与单纯放疗比较

研究者	年份	病例数	原发部位	分期	治疗方案[a]	5 年 OS	
						(%)	*P*
Cheung 等	2002	79	鼻腔	Ⅰ~Ⅱ	CT + RT:61	40.3	0.870
					RT:18	29.8	
				Ⅰ	CT + RT:47	36.7	
					RT:16	46.0	
Kim 等	2001	143	UADT	Ⅰ~Ⅱ	CT + RT:39	35	0.93
					RT:104	38	
Kim 等	2005	53	UADT	Ⅰ~Ⅱ	CT + RT:20	59	0.27
					RT:33	76	
Li 等	2006	105	鼻腔	Ⅰ~Ⅱ	RT + CT:34	77	0.518
					CT + RT:37	74	
					RT:31	66	
Ma 等	2008	64	鼻腔	Ⅰ~Ⅱ	RT + CT:41	61.5	0.469
					RT:23	57.9	
Aikema 等	2008	57	鼻腔	Ⅰ	RT + CT:20	61.9	>0.05
					RT:15	57.1	
Luo 等	2010	60	鼻腔	Ⅰ~Ⅱ	RT + CT:20	56.7	>0.05
					RT:7	60.2	
Li 等	2011	214	鼻腔	Ⅰ~Ⅱ	RT + CT:118	74.4	0.529
					RT:96	69.8	
Li 等	2009	67	韦氏环	Ⅱ	综合治疗:54	79	0.092
					RT:13	57	
Li	2012	69	UADT	Ⅰ~Ⅱ	综合治疗:33	76.6(3 年)	0.313
					RT:36	88.5(3 年)	
Aviles	2013	427	UADT	Ⅰ~Ⅱ	综合治疗:202	86	<0.01
					RT:109	64	
					CT:116	45	
Fang	2014	124	UADT	Ⅱ	综合治疗:84	71.2	<0.001
					CT 或 RT:40	26.7	
Yang 等	2015	276	所有部位	低危Ⅰ~Ⅱ	RT + CT:54	86.9	0.896
					CT + RT:132	86.3	0.794
					RT:90	88.8	
Yang 等	2015	827	所有部位	高危Ⅰ~Ⅱ	RT + CT:155	72.2	0.017
					CT + RT:509	58.3	0.004
					RT:163	59.6	

[a] 多数病例接受阿霉素基础的化疗。

OS,总生存;CT,化疗;RT,放疗;CMT,综合治疗;UADT,上呼吸/消化道;WR,韦氏环

表 11.4 Ⅰ期和Ⅱ期鼻型结外 NK/T 细胞淋巴瘤放疗同步或序贯联合新化疗方案的治疗结果

研究者	年份	病例数	治疗方案	放疗剂量(Gy)	OS(%)	PFS(%)
Yamaguchi	2009	33	CCRT 和 DeVIC	中位:50	73(5 年)	67
Kim	2009	30	CCRT 和 VIPD	中位:50	86(3 年)	85
Tsai	2014	33	CCRT 和 VIPD	中位:50.4	66(5 年)	60
Ke	2014	32	CCRT(IMRT)和 GDP	中位:56	87.5(3 年)	84.4
Lee	2013	27	CCRT 和 VIPD 或 SMILE	44~54	59(3 年)	41
Kim	2014	30	CCRT 和 VIDL	40~44	60(5 年)	73
Jiang	2012	26	三明治法 LVP/RT	56	88.5(2 年)	80.6
Wang	2013	27	序贯 GELOX/RT	56	86(2 年)	86
Wang	2014	93	序贯 GELOX/RT:40	56(40~60)	78.9(5 年)	79
			序贯 epoch/RT:53		50.4(5 年)	46.5
Zang	2015	64	序贯 CHOP-L、SMILE 等联合 RT	中位:56	84.2(3 年)	74.3(早期 RT)
					57.6(3 年)	55.9(晚期 RT)

RT,放疗;OS,总生存;PFS,无进展生存;CCRT,同步放化疗;IMRT,调强放疗;DeVIC,地塞米松、依托泊苷、异环磷酰胺、卡铂;VIPD,依托泊苷、异环磷酰胺、顺铂、地塞米松;GDP,吉西他滨、地塞米松、顺铂;SMILE,地塞米松、氨甲酰胺、异环磷酰胺、左旋门冬酰胺、依托泊苷;VIDL,依托泊苷、异环磷酰胺、地塞米松、左旋门冬酰胺;LVP,左旋门冬酰胺、长春新碱、泼尼松;GELOX,吉西他滨、奥沙利铂、左旋门冬酰胺;CHOP-L,环磷酰胺、阿霉素、长春新碱、泼尼松、左旋门冬酰胺

照射野的适形性且剂量强度可调变,同时周边正常组织得到更好的保护,因此是一种更理想的放疗技术;患者接受 28 次总剂量 54 Gy 的 IMRT 放疗[42,56,57,99,100]。基于已发表的大量临床研究结果(表 11.5),给予肿瘤足够的照射剂量、通常 >50 Gy 对早期 NKTCL 至关重要[9-13,15,26,27,35,41,42,46,48,49,52,53,55-57,60,67,100,101,103-105]。此外,5 年自然局部区域控制率和 5 年总生存率呈现显著的线性关系,当局部区域控制率≥90%时,5 年总生存率达 70%~82%[10,11,15,26,52]。

将该患者采用面罩固定然后进行 CT 模拟定位,可将 MRI 或 PET 影像与定位 CT 进行图像融合,以协助肿瘤靶区勾画。NKTCL 临床表现局部破坏性强,存在肉眼可见病变之外的广泛黏膜下层浸润。因此,影像学上所有表现异常的区域均被认为是大体肿瘤(GTV),其中包括影像科医生认为可能是炎症的区域。通常在此基础上外放 1cm 形成临床靶区(CTV),适当避开眼睛及视神经,任何可疑的微浸润的异常表现区域均应包括在 CTV 内。最后,CTV 均匀外放 3mm 生成计划靶区(PTV)[58]。对于靶区体积偏大的病例应设立两个剂量梯度,大体肿瘤给予 54Gy,可疑微浸润区域则给予 45~50.4Gy。对于此病例而言,I 期 NKTCL 淋巴结失败率非常低(<6%),因此没有必要进行淋巴结预防性照射[15,26,61,75,86,101,102]。

与其他类型淋巴瘤不同,对于 NKTCL 来说,放疗时应优先考虑给予靶区充分的剂量覆盖、实现肿瘤局部控制,其次周围正常组织器官尽量以最小剂量照射。这主要是由于放射治疗是 NKTCL 的关键治疗手段,在这种情况下,局部控制率与疗效直接相关。此外,如下文所述,化疗对 NKTCL 来说,并没有放射治疗那么有效。

治疗计划和剂量体积直方图见图 11.3、图 11.4 和图 11.5。IMRT 技术的应用实现了

表 11.5 结外鼻型 NK/T 细胞淋巴瘤的局部失败与照射野及放疗剂量的关系

研究者	分期	原发部位	放疗剂量(Gy)	病例数	局部失败		P
					例数	%	
Isobe 2006[49]	Ⅰ~Ⅱ	UADT	≥50	26	6	23	0.038
			<50	9	6	67	
Koom 2004[101]	Ⅰ~Ⅱ	UADT	≥45	77	29	38	0.02
			<45	25	16	64	
Shikama 2001[103]	Ⅰ~Ⅱ	鼻腔淋巴瘤	>46	22	1	5	0.087
			≤46	20	5	24	
Cheung 2002[13]	Ⅰ~Ⅱ	鼻腔	>50	25	3	12	0.400
			≤50	44	12	27.3	
Wu 2008[104]	Ⅰ~Ⅱ	鼻腔	≥50	66	22	32	NA
			<50	14	9	64	
Huang 2008[27]	Ⅰ~Ⅱ	UADT	≥54	28	75%(5 年总生存)	60%(5 年 DFS)	$P<0.05$
			<54	46	46%(5 年总生存)	33%(5 年 DFS)	

RT,放疗;UADT,上呼吸/消化道;NA,不可用;OS,总生存;DFS,无病生存率

眼睛、视神经、交叉和大部分双侧腮腺的保护。如腮腺的平均剂量分别为 3.09Gy(右)和 4.13Gy(左)。

早期 NKTCL 原发肿瘤接近后鼻孔(局限Ⅰ期)或延伸到鼻咽(超腔Ⅰ期)时,CTV 应包括鼻咽。如果病变累及双侧鼻腔,CTV 应包及双侧上颌窦。对于超腔Ⅰ期病例,CTV 应适当外扩以包含受累的鼻旁器官及组织结构。前组筛窦受累时,CTV 应包括后组筛窦。颈淋巴结受累的Ⅱ期 NTKCL,CTV 应包括双侧颈淋巴结区。韦氏环 NKTCL 的 CTV 应包括整个韦氏环、相邻受累的器官或组织结构,以及颈部淋巴结区[11](图 11.6)。

鼻型 NTKCL 放疗计划设计中,对于关键器官的剂量限制,与头颈部肿瘤类似。

治疗后评估

病例 1 的患者,治疗后硬腭处出现 2 级黏膜炎,射线入射区域出现 2 级皮炎。治疗第 3 周,鼻毛消失、鼻黏膜干燥;治疗第 4 周,出现鼻出血,以生理盐水雾化剂控制以上症状。由于患者接受了化疗,为避免掩盖发热症状,禁止使用非可待因类止痛药。

该例患者已维持疾病缓解 34 个月,这意味着获得疾病治愈或长期控制可能,但应注意,也有报道在疾病缓解 5 年后的复发病例。最近一次随访,患者没有放疗照射野区域相关的不适主诉,无唾液腺功能障碍及视觉或听觉减退,提示即使放疗处方剂量达 54Gy 时,IMRT 技术仍能很好地保护正常器官功能。图 11.7 显示疾病完全缓解,残余鼻窦炎表现,影像上表现右侧上颌窦内信号浑浊不清。

病例 2

43 岁男性护士,左侧脸颊剧痛症状,检查发现左上颌骨内肿物,浸润左眼眶(图 11.8)。活检病理符合鼻型 NKTCL 表现。患者选择中药治疗,5 个月后出现局部进展,右脸

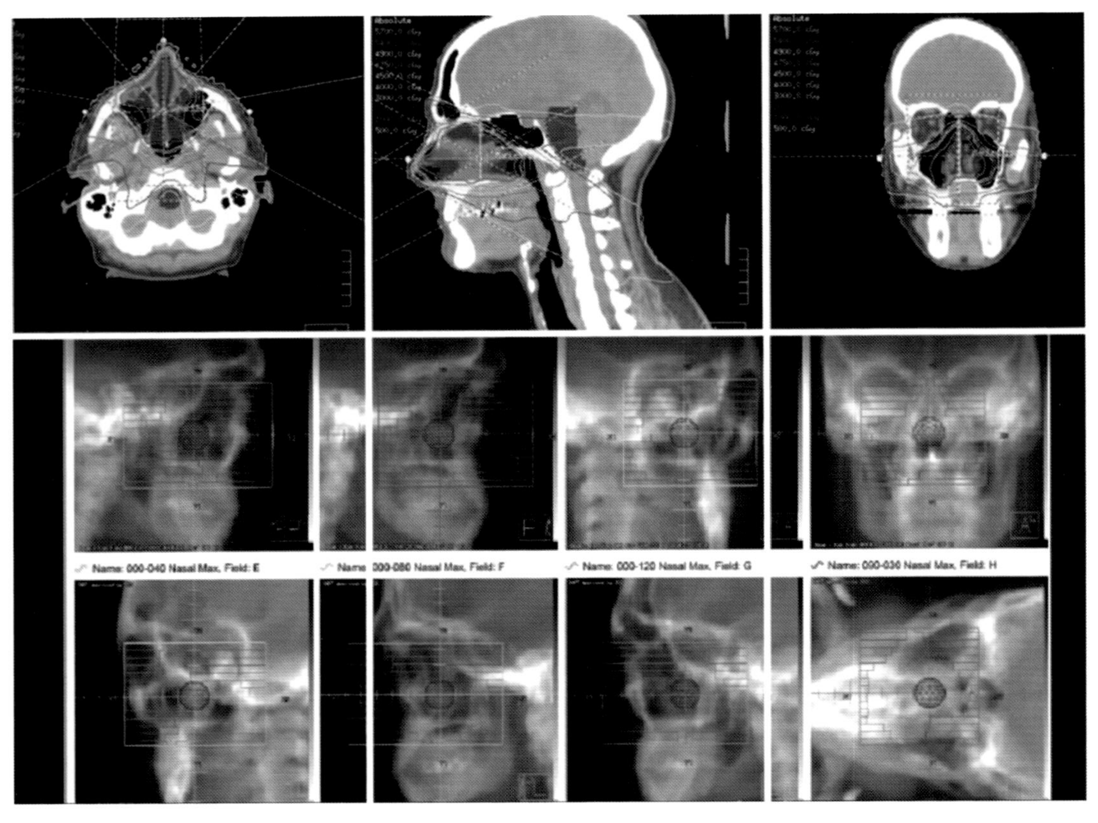

图 11.3 原发肿瘤位于左前鼻腔，临床靶区(CTV)包括双侧鼻腔右侧上颌窦内侧壁、硬腭、双侧前组筛窦，不包括鼻咽。

频出现开放性溃疡、浸润软硬腭。MRI 显示左侧鼻、筛窦和上颌窦内巨大肿块，蔓延至左侧眶内，压迫眼球向上、向内移位，导致下眼睑坏死。双颈Ⅱ区、Ⅲ区和Ⅳ区见多发小淋巴结(1~1.5cm)。患者左眼视力仍存在(图 11.9)。

分期

该病例属局部进展期，伴有区域淋巴结受累。分期检查手段包括 PET-CT 扫描、血液学检查、骨髓穿刺等，结果提示无远处脏器浸润及骨髓受累。

治疗方案

患者接受放射治疗，同步联合 DeVIC 方案化疗。治疗前预先置入胃管，以应对治疗相关性黏膜炎及右侧硬腭贯穿性溃疡。拟对患者进行头颈手术置入充填器，但因病情进展造成显著张口困难(仅 2cm)，手术此时暂不宜施行。

放疗靶区和技术

模拟定位时使用口塞，治疗硬腭的同时可更好地保护舌和口底。面罩固定以实现每日重复位精确性。将 MRI 或 PET 与定位 CT 进行图像融合。患者签署了知情同意书，治疗副反应包括左眼失明、口干、脑损伤、硬腭与左上颌贯通，语言和吞咽功能可能受到影响。GTV 包括所有影像学异常区域。GTV 外扩 1cm 边界形成 CTV，但不包括左眼、视神经、视交叉和唾液腺。CTV 外扩 3mm 形成 PTV。IMRT 治疗计划等剂量线显示见图

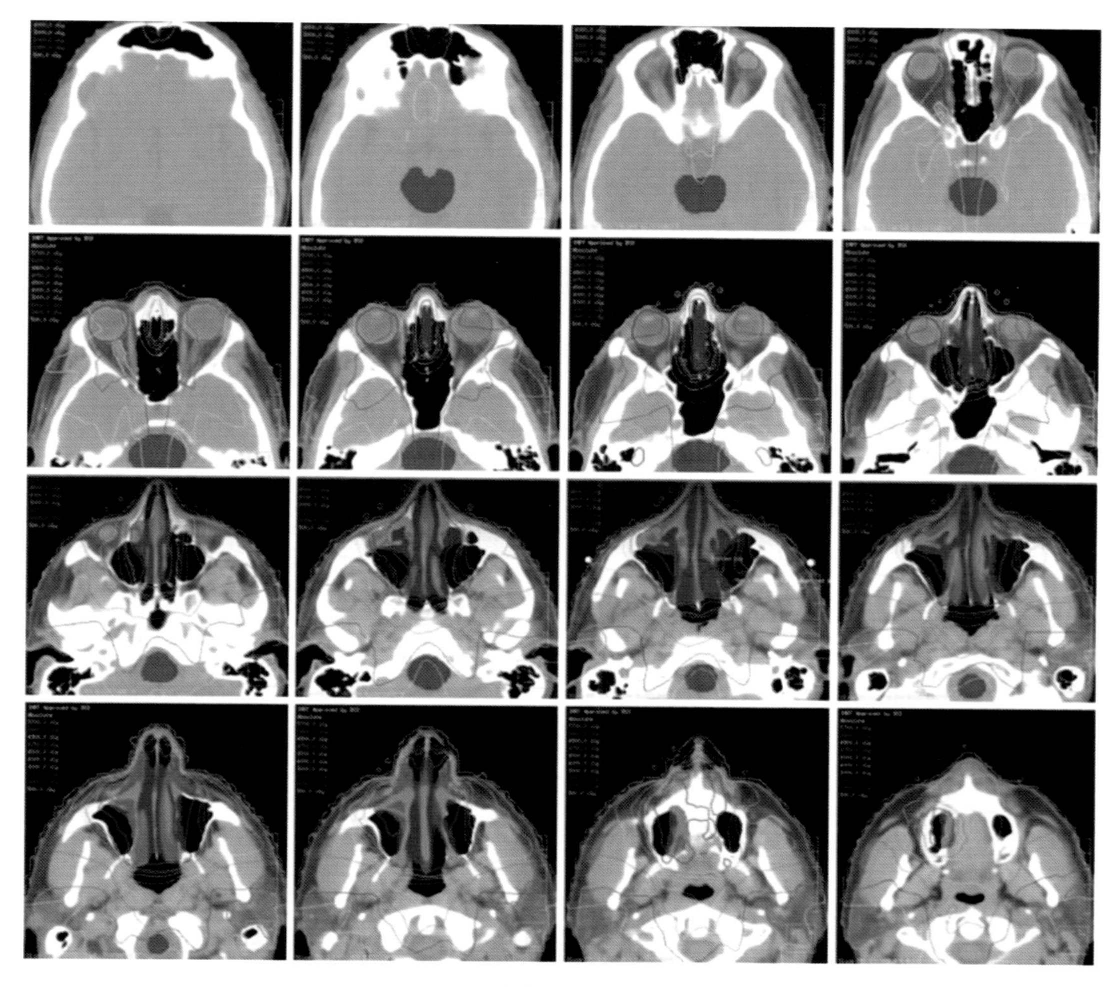

图 11.4 病例 1 的 IMRT 计划。

11.10a–d，GTV 照射剂量 54Gy（2Gy/F），包括颈淋巴区在内的高危区域照射剂量 45Gy（1.8Gy/F）。放疗第 3 周总剂量 30y 时，由于患者病灶明显退缩，重新定位设计计划，以避免正常组织器官过量照射（图 11.11）。正如预期，治疗中出现了硬腭贯穿性溃疡。此时患者张口距离已达 4cm 以上，头颈外科手术干预置入充填器。患者完成了所有治疗，期间出现 3 级黏膜炎、鼻衄、口干症，2 级皮炎及脱发。

治疗后评估

治疗结束后 6 周移除胃管，患者能够进食，置入充填器以预防食物进入左上颌窦。图 11.12 显示治疗 4 周后疗效满意，患者面部溃疡愈合，眼睑溃疡好转，左眼睑下垂几乎完全缓解。

但 4 个周期 DeVIC 化疗后 3 个月、放疗结束 5 个月后，该患者出现广泛的全身进展（图 11.13）。给予挽救性化疗，但疗效并不理想，未实现病情的有效缓解，患者很快去世。

局部进展期及晚期病例的治疗

对于Ⅱ期高危 UADT-NKTCL 患者，综合治疗较单独放疗或化疗显著提高了总生存和无进展生存（5 年 OS：71.2%对 26.7%，

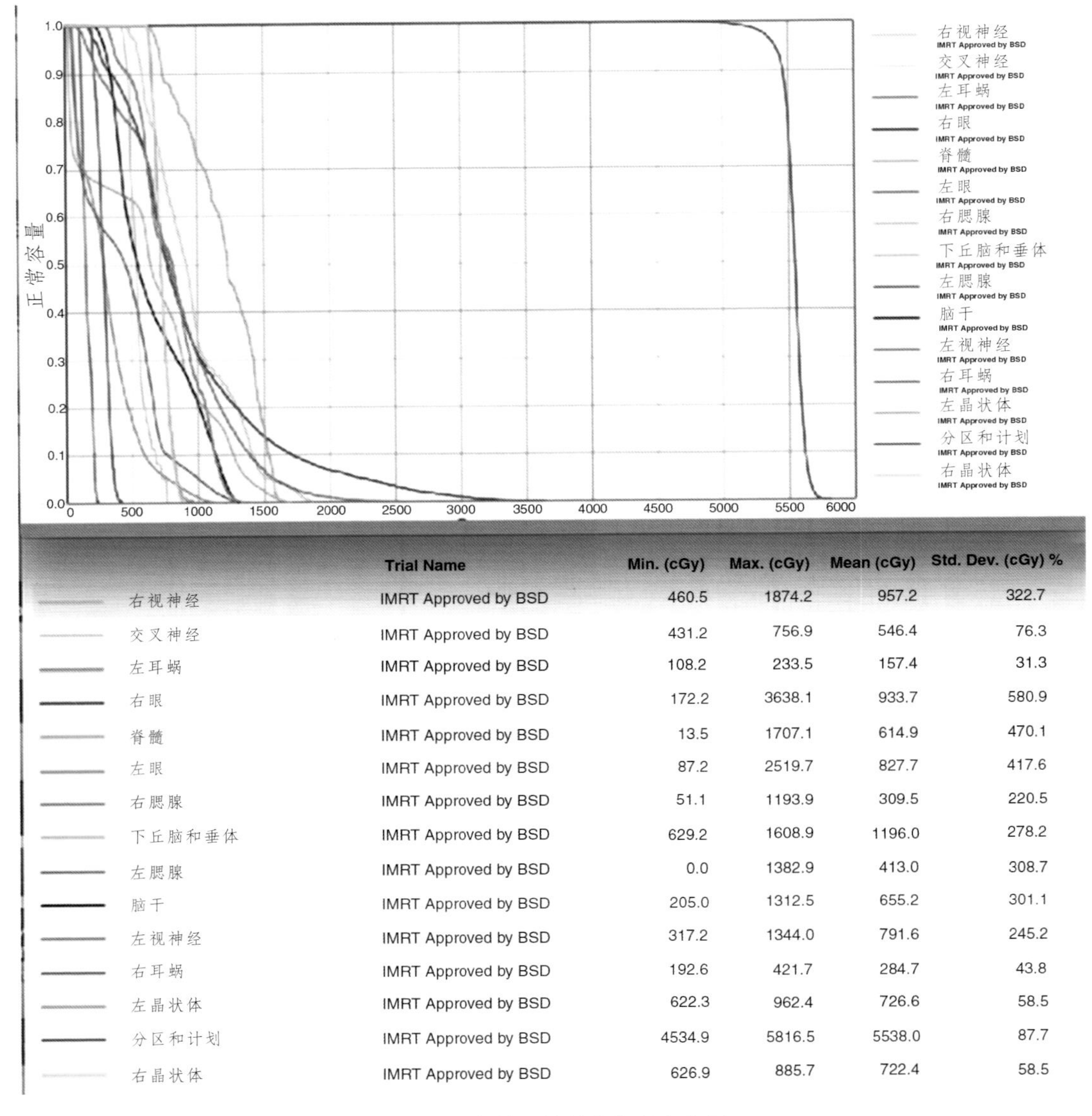

	Trial Name	Min. (cGy)	Max. (cGy)	Mean (cGy)	Std. Dev. (cGy) %
右视神经	IMRT Approved by BSD	460.5	1874.2	957.2	322.7
交叉神经	IMRT Approved by BSD	431.2	756.9	546.4	76.3
左耳蜗	IMRT Approved by BSD	108.2	233.5	157.4	31.3
右眼	IMRT Approved by BSD	172.2	3638.1	933.7	580.9
脊髓	IMRT Approved by BSD	13.5	1707.1	614.9	470.1
左眼	IMRT Approved by BSD	87.2	2519.7	827.7	417.6
右腮腺	IMRT Approved by BSD	51.1	1193.9	309.5	220.5
下丘脑和垂体	IMRT Approved by BSD	629.2	1608.9	1196.0	278.2
左腮腺	IMRT Approved by BSD	0.0	1382.9	413.0	308.7
脑干	IMRT Approved by BSD	205.0	1312.5	655.2	301.1
左视神经	IMRT Approved by BSD	317.2	1344.0	791.6	245.2
右耳蜗	IMRT Approved by BSD	192.6	421.7	284.7	43.8
左晶状体	IMRT Approved by BSD	622.3	962.4	726.6	58.5
分区和计划	IMRT Approved by BSD	4534.9	5816.5	5538.0	87.7
右晶状体	IMRT Approved by BSD	626.9	885.7	722.4	58.5

图 11.5　病例 1 的剂量体积直方图。

P<0.001)[64]。此外,早期韦氏环 NKTCL 患者也可能从综合治疗中获益[11,12]。综合治疗组的 5 年 OS 和 PFS 分别为 79% 和 65%,而单独放疗组为 57%(P=0.092)和 41%(P=0.065)[11]。近期一项基于 1283 例患者的大宗队列分析,建立了早期 NKTCL 基于风险分层的治疗策略[45,47]。存在高危因素的早期病例,放化联合治疗更为有效。放疗后序贯化疗,生存率显著优于单独放疗或化疗后放疗。放疗后序贯化疗组的 5 年 OS 高达 72.2%,而单独放疗组仅为 59.6%(P=0.017),化疗后放疗组为 58.3%(P=0.004),后两组 OS 相当(P=0.913)[45,47]。多项研究证实,局限期 NKTCL 中放疗应首先且早期介入,可有效改善生存[27,66]。

对于进展期 NKTCL 病例,过去通常采用阿霉素基础的化疗。近年以新型抗多药耐药基因药物如左旋门冬酰胺或吉西他滨为

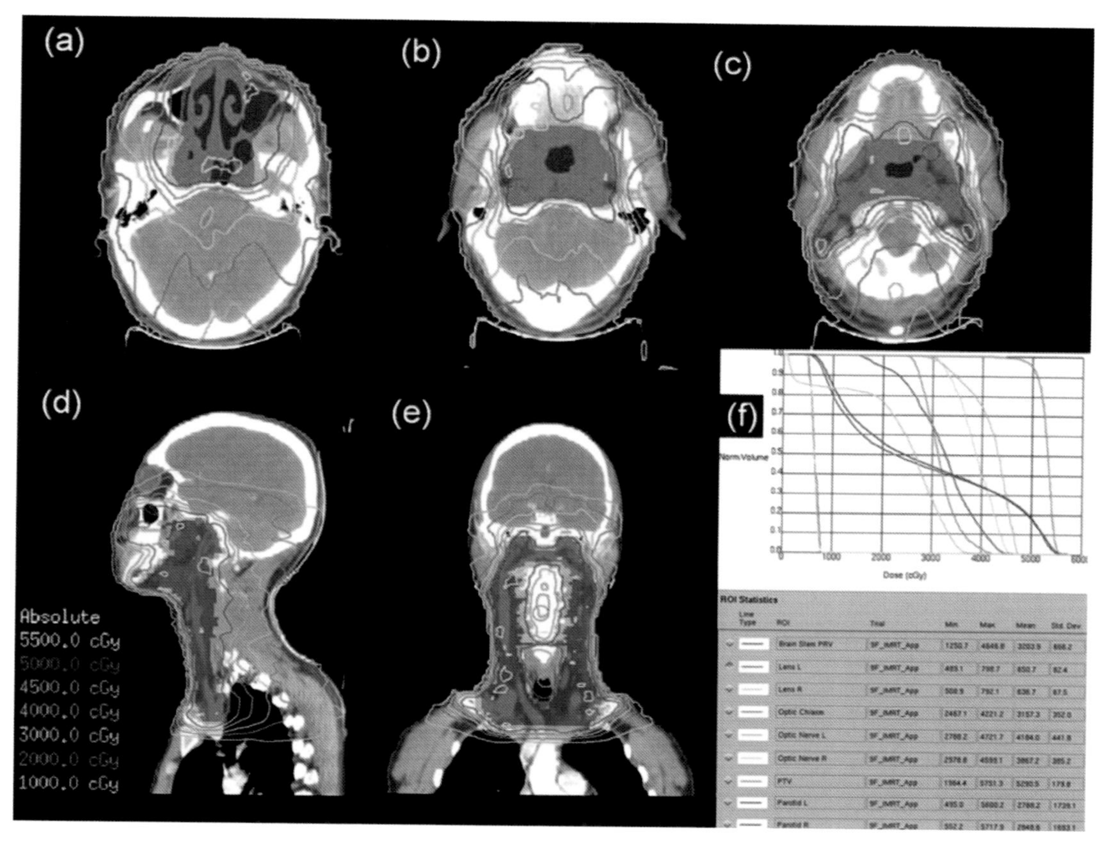

图 11.6　原发肿瘤累及左侧鼻腔、鼻咽、口咽及颈部淋巴结，临床靶区（CTV）应包括双侧鼻腔、左侧上颌窦、双侧前组筛窦、韦氏环及双侧颈淋巴结区。等剂量线的（a–c）轴面，（d）矢状面，（e）冠状位分布，（f）剂量体积直方图。

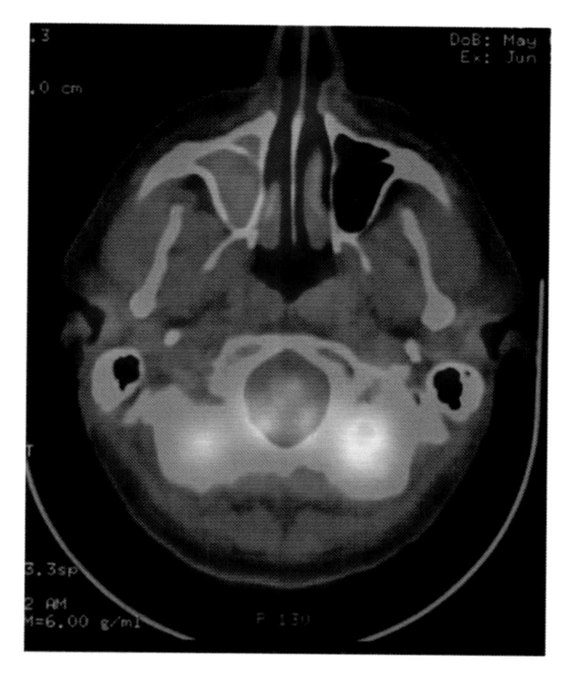

图 11.7　放化疗后 3 个月呈现疾病完全缓解，但作为放疗副反应的表现之一，右侧上颌窦内分泌物可能会持续数月。

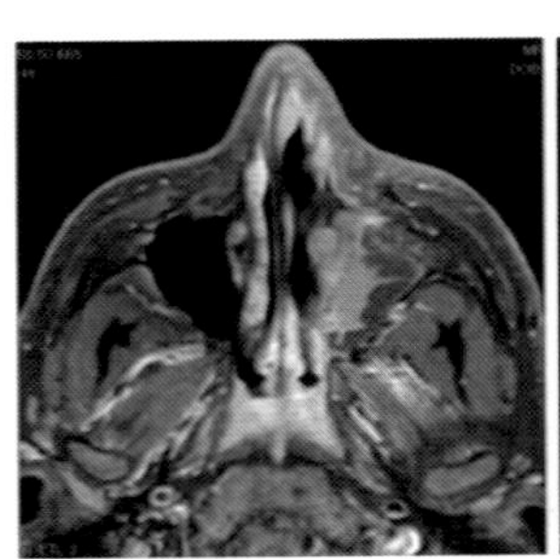
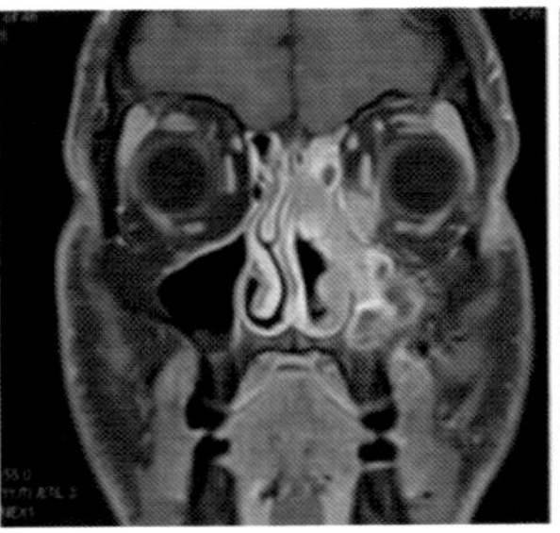
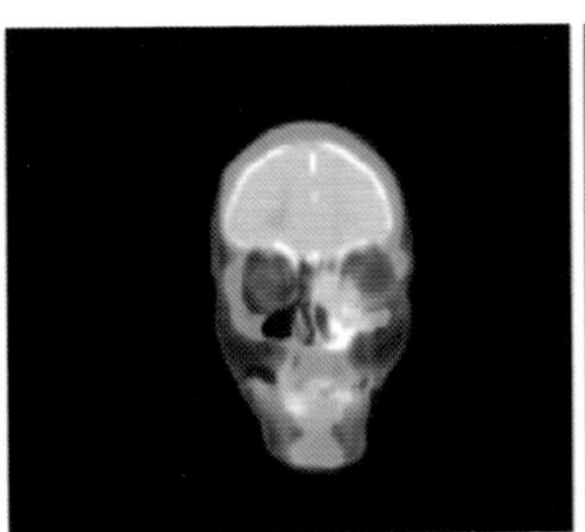
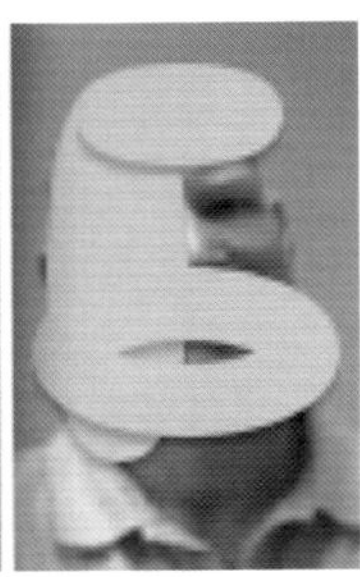

图 11.8 病例 2。

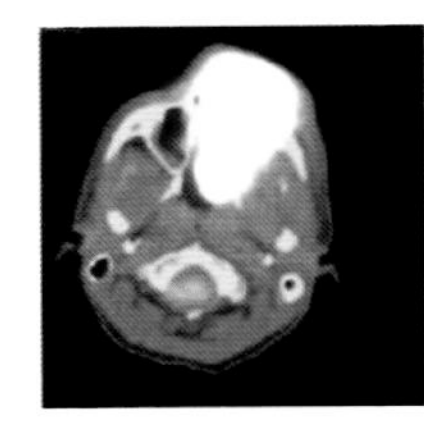
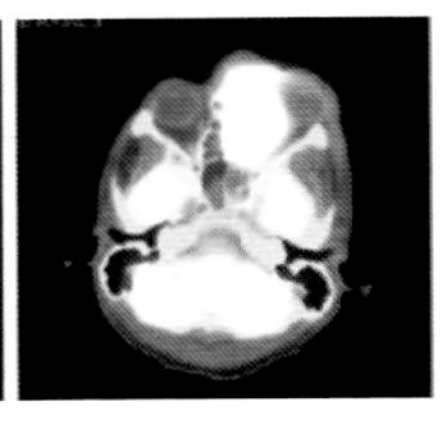
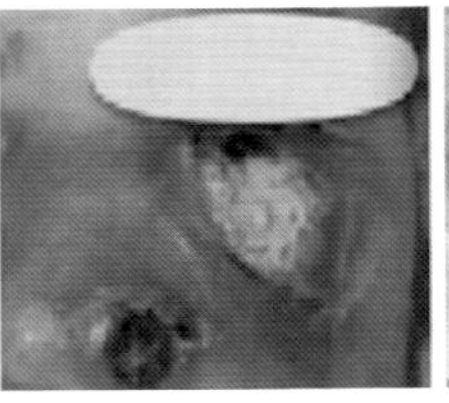
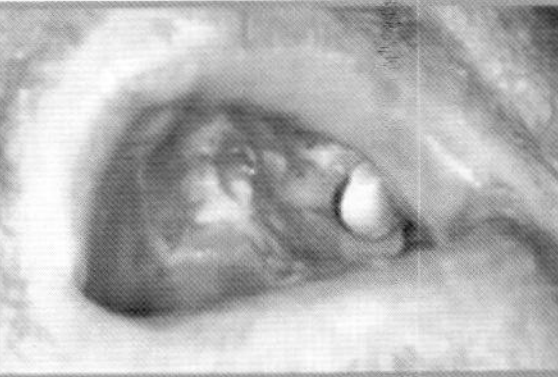
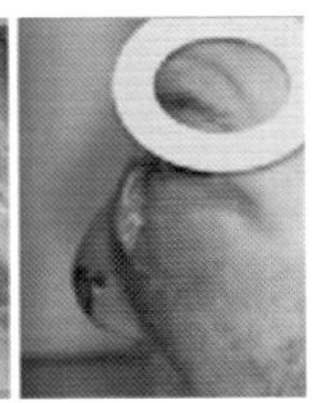

图 11.9 病例 2 患者病情进展。

基础的化疗方案，在进展期或复发病例的治疗中显示了良好的疗效[75,77-88,102]。整体 ORR 率和 CR 率分别为 27%~66%和 50%~90%（表 11.4）。然而，晚期病例预后较差[75,86-88,102]，而难治性局限病变或局部区域复发病例预后相对较好。以上所报道的多数研究中，主要纳入了新诊断的早期病例、难治性局限病变或局部复发病例，患者通常接受了挽救性或计划性放射治疗。在进展期或复发、难治性 NKTCL 中开展的 SMILE 化疗Ⅱ期临床研究[81]，共纳入 38 例 Ⅰ~Ⅱ期和 49 例Ⅲ~Ⅳ期病例，其中 19 例患者还接受了放射治疗，整体的 CR 率和 5 年 OS 分别为 56%和 50%，Ⅲ~Ⅳ级急性毒性发生率为 50%~95%。在开展晚期 NKTCL 化疗或早期病例放化序贯顺序的相关研究时，要高度重视由于化疗药物的剂量强度或新药物应用时引起的急性毒性发生比例。

近年，有几项小样本的研究报道 NKTCL 接受自体干细胞移植治疗，取得了成功[89-92]。但由于入组病例中包含有早期患者，其有效性有待于未来进一步证实。

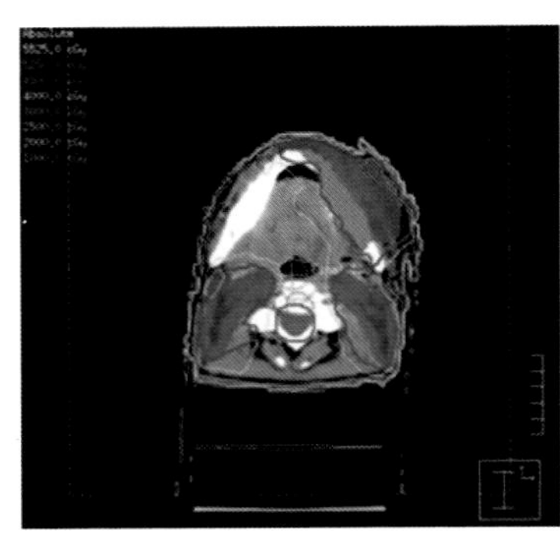
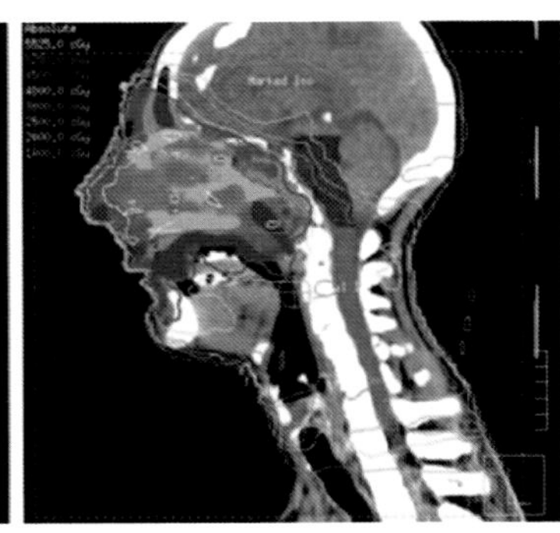
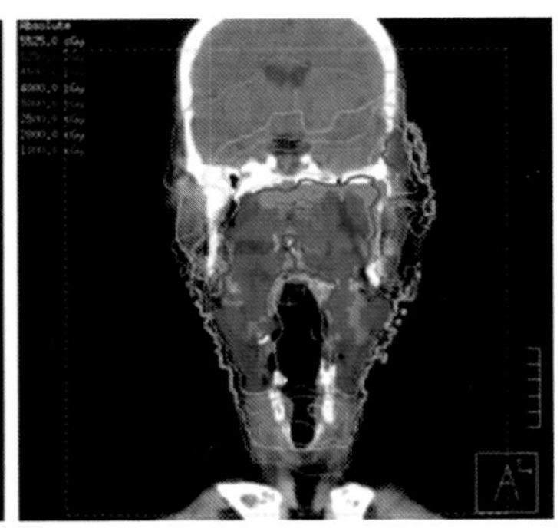

图 11.10 (a)病例 2 患者接受 IMRT，红色代表照射剂量 54Gy 的区域、蓝色为 45Gy；(b-c)等剂量线显示 GTV 照射剂量 54Gy(红色)，含颈淋巴结在内的高危区域照射剂量 45 Gy(蓝色)；(d)DVH 图。(待续)

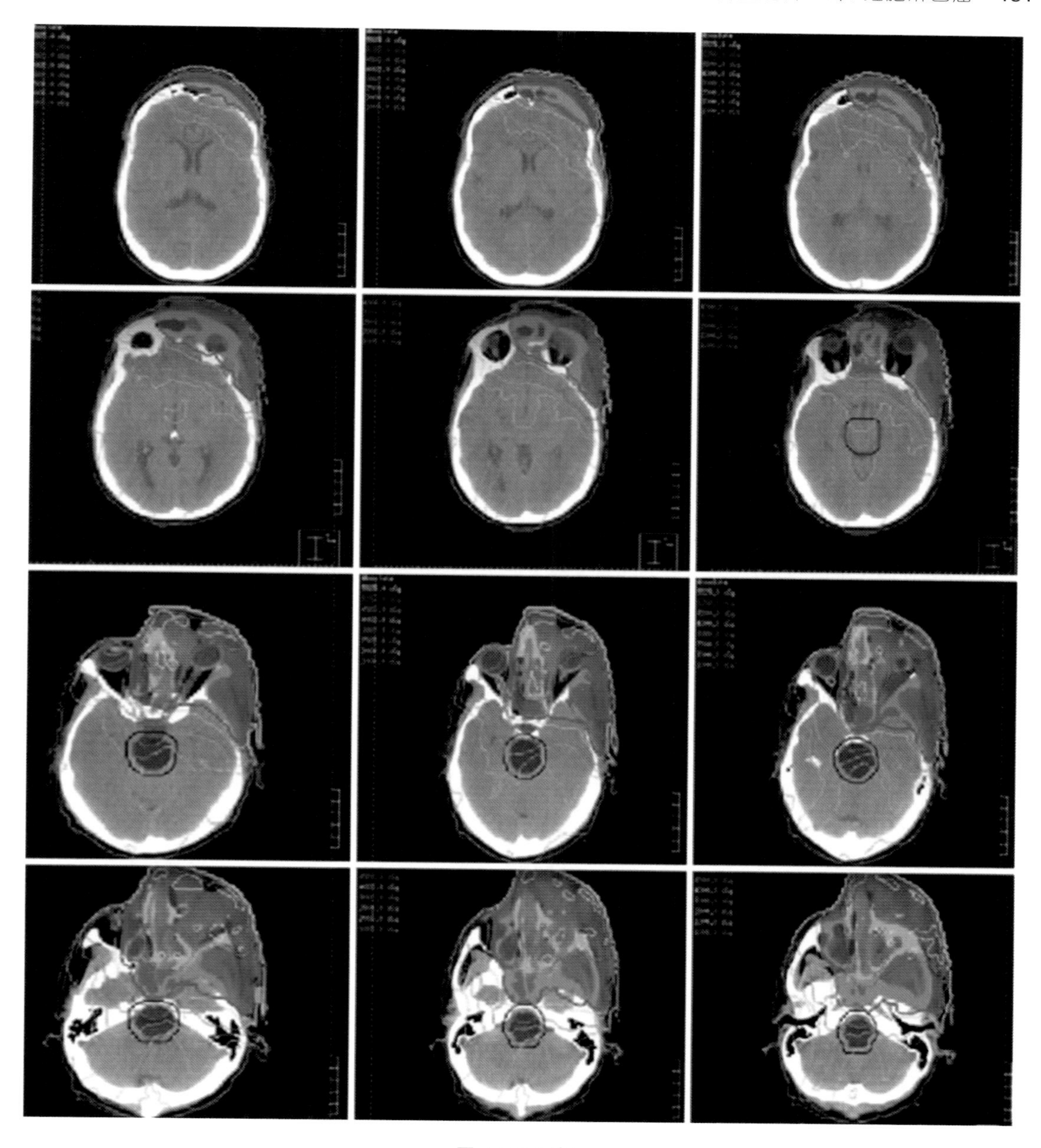

图 11.10(续)

由于 NKTCL 出现中枢神经系统(CNS)失败发生率非常低,早期病例不行预防性化疗[15,26,93]。

挽救性放疗

局部区域复发患者可选择挽救性放疗或再程放疗。既往研究表明,首程接受化疗后出现局部区域复发或难治性局限病变,放疗是有效的挽救治疗手段[13,76]。61 例初始接受化疗的早期 NKTCL 患者,治疗后有 31 例(51%)出现病情进展。其中 17 例表现局部区域失败,接受挽救性放疗后病情获得有效缓解[13]。有研究发现,与单独化疗相比,单独挽救性放疗可显著改善局部区域复发NKTCL的生存[76]。局部区域失败的 29 例 NKTCL 患者,其中有 19 例接受了挽救性放疗和(或)

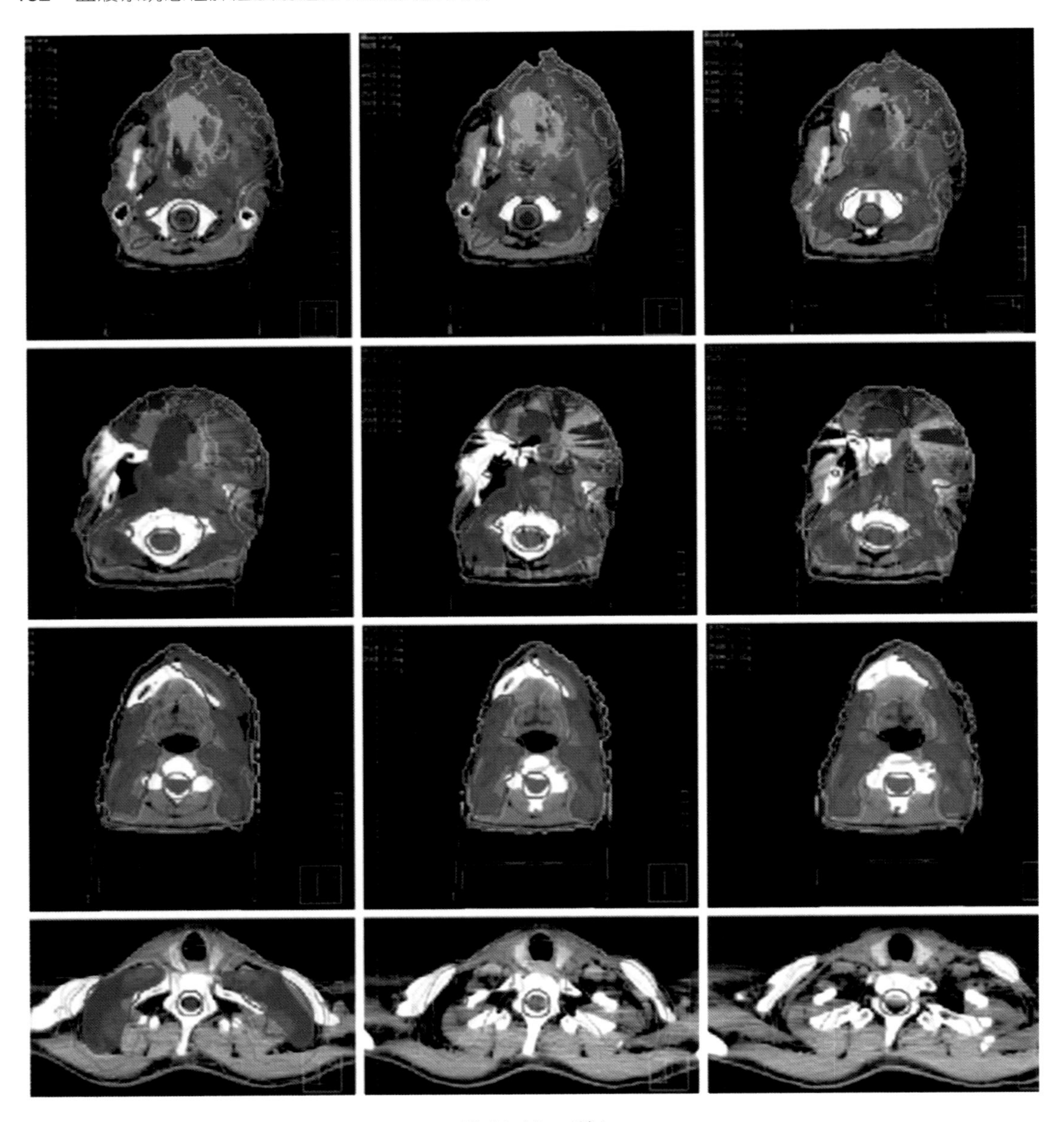

图 11.10 （续）

化疗，另有 10 例仅接受单独化疗，复发后 2 年和 5 年 OS 挽救性放疗组分别为 77%和 69%，而单独化疗组的 2 年 OS 为 50%，中位 OS 仅 16 个月（*P*=0.006）。24 例 NKTCL 初始接受放疗后出现局部区域复发，15 例接受了再程放疗，9 例接受单独化疗。再程放疗组 CR 率为 100%，而单独化疗组仅为 43%。再程放疗组 2 年和 5 年 OS 分别为 85%和 74%，单独化疗组 2 年 OS 为 30%，中位生存期也仅有 16 个月（*P*=0.004）。

治疗推荐

基于已有的研究证据，早期 NKTCL 危险分层治疗策略，采取对极低危患者选择单独放疗，而对中度到高危患者则考虑放疗联合巩固化疗更为合理。尽管本章中有部分大样本的临床研究数据提出单独放疗是可

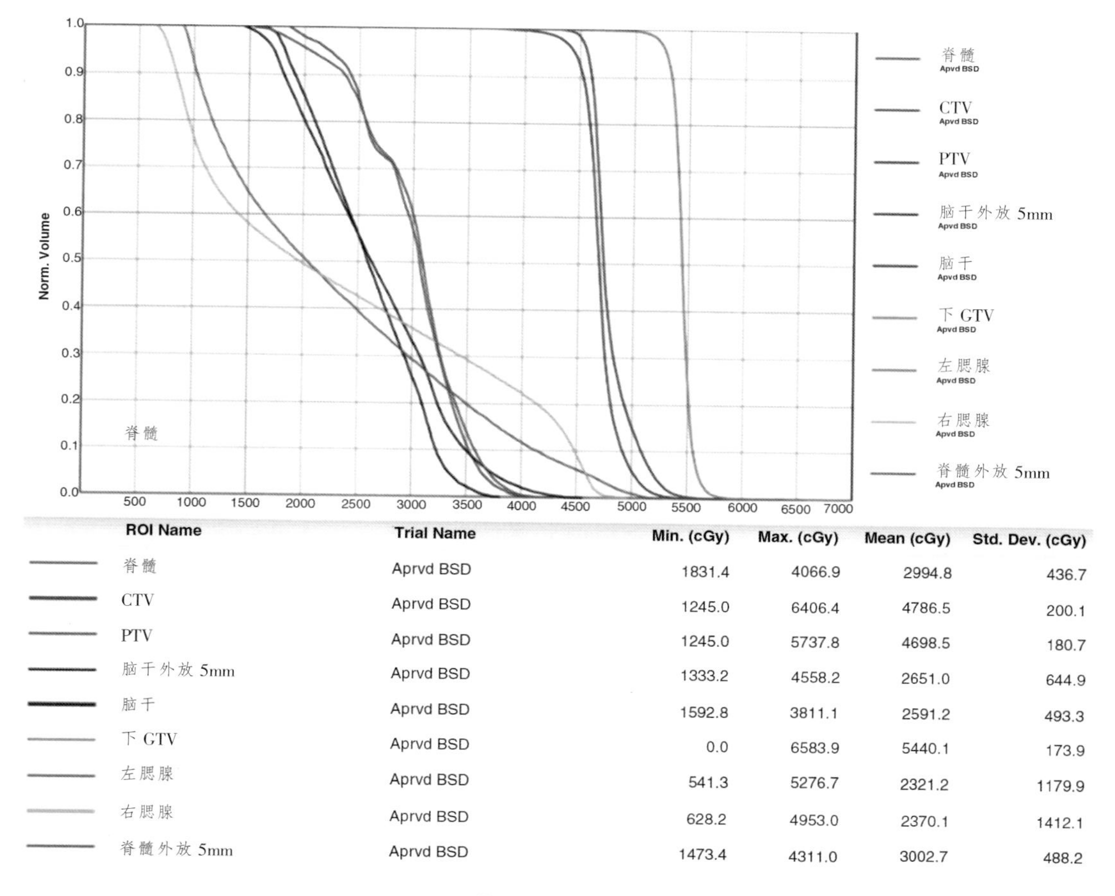

ROI Name	Trial Name	Min. (cGy)	Max. (cGy)	Mean (cGy)	Std. Dev. (cGy)
脊髓	Aprvd BSD	1831.4	4066.9	2994.8	436.7
CTV	Aprvd BSD	1245.0	6406.4	4786.5	200.1
PTV	Aprvd BSD	1245.0	5737.8	4698.5	180.7
脑干外放 5mm	Aprvd BSD	1333.2	4558.2	2651.0	644.9
脑干	Aprvd BSD	1592.8	3811.1	2591.2	493.3
下 GTV	Aprvd BSD	0.0	6583.9	5440.1	173.9
左腮腺	Aprvd BSD	541.3	5276.7	2321.2	1179.9
右腮腺	Aprvd BSD	628.2	4953.0	2370.1	1412.1
脊髓外放 5mm	Aprvd BSD	1473.4	4311.0	3002.7	488.2

图 11.10 （续）

行的，但目前临床实践中更多采用的仍是综合治疗策略。早期预后较好的病例采用放化序贯法，而进展期病例则采取同步放化疗。该治疗策略的衍生，可能受到早期弥漫性大 B 细胞淋巴瘤（DLBCL）标准治疗策略（化疗后序贯使用放疗）的启发。但是与 DLBCL 不同的是，NKTCL 通常呈现化疗抵抗性，而对放射治疗相对敏感。例如早期 DLBCL 给予单独化疗 5 年 OS 为 50%~90%，而 NKTCL 选择单独放疗即可获得与此相同的临床疗效[10,45,47,94-96]。与此相对应，当早期 DLBCL 选择单独放疗而 NKTCL 选择单独化疗时，其 5 年 OS 仅有 30%~50%[96,97,98]。由此可见，早期 NKTCL 接受单独放疗应当是合理的治疗选择。

我们应该认识到，由于存在显著的化疗敏感性差异，NKTCL 与 DLBCL 的治疗策略亦不同。放疗是早期 NKTCL 的主要治疗手段，化疗是所有 DLBCL 和晚期 NKTCL 的主要治疗手段。局限早期 NKTCL 的治疗理念与进展晚期病变存在不同，局限早期 NKTCL 采用根治性或挽救性放疗，而对于进展晚期病例而言，在评估新化疗方案的有效性和安全性基础上，采取放化疗联合治疗。由于放疗在早期 NKTCL 已非常有效，目前新化疗方案在早期病例中的临床价值尚有待考证。

展望

近十年取得了几个重要进展：对 NKTCL

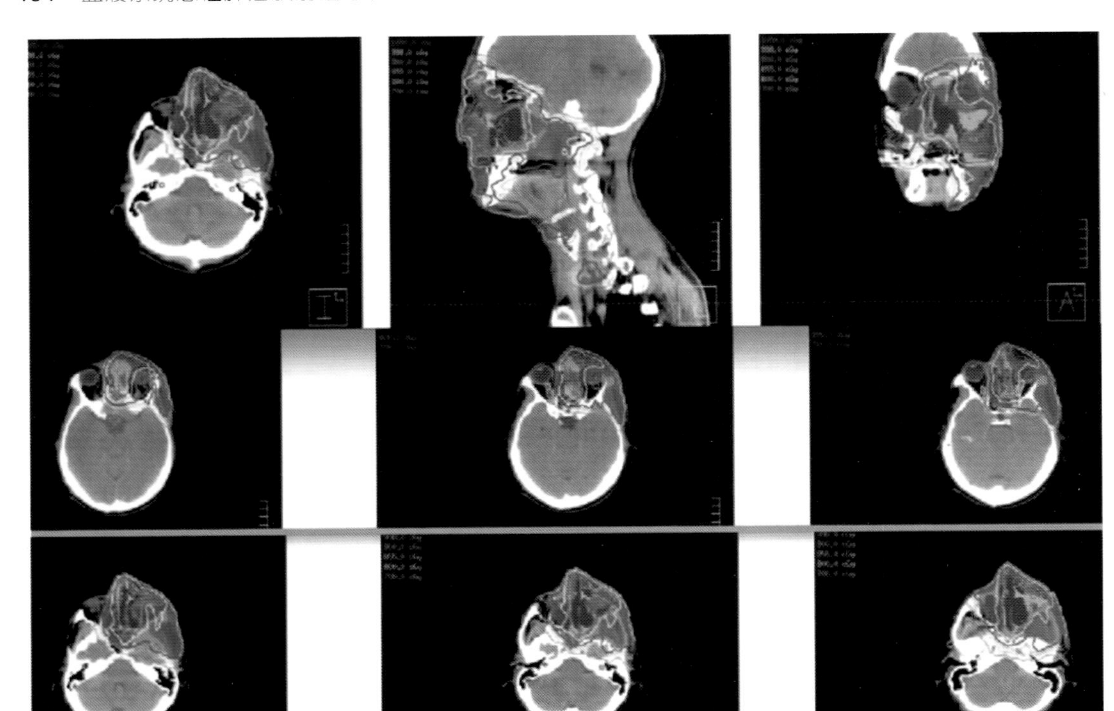

图 11.11 放疗中因肿瘤退缩，重新制订计划的代表性层面。

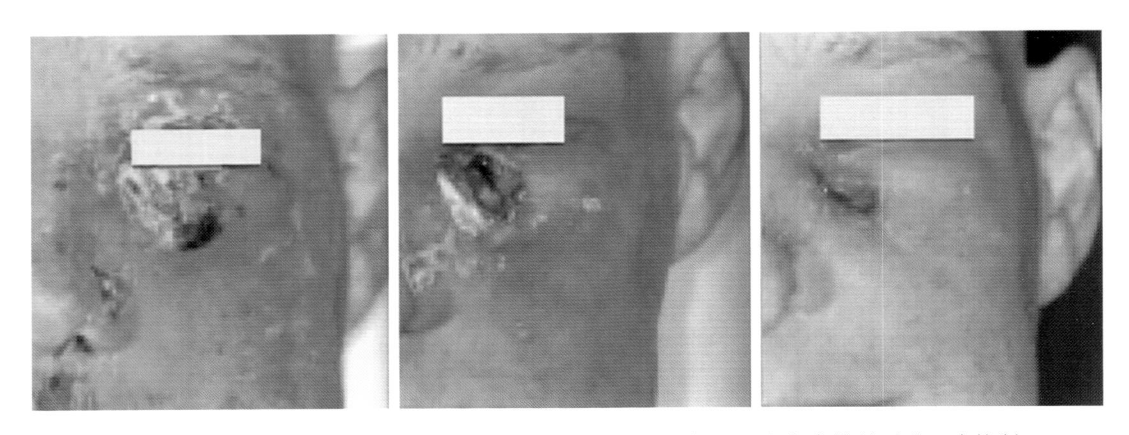

图 11.12 放疗结束时（左）、放疗后 4 周（中）及放疗后 8 周（右），患者病情得到进一步控制。

临床病理学特征有了更深入的理解，基于现代影像诊断的准确分期，建立了新的特征性预后模型和危险分层因素，早期病例采用基于危险分层的根治性放疗，晚期病例应用基于左旋门冬酰胺的联合化疗。未来需要对临床、病理学或分子标记物等预后因子开展更多研究，寻找更高效、低毒性的治疗方案，以更好地实现 NKTCL 的个体化治疗。

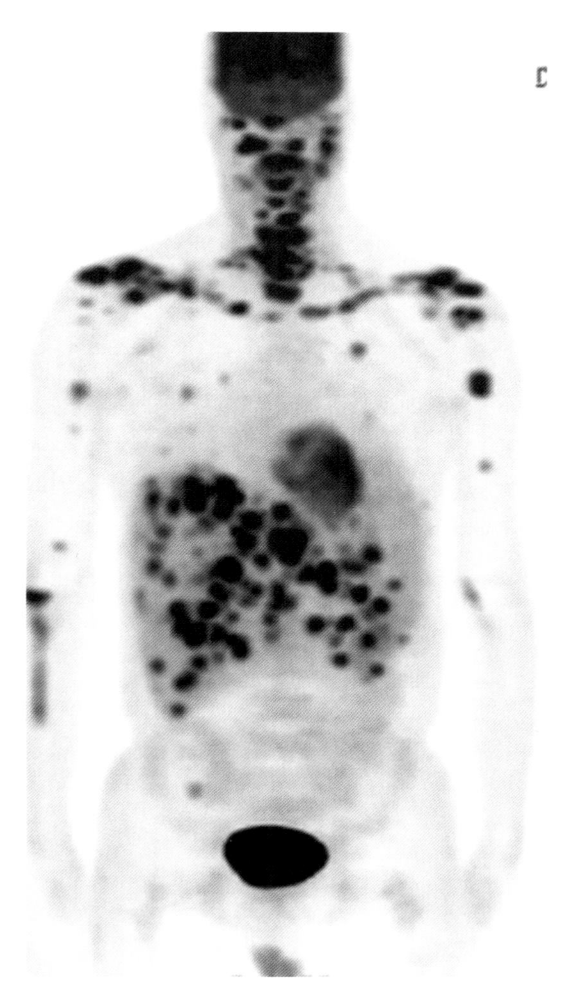

图 11.13　病例 2 出现疾病进展。

（尹丽　周宏平　译　何侠　校）

参考文献

1. Harris NL, Jaffe ES, Stein H, et al. A revised European-American classification of lymphoid neoplasms: a proposal from the International Lymphoma Study Group. Blood. 1994;84:1361–92.
2. Chan JKC, Jaffe ES, Ralfkiaer E. Extranodal NK/T--cell lymphoma, nasal type. In: Jaffe ES, Harris NL, Stein H, Vardiman JW, editors. World Health Organization classification of tumours: pathology and genetics of tumours of haematopoietic and lymphoid tissues. Lyon: IARC Press; 2001. p. 204–7.
3. Chan JKC, Quintanilla-Martinez L, Ferry JA, Peh SC. Extranodal NK/T-cell lymphoma, nasal type. In: Jaffe ES, Harris NL, Stein H, Vardiman JW, editors. World Health Organization classification of tumours: pathology and genetics of tumours of haematopoietic and lymphoid tissues. Lyon: IARC Press; 2008. p. 285–8.
4. Vose J, Armitage J, Weisenburger D, et al. International peripheral T-Cell and natural killer/T-cell lymphoma study: pathology findings and clinical outcomes. J Clin Oncol. 2008;26:4124–30.
5. Au WY, Weisenburger DD, Intragumtornchai T, et al. Clinical differences between nasal and extranasal natural killer/T-cell lymphoma: a study of 136 cases from the International Peripheral T-Cell Lymphoma Project. Blood. 2009;113:3931–7.
6. Sun J, Yang Q, Lu Z, et al. Distribution of lymphoid neoplasms in China: analysis of 4,638 cases according to the World Health Organization classification. Am J Clin Pathol. 2012;138:429–34.
7. Yang QP, Zhang WY, Yu JB, et al. Subtype distribution of lymphomas in Southwest China: analysis of 6,382 cases using WHO classification in a single institution. Diagn Pathol. 2011;6:77.
8. Aviles A, Diaz NR, Neri N, et al. Angiocentric nasal T/natural killer cell lymphoma: a single center study of prognostic factors in 108 patients. Clin Lab Haematol. 2000;22:215–20.
9. Li YX, Coucke PA, Li JY, et al. Primary non-Hodgkin's lymphoma of the nasal cavity: prognostic significance of paranasal extension and the role of radiotherapy and chemotherapy. Cancer. 1998;83:449–56.
10. Li YX, Yao B, Jin J, et al. Radiotherapy as primary treatment for stage IE and IIE nasal natural killer/T-cell lymphoma. J Clin Oncol. 2006;24:181–9.
11. Li YX, Fang H, Liu QF, et al. Clinical features and treatment outcome of nasal-type NK/T cell lymphoma of Waldeyer ring. Blood. 2008;112:3057–64.
12. Li YX, Liu QF, Fang H, et al. Variable clinical presentations of nasal and Waldeyer ring natural killer/T-cell lymphoma. Clin Cancer Res. 2009;15:2905–12.
13. Cheung MMC, Chan JK, Lau WH, et al. Early stage nasal T/NK-cell lymphoma: clinical outcome, prognostic factors, and the effect of treatment modality. Int J Radiat Oncol Biol Phys. 2002;54:182–90.
14. Chim CS, Ma SY, Au WY, et al. Primary nasal natural killer cell lymphoma: long-term treatment outcome and relationship with the international prognostic index. Blood. 2004;103:216–21.
15. Li YX, Wang H, Feng XL, et al. Immunophenotypic characteristics and clinical relevance of CD56+ and CD56- extranodal nasal-type NK/T-cell lymphoma. Leuk Lymphoma. 2011;52:417–24.
16. Jhuang JY, Chang ST, Weng SF, et al. Extranodal natural killer/T-cell lymphoma, nasal type in Taiwan: a relatively higher frequency of T-cell lineage and poor survival for extranasal tumors. Hum Pathol. 2015;46:313–21.
17. Ko YH, Cho EY, Kim JE, et al. NK and NK-like T-cell lymphoma in extranasal sites: a comparative clinicopathological study according to site and EBV status. Histopathology. 2004;44:480–9.
18. Liu QF, Wang WH, Wang SL, et al. Immunophenotypic and clinical differences between the nasal and extranasal subtypes of upper aerodigestive tract natural killer/T-cell lymphoma. Int J Radiat Oncol Biol Phys. 2014;88:806–13.
19. Karube K, Nakagawa M, Tsuzuki S, et al. Identification of FOXO3 and PRDM1 as tumor-suppressor gene candidates in NK-cell neoplasms by genomic and functional

analyses. Blood. 2011;118:3195–204.
20. Siu LL, Wong KF, Chan JK, Kwong YL. Comparative genomic hybridization analysis of natural killer cell lymphoma/leukaemia. Recognition of consistent patterns of genetic alterations. Am J Pathol. 1999;155:1419–25.
21. Koo GC, Tan SY, Tang T, et al. Janus Kinase 3–activating mutations identified in natural killer/T-cell lymphoma. Cancer Dis. 2012;2:591–7.
22. Huang Y, de Rynies A, de Leval A, et al. Gene expression profiling identifies emerging oncolgenic pathways operating in extranodal NK/T-cell lymphoma, nasal type. Blood. 2010;115:1226–37.
23. Takahara M, Kishibe K, Bandoh N, et al. P53, N- and K-Ras, and -Catenin gene mutations and prognostic factors in nasal NK/T-cell lymphoma from Hokkaido. Jpn Hum Pathol. 2004;35:86–95.
24. Quintanilla-Martinez L, Kremer M, Keller G, et al. p53 mutations in nasal natural killer/T-cell lymphoma from Mexico: association with large cell morphology and advanced disease. Am J Pathol. 2001;159: 2095–105.
25. Kim SJ, Kim BS, Choi CW, et al. Ki-67 expression is predictive of prognosis in patients with stage I/II extranodal NK/T-cell lymphoma, nasal type. Ann Oncol. 2007;18:1382–7.
26. Li YX, Liu QF, Wang WH, et al. Failure patterns and clinical implications in patients with early stage nasal NK/T-cell lymphoma treated with primary radiotherapy. Cancer. 2011;117:5203–11.
27. Huang MJ, Jiang Y, Liu WP, et al. Early or up-front radiotherapy improved survival of localized extranodal NK/T-cell lymphoma, nasal-type in the upper aerodigestive tract. Int J Radiat Oncol Biol Phys. 2008;70:166–74.
28. Lee J, Kim WS, Park YH, et al. Nasal-type NK/T cell lymphoma: clinical features and treatment outcome. Br J Cancer. 2005;92:1226–30.
29. Lee J, Park YH, Kim WS, et al. Extranodal nasal type NK/T-cell lymphoma: elucidating clinical prognostic factors for risk-based stratification of therapy. Eur J Cancer. 2005;41:1402–8.
30. Lee J, Suh C, Park YH, et al. Extranodal natural killer/T-cell lymphoma, nasal-type: a prognostic model from a retrospective multicenter study. J Clin Oncol. 2006;24:612–8.
31. Jo JC, Yoon DH, Kim S, et al. Clinical features and prognostic model for extranasal NK/T-cell lymphoma. Eur J Haematol. 2012;89:103–10.
32. Kim TM, Lee SY, Jeon YK, et al. Clinical heterogeneity of extranodal NK/T cell lymphoma, nasal type: a national survey of the Korea Cancer Study Group. Ann Oncol. 2008;19:1477–84.
33. Pongpruttipan T, Sukpanichnant S, Assanasen T, et al. Extranodal NK/T-cell lymphoma, nasal type, includes case of natural killer cell and αβ, γδ, and αβ/γδ T-cell origin: a comprehensive clinicopathologic and phenotypic study. Am J Surg Pathol. 2012;36:481–99.
34. Ai WZ, Chang ET, Fish K, et al. Racial patterns of extranodal natural killer/T-cell lymphoma, nasal type, in California: a population-based study. Br J Haematol. 2012;156:626–32.
35. Li S, Feng X, Li T, et al. Extranodal NK/T-cell lymphoma, nasal type: a report of 73 cases at MD Anderson Cancer Center. Am J Surg Pathol. 2013;37:14–23.
36. Lee J, Suh C, Huh J, et al. Effect of positive bone marrow EBV in situ hybridization in staging and survival of localized extranodal natural killer/T-cell lymphoma, nasal-type. Clin Cancer Res. 2007;13:3250–4.
37. Suzuki R, Suzumiya J, Yamaguchi M, et al. Prognostic factors for mature natural killer (NK) cell neoplasms: aggressive NK cell leukemia and extranodal NK cell lymphoma, nasal type. Ann Oncol. 2010;21: 1032–40.
38. Moon SH, Cho SK, Kim WS, et al. The role of ^{18}F-FDG PET/CT for initial staging of nasal type natural killer/T-cell lymphoma: a comparison with conventional staging methods. J Nucl Med. 2013;54:1039–44.
39. Kako S, Izutsu K, Ota Y, et al. FDG-PET in T-cell and NK-cell neoplasms. Ann Oncol. 2007;18: 1685–90.
40. Tsukamoto N, Kojima M, Hasegawa M, et al. The usefulness of ^{18}F-fluorodeoxyglucose positron emission tomography (^{18}F-FDG-PET) and a comparison of ^{18}F-FDG-pet with ^{67}gallium scintigraphy in the evaluation of lymphoma. Cancer. 2007;110:652–9.
41. Li YJ, Li ZM, Xia XY, et al. Prognostic value of interim and posttherapy ^{18}F-FDG PET/CT in patients with mature T-cell and natural killer cell lymphomas. J Nucl Med. 2013;54:1–9.
42. Wang ZY, Liu QF, Wang H, et al. Clinical implications of plasma Epstein-Barr virus DNA in early-stage extranodal nasal-type NK/T-cell lymphoma patients receiving primary radiotherapy. Blood. 2012;120:2003–10.
43. Ito Y, Kimura H, Maeda Y, et al. Pretreatment EBV-DNA copy number is predictive of response and toxicities to SMILE chemotherapy for extranodal NK/T-cell lymphoma, nasal type. Clin Cancer Res. 2012;18:4183–90.
44. Kwong YL, Pang AWK, Leung AYH, Chim CS, Tse E. Quantification of circulating Epstein-Barr virus DNA in NK/T-cell lymphoma treated with the SMILE protocol: diagnostic and prognostic significance. Leukemia. 2014;28:265–870.
45. Yang Y, Zhang YJ, Zhu Y, et al. Prognostic nomogram for overall survival in previously untreated patients with extranodal NK/T-cell lymphoma, nasal-type: a multicenter study. Leukemia. 2015;29:1571–7.
46. Kim TM, Park YH, Lee SY, et al. Local tumor invasiveness is more predictive of survival than International Prognostic Index in stage IE/IIE extranodal NK/T cell lymphoma, nasal type. Blood. 2005;106:3785–90.
47. Yang Y, Zhu Y, Cao JZ, et al. Risk-adapted therapy improves outcome in early-stage extranodal nasal-type NK/T-cell lymphoma: a comprehensive analysis from a multicenter study. Published on line in 24 June 2015. http://dx.doi.org/10.1182/blood-2015-04-639336.
48. Kim GE, Cho JH, Yang WI, et al. Angiocentric lymphoma of the head and neck: patterns of systemic failure after radiation treatment. J Clin Oncol. 2000;18:54–63.
49. Isobe K, Uno T, Tamaru JI, et al. Extranodal natural killer/T-cell lymphoma, nasal type: the significance of

radiotherapeutic parameters. Cancer. 2006;106:609–15.
50. Li CC, Tien HF, Tang JL, et al. Treatment outcome and pattern of failure in 77 patients with sinonasal natural killer/T-cell or T-cell lymphoma. Cancer. 2004;100:366–75.
51. You JY, Chi KH, Yang MH, et al. Radiation therapy versus chemotherapy as initial treatment for localized nasal natural killer (NK)/T-cell lymphoma: a single institute survey in Taiwan. Ann Oncol. 2004;15:618–25.
52. Ma HH, Qian LT, Pan HF, et al. Treatment outcome of radiotherapy alone versus radiochemotherapy in early stage nasal natural killer/T-cell lymphoma. Med Oncol. 2010;27:798–806.
53. Yang Y, Zhang YJ, Lin XB, et al. Role of radiotherapy in the combined treatment of patients with early stage extranodal nasal type NK/T-cell lymphoma and analysis of prognostic factors. Chin J Radiat Oncol. 2009;18:285–9.
54. Yamaguchi M, Kita K, Miwa H, et al. Frequent expression of P-glycoprotein/MDR1 by nasal T-cell lymphoma cells. Cancer. 1995;76:2351–6.
55. Li YX, Wang H, Jin J, et al. Radiotherapy alone with curative intent in patients with stage I extranodal nasal-type NK/T-cell lymphoma. Int J Radiat Oncol Biol Phys. 2012;82:1809–15.
56. Wang H, Li YX, Wang WH, et al. Mild toxicity and favorable prognosis of high-dose and extended involved-field intensity-modulated radiotherapy for patients with early-stage nasal NK/T-cell lymphoma. Int J Radiat Oncol Biol Phys. 2012;82:1115–21.
57. Bi XW, Li YX, Fang H, et al. High-dose and extended-field intensity modulated radiotherapy for early stage NK/T-cell lymphoma of Waldeyer's ring: dosimetric analysis and clinical outcome. Int J Radiat Oncol Biol Phys. 2013;87:1086–93.
58. Yahalom J, Illidge T, Specht L, et al. Modern radiation therapy for extranodal lymphomas: field and dose guidelines from the International Lymphoma Radiation Oncology Group. Int J Radiat Oncol Biol Phys. 2015;92:11–31.
59. Luo YK, Yang T, Fu BY, et al. Prognostic factors and curative efficacy of nasal NK/T-cell lymphoma. China Mod Doct. 2010;48:7–9.
60. Kim GE, Lee SW, Chang SK, et al. Combined chemotherapy and radiation versus radiation alone in the management of localized angiocentric lymphoma of the head and neck. Radiother Oncol. 2001;61:261–9.
61. Aikemu W, Wang RZ, Li PD. A clinical study of 57 patients with extranodal natural killer/T-cell lymphoma, nasal-type. J Xinjiang Med Univ. 2008;31:1507–9.
62. Deng T, Zhang C, Zhang X, et al. Treatment outcome of radiotherapy alone versus radiochemotherapy in IE/IIE extranodal nasal-type natural killer/T cell lymphoma: a meta-analysis. PLoS One. 2014;9:e106577.
63. Jiang L, Li SJ, Jiang YM, et al. The significance of combining radiotherapy with chemotherapy for early stage extranodal natural killer/T-cell lymphoma, nasal type: a systematic review and meta-analysis. Leuk Lymphoma. 2014;55:1038–48.
64. Fang H, Jin J, Wang WH, et al. Prognostic factors and treatment outcomes for patients with stage II extranodal nasal-type natural killer/T-cell lymphoma of the upper aerodigestive tract. Leuk Lymphoma. 2014;55:1832–7.
65. Avilés A, Neri N, Fernández R, et al. Combined therapy in untreated patients improves outcome in nasal NK/T lymphoma: results of a clinical trial. Med Oncol. 2013;30(3):637.
66. Zang J, Li C, Luo SQ, et al. Early radiotherapy has an essential role for improving survival in patients with stage I-II nasal-type of NK/T cell lymphoma treated with l-asparaginase-containing chemotherapy – a single institution experience. Ann Hematol. 2015;94:583–91.
67. Yamaguchi M, Tobinai K, Oguchi M, et al. Phase I/II study of concurrent chemoradiotherapy for localized nasal natural killer/T-cell lymphoma: Japan Clinical Oncology Group Study JCOG0211. J Clin Oncol. 2009;27:5594–600.
68. Kim SJ, Kim K, Kim BS, et al. Phase II trial of concurrent radiation and weekly cisplatin followed by VIPD chemotherapy in newly diagnosed, stage IE to IIE, nasal, extranodal NK/T-cell lymphoma: consortium for improving survival of lymphoma study. J Clin Oncol. 2009;27:6027–32.
69. Tsai HJ, Lin SF, Chen CC, et al. Long-term results of a phase II trial with frontline concurrent chemoradiotherapy followed by consolidation chemotherapy for localized nasal natural killer/T-cell lymphoma. Eur J Haematol. 2015;94:130–7.
70. Kim SJ, Yang DH, Kim JS, et al. Concurrent chemoradiotherapy followed by L-asparaginase-containing chemotherapy, VIDL, for localized nasal extranodal NK/T cell lymphoma: CISL08-01 phase II study. Ann Hematol. 2014;93:1895–901.
71. Ke QH, Zhou SQ, Du W, et al. Concurrent IMRT and weekly cisplatin followed by GDP chemotherapy in newly diagnosed, stage IE to IIE, nasal, extranodal NK/T-Cell lymphoma. Blood Cancer J. 2014;4:e267.
72. Lee J, Kim CY, Park YJ, et al. Sequential chemotherapy followed by radiotherapy versus concurrent chemoradiotherapy in patients with stage I/II extranodal natural killer/T-cell lymphoma, nasal type. Blood Res. 2013;48:274–81.
73. Jiang M, Zhang H, Jiang Y, et al. Phase 2 trial of "sandwich" L-asparaginase, vincristine, and prednisone chemotherapy with radiotherapy in newly diagnosed, stage IE to IIE, nasal type, extranodal natural killer/T-cell lymphoma. Cancer. 2012;118:3294–301.
74. Wang L, Wang ZH, Chen XQ, et al. First-line combination of gemcitabine, oxaliplatin, and L-asparaginase (GELOX) followed by involved-field radiation therapy for patients with stage IE/IIE extranodal natural killer/T-cell lymphoma. Cancer. 2013;119:348–55.
75. Wang H, Wuxiao ZJ, Zhu J, et al. Comparison of gemcitabine, oxaliplatin and L-asparaginase and etoposide, vincristine, doxorubicin, cyclophosphamide and prednisone as first-line chemotherapy in patients with stage IE to IIE extranodal natural killer/T-cell lymphoma: a multicenter retrospective study. Leuk Lymphoma. 2015;56:971–7.
76. Zhao T, Li YX, Wang SL, et al. Survival benefit with

salvage radiotherapy for patients with locoregionally recurrent extranodal nasal-type NK/T-cell lymphoma. Ann Hematol. 2013;92:325–32.
77. Yong W, Zheng W, Zhu J, et al. L-asparaginase in the treatment of refractory and relapsed extranodal NK/T-cell lymphoma, nasal type. Ann Hematol. 2009;88:647–52.
78. Jaccard A, Petit B, Girault S, et al. L-Asparaginase-based treatment of 15 western patients with extranodal NK/T-cell lymphoma and leukemia and a review of the literature. Ann Oncol. 2009;20:110–6.
79. Yamaguchi M, Kwong YL, Kim WS, et al. Phase II study of SMILE chemotherapy for newly diagnosed stage IV, relapsed, or refractory extranodal natural killer (NK)/T-cell lymphoma, nasal type: the NK-cell Tumor Study Group study. J Clin Oncol. 2011;29:4410–6.
80. Jaccard A, Nathalie Gachard N, Marin B, et al. Efficacy of L-asparaginase with methotrexate and dexamethasone (AspaMetDex regimen) in patients with refractory or relapsing extranodal NK/T-cell lymphoma, a phase 2 study. Blood. 2011;117:1834–9.
81. Kwong YL, Kim WS, Lim ST, et al. SMILE for natural killer/T-cell lymphoma: analysis of safety and efficacy from the Asia Lymphoma Study Group. Blood. 2012;120:2973–80.
82. Lin NJ, Song YQ, Tu MF, et al. A prospective phase II study of L-asparaginase-CHOP plus radiation in newly diagnosed extranodal NK/T-cell lymphoma, nasal type. J Hematol Oncol. 2013;6:44.
83. Ji J, Xiang B, Liu WP, et al. A study of gemcitabine, L-asparaginase, ifosfamide, dexamethasone and etoposide chemotherapy for newly diagnosed stage IV, relapsed or refractory extranodal NK/T-cell lymphoma, nasal type. Leuk Lymphoma. 2014;55: 2955–7.
84. Zhou Z, Li X, Chen C, et al. Effectiveness of gemcitabine, pegaspargase, cisplatin, and dexamethasone (DDGP) combination chemotherapy in the treatment of relapsed/refractory extranodal NK/T cell lymphoma: a retrospective study of 17 patients. Ann Hematol. 2014;93:1889–94.
85. Guo HQ, Liu L, Wang XF, et al. Efficacy of gemcitabine combined with oxaliplatin. L-asparaginase and dexamethasone in patients with newly-diagnosed extranodal NK/T-cell lymphoma. Mol Clin Oncol. 2014;2:1172–6.
86. Wang YQ, Yang Y, Zhuo HY, et al. Trial of LVDP regimen (L-asparaginase, etoposide, dexamethasone, and cisplatin, followed by radiotherapy) as first-line treatment for newly diagnosed, stage III/IV extranodal natural killer/T cell lymphoma. Med Oncol. 2015;32:435.
87. Kim SJ, Park S, Kang ES, et al. Induction treatment with SMILE and consolidation with autologous stem cell transplantation for newly diagnosed stage IV extranodal natural killer/T cell lymphoma patients. Ann Hematol. 2015;94:71–8.
88. Kim M, Kim TM, Kim KH, et al. Ifosfamide, methotrexate, etoposide, and prednisolone (IMEP) plus L-asparaginase as a first-line therapy improves outcomes in stage III/IV NK/T cell-lymphoma, nasal type (NTCL). Ann Hematol. 2015;94:437–44.
89. Murashige N, Kami M, Kishi Y, et al. Allogeneic haematopoietic stem cell transplantation as a promising treatment for natural killer-cell neoplasms. Br J Haematol. 2005;130:561–7.
90. Yokoyama H, Yamamoto J, Tohmiya Y, et al. Allogeneic hematopoietic stem cell transplant following chemotherapy containing l-asparaginase as a promising treatment for patients with relapsed or refractory extranodal natural killer/T cell lymphoma, nasal type. Leuk Lymphoma. 2010;51:1509–12.
91. Ennishi D, Maeda Y, Fujii N, et al. Allogeneic hematopoietic stem cell transplantation for advanced extranodal natural killer/T-cell lymphoma, nasal type. Leuk Lymphoma. 2011;52:1255–61.
92. Tse E, Chan T, Koh L, et al. Allogeneic haematopoietic SCT for natural killer/T-cell lymphoma: a multicentre analysis from the Asia Lymphoma Study Group. Bone Marrow Transplant. 2014;49:902–6.
93. Kim SJ, Oh SY, Hong JY, et al. When do we need central nervous system prophylaxis in patients with extranodal NK/T-cell lymphoma, nasal type? Ann Oncol. 2010;21:1058–63.
94. Miller TP, Dahlberg S, Cassady JR, et al. Chemotherapy alone compared with chemotherapy plus radiotherapy for localized intermediate- and high-grade non-Hodgkin's lymphoma. N Engl J Med. 1998;339:21–6.
95. Horning SH, Weller E, Kim KM, et al. Chemotherapy with or without radiotherapy in limited-stage diffuse aggressive non-Hodgkin's lymphoma: Eastern Cooperative Oncology Group Study 1484. J Clin Oncol. 2004;22:3032–8.
96. Phan J, Mazloom A, Medeiros LJ, et al. Benefit of consolidative radiation therapy in patients with diffuse large B-cell lymphoma treated with R-CHOP chemotherapy. J Clin Oncol. 2010;28:4170–6.
97. Qi SN, Li YX, Wang H, et al. Diffuse large B-cell lymphoma: clinical characterization and prognosis of Waldeyer ring versus lymph node presentation. Cancer. 2009;115:4980–9.
98. Persky DO, Miller TP, Unger JM, et al. Ibritumomab consolidation after 3 cycles of CHOP plus radiotherapy in high-risk limited-stage aggressive B-cell lymphoma: SWOG S0313. Blood. 2015;125:236–41.
99. Tomita N, Kodaira T, Tachibana H, et al. A comparison of radiation treatment plans using IMRT with helical tomotherapy and 3D conformal radiotherapy for nasal natural killer/T-cell lymphoma. Br J Radiol. 2009;82:756–63.
100. Shen Q, Ma X, Hu W, et al. Intensity-modulated radiotherapy versus three-dimensional conformal radiotherapy for stage I-II natural killer/T-cell lymphoma nasal type: dosimetric and clinical results. Radiat Oncol. 2013;8:152.
101. Koom WS, Chung EJ, Yang WI, et al. Angiocentric T-cell and NK/T-cell lymphomas: radiotherapeutic viewpoints. Int J Radiat Oncol Biol Phys. 2004;59:1127–37.
102. Wang L, Xia ZJ, Lu Y, Zhang YJ. Prophylactic cervical lymph node irradiation provides no benefit for patients of stage I extranodal natural killer/T-cell lymphoma, nasal type. Med Oncol. 2015;32:320.
103. Shikama N, Ikeda H, Nakamura S, et al. Localized aggressive non-Hodgkin's lymphoma of the nasal

cavity: a survey by the Japan Lymphoma Radiation Therapy Group. Int J Radiat Oncol Biol Phys. 2001;51:1228–33.

104. Wu X, Li P, Zhao J, Yang X, et al. A clinical study of 115 patients with extranodal natural killer/T-cell lymphoma, nasal type. Clin Oncol (R Coll Radiol). 2008;20:619–25.

105. Kim K, Chie EK, Kim CW, et al. Treatment outcome of angiocentric T-cell and NK/T-cell lymphoma, nasal type: radiotherapy versus chemoradiotherapy. Jpn J Clin Oncol. 2005;35:1–5.

第 12 章

皮肤 T 细胞淋巴瘤

Grace L. Smith

摘 要

原发性皮肤T细胞淋巴瘤(CTCL)是一种罕见的淋巴瘤,以就诊时皮肤受侵而无皮肤外器官侵犯为特征。最常见的类型是蕈样肉芽肿(MF),占皮肤T细胞淋巴瘤的72%。美国T细胞淋巴瘤发病率为6.4/100万,或每年约3000例新发患者;其次为CD30+淋巴增生性疾病,包括原发性皮肤间变性大细胞淋巴瘤(pcALCL)。MF和pcALCL通常表现慢性的惰性病程,但有较高的复发和皮肤外播散的风险。无论是早期还是晚期病例,放射治疗(RT)都是重要的姑息治疗手段。本章将对MF和pcALCL患者病例进行讨论,并阐述RT处理方案。

背景

原发性皮肤 T 细胞淋巴瘤(CTCL)是一种罕见的淋巴瘤,以就诊时皮肤受侵而无皮肤外器官侵犯为特征。最常见的类型是蕈样肉芽肿(MF),占皮肤 T 细胞淋巴瘤的 72%。美国 T 细胞淋巴瘤发病率为 6.4/100 万,或每年约 3000 例新发患者;其次为 CD30+淋巴增生性疾病,包括原发性皮肤间变性大细胞淋巴瘤(pcALCL)。MF 和 pcALCL 通常表现慢性的惰性病程,但有较高的复发和皮肤外播散的风险。无论是早期还是晚期病例,放射治疗(RT)都是重要的姑息治疗手段。本章将对 MF 和 pcALCL 患者病例进行讨论,并阐述 RT 处理方案。

早期蕈样肉芽肿

临床表现:病例 1

59 岁健康女性,唇下颌部孤立性瘙痒斑块病史 7 年,一直根据经验局部外用低剂量

G.L. Smith, MD, PhD, MPH
Department of Radiation Oncology,
MD Anderson Cancer Center, 1515 Holcombe Blvd,
Houston, TX 77030, USA
e-mail: glsmith@mdanderson.org

皮质类固醇乳膏处理瘙痒和炎症,后行病变局部活检(图 12.1),病理证实为蕈样肉芽肿,以 CD3+的 T 淋巴细胞为主;CD30 散在阳性;真皮 CD4/CD8 之比为 8:1。该患者具有一定的 MF 典型和非典型流行病学和临床危险特征。MF 主要发生于老年人,年龄在 70 岁或 70 岁以上发病率最高。黑色人种和男性是 CTCL 的危险因素,具有较高的 T 分期和较差的长期预后。早期病变通常始发于皮肤遮阴部位[1-3]。

我们对患者进行了全身皮肤检查,包括面部、头发、头皮、颈部、胸部、背部、腹部、臀部、双上肢、双下肢、双手、双脚、双手掌、双脚掌、手指脚趾和指甲,仅发现唇下颌部 5cm×5cm 的紫色斑块,占全身体表面积(BSA)的 1%,用修订版的皮肤严重性加权评估工具(mSWAT)评分为 2 分,分期为 IA 期。

病理、分期和预后因素

MF 缺乏诊断金标准,有许多良性疾病的表现,早期 MF 还可以有假象,因此 MF 的诊断一直较难。该病的诊断需要结合临床表现、皮肤活检组织病理和免疫表型,包括表皮基底膜上找到成簇的克隆性 T 细胞群。恶性细胞通常具有活化的、皮肤归巢的、CD4+辅助性 T 细胞免疫表型,该 T 细胞与抗原呈递树突状细胞即朗格汉斯氏细胞,在表皮中相互作用[4]。典型的免疫表型为 CD2+、CD3+、CD4+、CD45RO+、CLA+和 CD8-(细胞毒性 T 细胞)[5]。

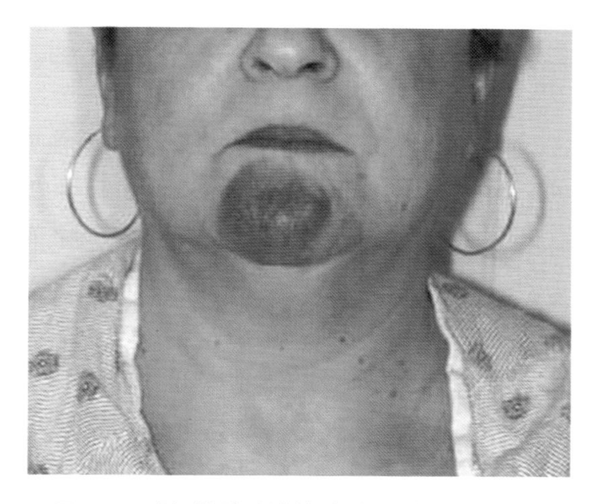

图 12.1 唇下颏部局限性性蕈样肉芽肿(MF)。

早期 MF 通常有一个为红斑的表现阶段,随后进展为斑块、肿瘤和红皮病(体表面积的 80%以上为相间的红斑和斑块)(图 12.2)。随着病程的进展,逐渐失去其亲表皮性,并出现淋巴细胞浸润增多,病变侵犯更深至真皮网状层,最终发展为肿瘤。波特里埃氏微脓肿是该病的特征,但在早期病变中出现率低于 20%。世界卫生组织欧洲癌症研究与治疗组织(WHO-EORTC)建立了 CTCL 的病理分类系统,其中包括 MF[6-8]。MF 的变异型包括亲毛囊型 MF 和肉芽肿性松弛皮肤型 MF。

分期和预后因素

在整个病史中应特别注意病史时间长短、病情变化、病变分布;要了解症状包括瘙痒、疼痛、表皮剥落、裂缝、大疱、会阴肛周的不适或受累相关症状。皮肤检查很关键,因为它不仅关系到 RT 计划,而且关系到分期、皮肤受累占 BSA 的百分比以及 mSWAT 评分。皮肤拍照存档非常重要,它可用于对比一段时间和治疗后疾病的逐渐消长情况;此外应记录淋巴和器官肿大情况。活检后我们对该患者的分期进行了完整评估,包括全血细胞计数(CBC)、综合代谢检查(CMP)、血生化(包括肾肝功能)、乳酸脱氢酶(LDH),但该患者以上所有检查均正常。对于淋巴结特别是对于那些≥1.5cm 的淋巴结可能需要切除活检。对于早期的局限性病变的患者,没有必要做 PET-CT 检查和骨髓活检,但对皮肤受累范围较大者或有其他相关发现如临床有异常表现或病理学上有大细胞转化的

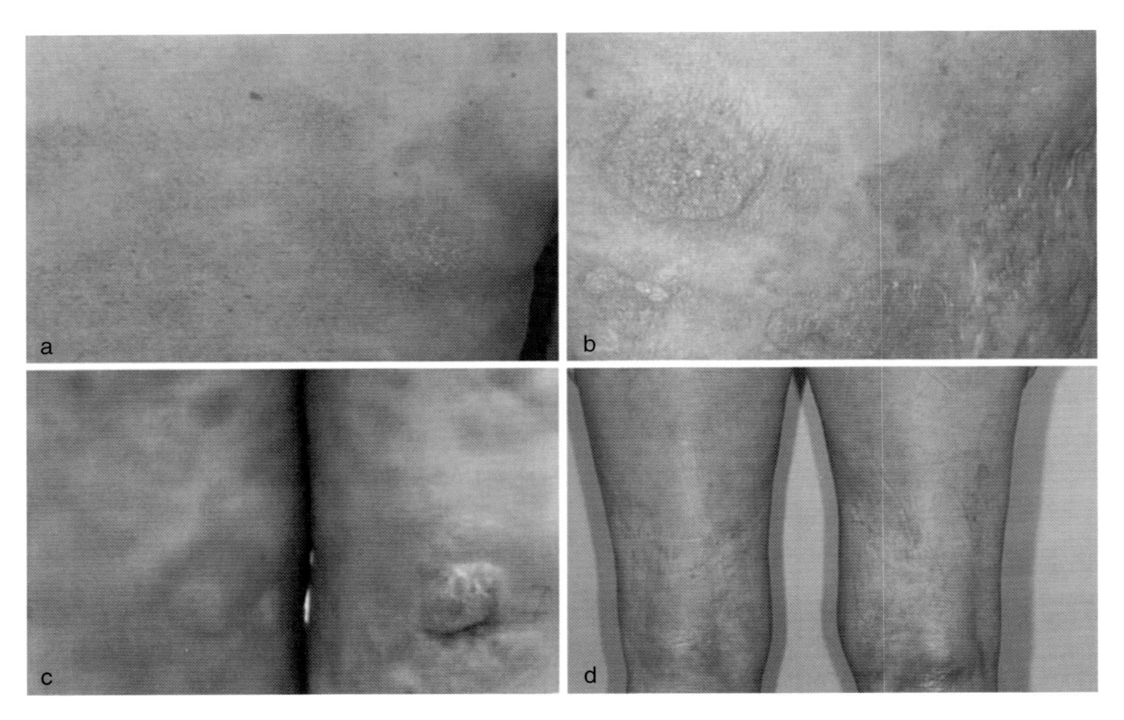

图 12.2 红斑(a),斑块(b),肿瘤(c)和红皮病(d)。

患者则应做上述检查。外周血流式细胞仪检查通常用于检测 CD2、CD3、CD4、CD5、CD7、CD8、CD20 和 CD45RO 的表达。

目前采用由欧洲癌症研究治疗组织(EORTC)/国际皮肤淋巴瘤协会(ISCL)提出的 TNMB 分期。该分期包括了 MF 和 Sézary 综合征(SS),并考虑了皮肤、淋巴结受累,以及血液中肿瘤负荷等因素[9]。T 分期有强有力的预后意义。局限性红斑和斑块 (IA 期,T1N0M0) 的患者 10 年生存与对照组相当,而广泛的红斑和斑块(T2)、肿瘤(T3)、红皮病 (T4) 的患者的生存曲线与放疗剂量相关, 中位生存期分别是 11 年、3.2 年和 4.6 年[10]。尽管总体分期与预后有关,淋巴结受累对总生存的独立预测意义尚不清楚[11]。既往一些研究确定的其他预后因素包括年龄、大细胞转化、LDH 升高[12],可溶性白细胞介素-2 受体水平的升高[13],CD8+肿瘤浸润淋巴细胞的百分比较低[14],以及皮肤、血液和(或)淋巴结内的 T 细胞克隆的形成[15-18]。

治疗和处理

ⅠA 期蕈样肉芽肿,过去采用根治性放射治疗。该患者采用放射治疗,靶区对准唇下孤立可见病灶斑块,外放半影和摆位误差边界(距可见和可触及异常处 1.5cm),病变局部电子线照射 20Gy,10 次完成。考虑到要减少正常组织毒性和今后有可能多发而再次放疗,电子线能量应尽可能低,仅包及受累部位。治疗本例患者选择了 9Mev 电子线,包及整个病灶厚度。为减少反向散射,在患者的唇和牙龈之间放一棉花卷,避免黏膜毒性反应的发生(见图 12.3)。治疗前对患者进行 CT 扫描,有助于确定病灶厚度从而帮助选择电子线能量。对于淋巴结或不规则皮肤表面,CT 影像也有助于选择合适的电子线能量以确保足够的治疗深度。

以孤立皮肤病灶为表现的 MF 较为罕见;多数早期患者,虽然皮肤表面病灶局限,仍然会有多发病灶。MF 的治疗策略取决于

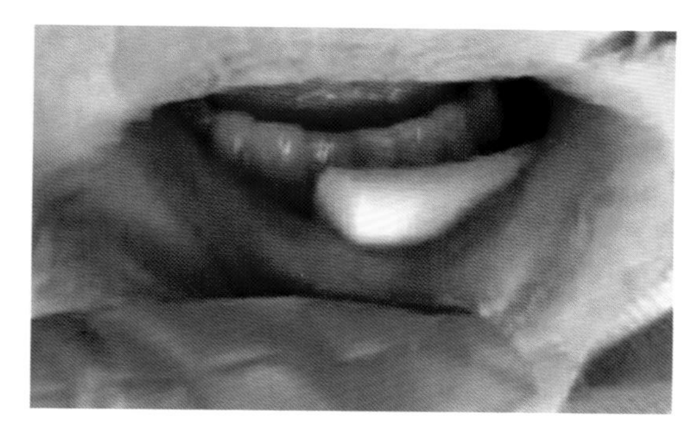

图 12.3 在唇与牙龈之间放一棉花卷，使下唇移位减少其反散电子受量，减少放射治疗相关黏膜炎。

分期，早期和晚期不同，或者是否为难治性病变[19]。早期病灶，一线治疗策略是针对皮肤的各种局部治疗如放射治疗，目的是取得尽可能持久的疗效，同时毒性最低。该病表现难治性趋势，目前除放疗以外，全身治疗、靶向治疗或联合治疗可作为二线方案。

病灶局限于皮肤，尤其是局部单一病灶或 BSA<10%的 MF 患者，皮肤局部治疗包括糖皮质激素、二氯甲基二乙胺（氮芥）、卡氯芥（BCNU）、贝沙罗汀凝胶（维 A 酸类）、补骨脂素加紫外线 A（PUVA），紫外线 B（UVB），以及局部皮肤或全身皮肤电子线放射治疗等，均有较高的局控率[20-22]。既往的研究表明，这类患者的长期无进展生存率仍为 30%~50%。而对于皮肤病变范围更广的患者，这些局部治疗虽然一开始可以获得病情控制，但长期治愈不太可能[23,24]。

放疗照射野、剂量和技术

尽管目前放疗剂量的选择上有一定的难度，但放疗仍是该病非常有效的治疗手段[25]。过去对局部和全身皮肤电子放疗治疗剂量效应有很好的记录资料，通过分析认为>30Gy 是其标准放疗剂量。近年来较低的剂量能获得较高的皮肤有效控制率逐渐被认同；12Gy 全身皮肤电子线治疗总有效率高达 88%，其毒性低且可逆[26,27]。逐渐人们认识到高剂量 RT 所带来的局控率提高不足以抵消其带来的毒性反应增加，因此低剂量放疗就成了目前的标准方法。国际淋巴瘤放射肿瘤学组（ILROG）对照射野和剂量达成共识指南，局部 RT 剂量从 6Gy 至>30Gy 都是可以接受的，姑息治疗推荐较低剂量，对于单一病灶 MF 推荐 20~24Gy。局部姑息放疗，靶区范围推荐为病灶外放 1.0~2.0cm，全身皮肤行 TSEBT，通常根据个体情况用 6~9MeV 电子线，在红斑处加用组织补偿，对较厚的斑块、肿瘤及外生性病变则予以更高的剂量[28]。

治疗后评估

该例 MF 患者在 RT 后逐渐出现轻度红斑和皮肤干燥，治疗后 4 周这些症状完全消失。患者最后一次随访（治疗后 20 个月）时，病变完全缓解（图 12.4）。不幸的是，随后患者左臂又出现了一个类似小病灶，活检证实是 MF，该病灶目前仅用局部皮质类固醇治疗，控制良好。随访一般每 3~6 个月一次，包括病史询问和体格检查，涵盖全面的皮肤检查、血液学检测（CBC 和 LDH），对于任何可能的局部感染病变进行拭子检查和培养等，必要时重复行影像学检查。

病例 2：Ⅰ期肿瘤样病变患者

52 岁女性，理发师，左耳有一瘙痒性病

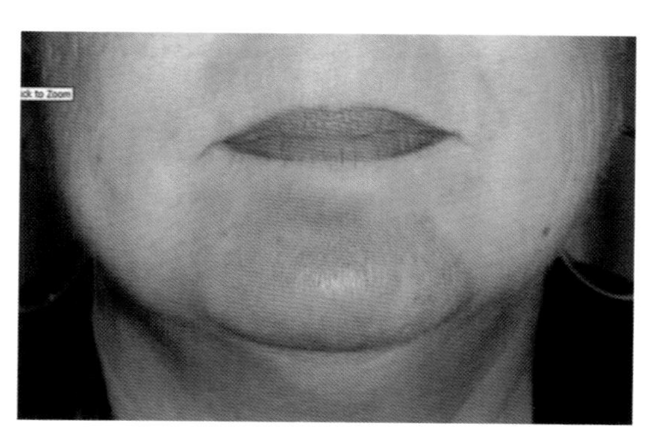

图 12.4 8 周后随访时见 MF 病变临床疗效很好。

变，外用类固醇治疗几个月后，病变持续生长，形成肿瘤（见图 12.5）。18 个月后，病变部位活检证实为 MF。皮肤检查发现左耳附近还有一病变，以及颈后一 1.5cm×2cm 病变。分期检查中并未发现有骨髓、淋巴结或体内的病变。患者接受了根治性放疗，采取颈部开放体位，照射区域根据临床用不透射线标记出。局部采用 6MeV 的电子线单野照射，并用皮肤遮挡技术尽量避开腮腺（见图 12.6）。为克服皮肤的不平整，使用组织等效材料对间隙进行组织补偿而形成一个平整的表面。用 1cm 厚等效填充物放在病变表面确保 100%的剂量能达到表面（见图 12.7）。总剂量 12Gy 分 6 次治疗后患者出院，并在治疗区域使用润肤剂。每周拍摄病变照片，直到第 12 周病变完全消失（见图 12.8）。

患者治疗后 1 年恢复良好，之后在面部又出现一病灶，再次接受放疗。现耳部病变

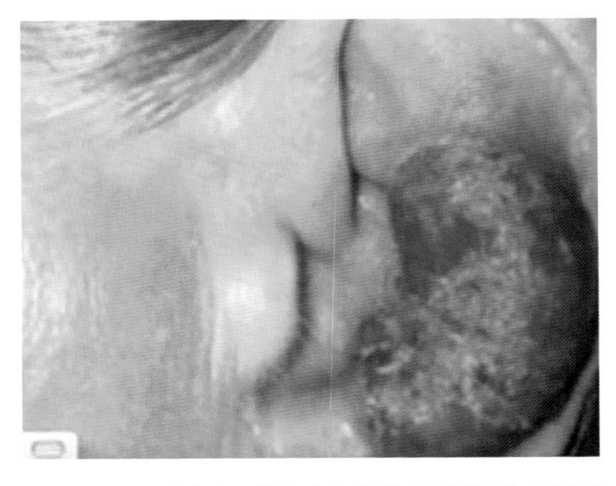

图 12.5 左耳病变，形成溃疡性肿瘤，耳屏前方还可见另一病变。

治疗后约 18 个月，面部病变仍控制良好。这个病例很好地说明了低剂量放疗可使患者获得长期的局部控制。

治疗的一个关键是要让病变愈合，尽管病变会愈合缓慢，有时甚至需要几个月。只

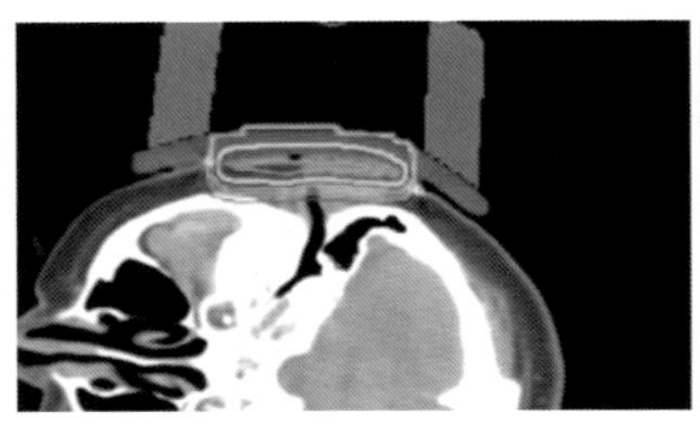

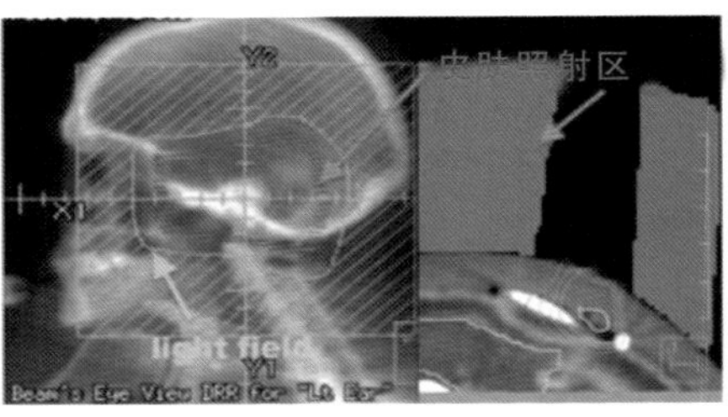

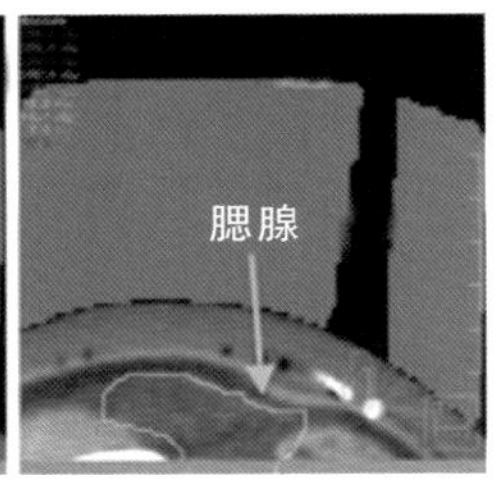

图 12.6 等剂量曲线包及靶区（左图）；皮肤遮挡区（绿色）和皮肤照射区（红色）（中间图），皮肤照射遮挡腮腺受量（右图）。

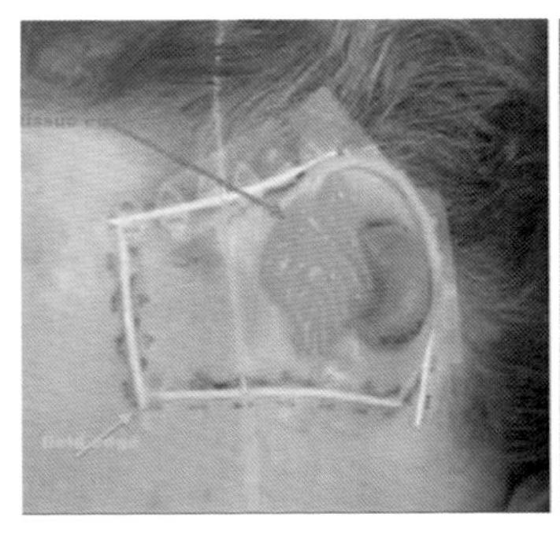

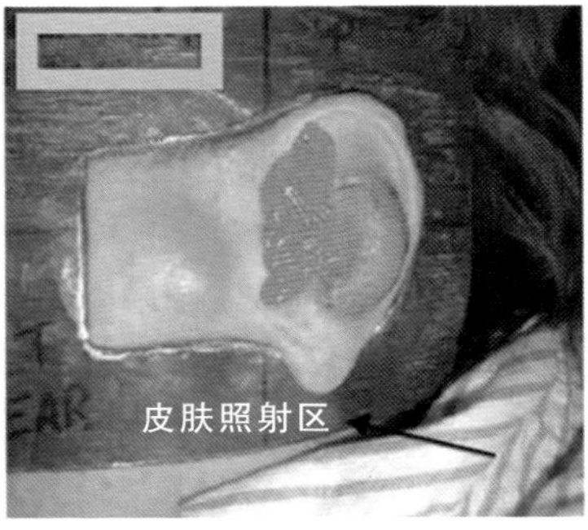

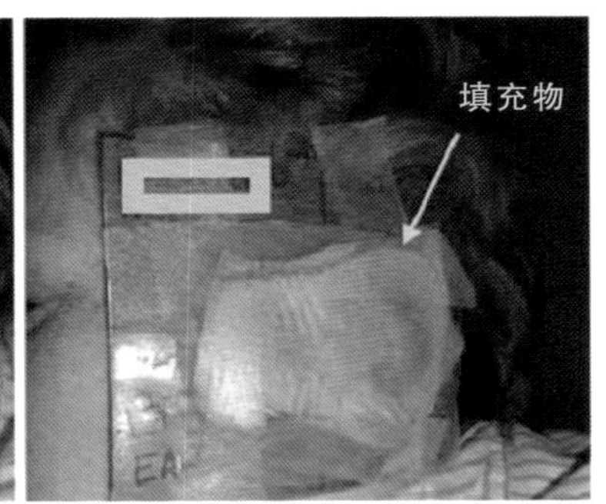

图 12.7 每日治疗用填充物（黄色）和等效组织（粉色），周围器官包括腮腺用皮肤遮挡保护。

要能观察到病变在持续好转，我们就建议继续观察。偶尔患者会表现出局部病灶的自然病程，但由于 MF 对药物治疗和低剂量放疗非常敏感，因而对于这类患者，治疗策略上尤其要避免对周围重要器官不必要的照射，例如本例的腮腺。

晚期 MF

临床表现：病例 3

60 岁白人女性，渐进性瘙痒皮疹病史 5 年，最初拟诊为银屑病，后经活检病理证实为 MF。就诊时红斑占 BSA 22%，斑块 0%，肿瘤 4.5%，mSWAT 评分为 40 分。肿瘤分布于双上肢、双下肢、双侧臀部，其中双上肢和双脚见出血性和溃疡性病灶（见图 12.9）。患者右侧腹股沟有可触及淋巴结。分期 PET-CT（图 12.10）证实广泛性皮肤高代谢区域与临床皮肤病变区域一致。右侧腹股沟有多个高代谢的淋巴结，最大者为 2.8cm，SUV 值为 3.9。外周血检查正常，排除 SS。基线 LDH 值在正常范围内。

病理

皮肤活检显示真皮层致密的不典型淋巴细胞浸润，其中多数细胞较大；核呈囊泡状，轮廓不规整；核仁有突出；并有大细胞转化。免疫组化提示，T 细胞 CD3+和 CD4+，CD4/CD8 比值>10:1。大约 10%的淋巴细胞细胞膜 CD30+表达程度为 2+。该患者还接受了腹股沟淋巴结活检证实为 MF 浸润，因此该患者为ⅣA 期。

高达 39%的患者可出现大细胞转化，大细胞转化意味着疾病有更高的分期，更具潜在的侵袭性，30%的患者 CD30+，45%的患者

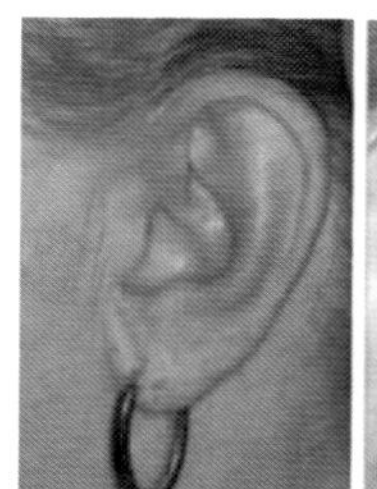
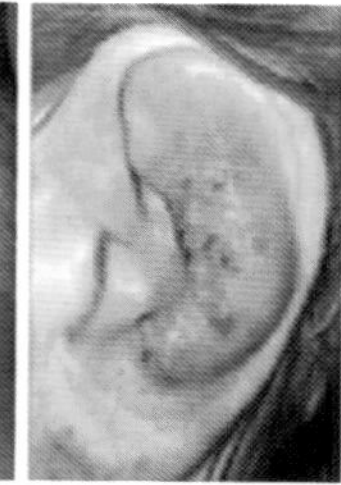
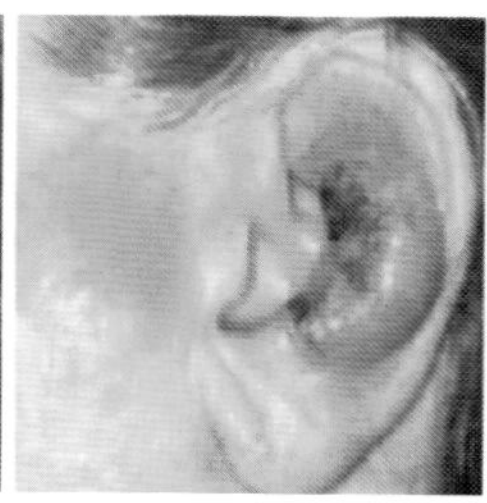
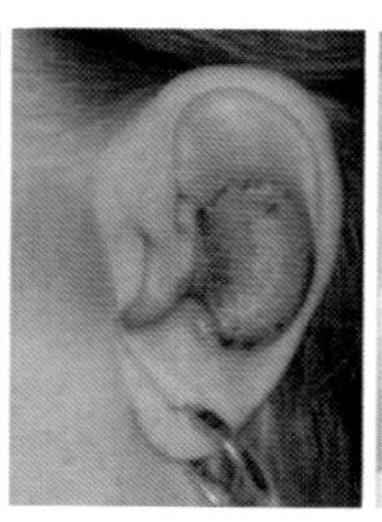
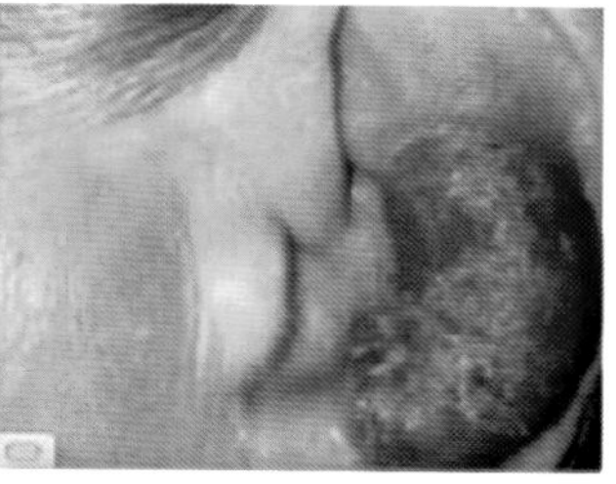

图 12.8　放疗前病灶（最右图）。治疗至随访 12 周病灶完全消失（左侧）的病变变化过程图。

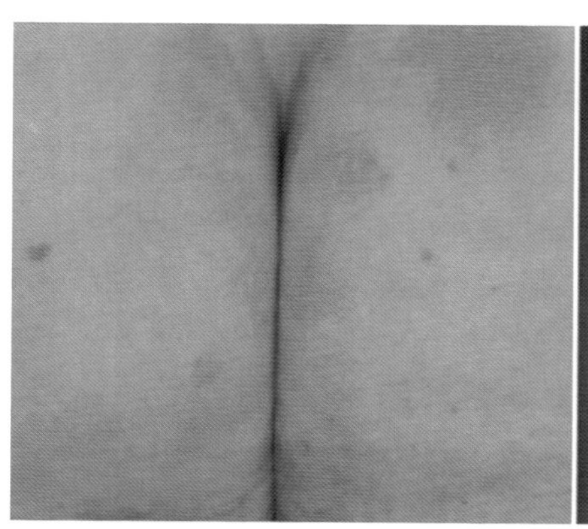
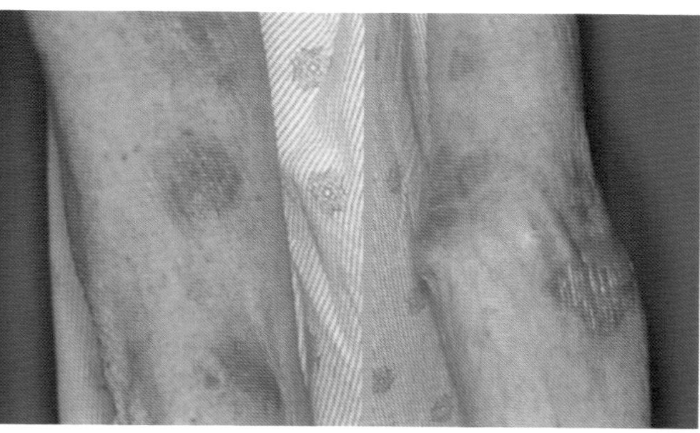

图 12.9　双侧臀部和双上肢病变。

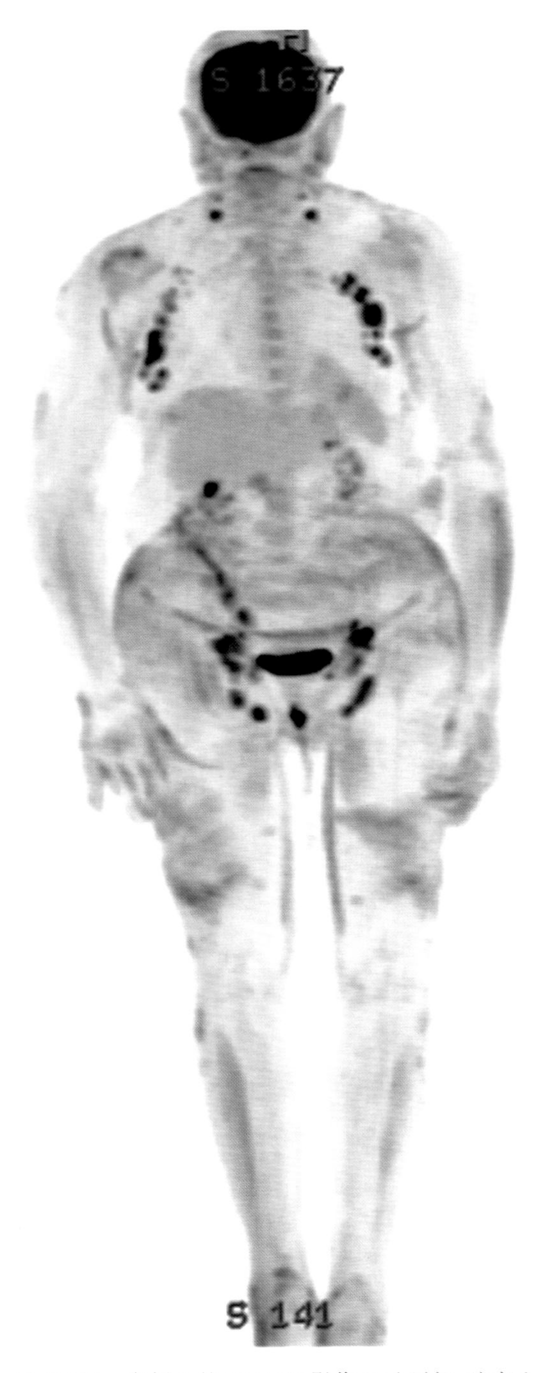

图 12.10 病例 1 的 PET-CT 影像显示颈部、腋窝和腹股沟淋巴结。

CD20+[29,30]。晚期 MF 病例可累及淋巴结、血液、骨髓和内脏器官。Sézary 综合征(SS)以红皮病和恶性循环 T 细胞为特征，该 T 细胞通过绝对 Sézary 细胞计数、流量或聚合酶链反应来确定[31]。

分期和预后因素

晚期患者诊断时有 15%有淋巴结侵犯，当淋巴结大小≥1.5cm 时则视为临床异常[32,33]。内脏受侵如肺、中枢神经系统、口腔和口咽较为罕见，且与晚期皮肤侵犯、淋巴结病及血液侵犯不相关[32,34]。根据以往的研究，患者骨髓受侵比例在 6%~28%之间[7,8]。

MF 可进展为红皮病和 SS，SS 也可以单独出现。患者临床上可出现弥漫性水肿，面部肿瘤样受侵(狮面)，手掌和脚掌多处出现严重裂缝，伴有剧烈瘙痒和疼痛等症状。一项由 1502 名 MF 患者组成的回顾性研究是目前最大样本的 MF 资料，与老年、男性预测因子一样，T、N、M 分期偏晚和 B 期均为独立的生存差的预测因子。大细胞转化和肿瘤分布是疾病进展的独立预测因子[35]。另一组研究按预后指数结合Ⅳ期、年龄>60 岁、大细胞转化和 LDH 升高因素，将 1275 名ⅡB~Ⅳ期患者分为低、中、高死亡风险组，发现高风险组 5 年生存率为 28%[36]。一个类似的预后指数，即 MF 和 SS 的皮肤淋巴瘤国际预后指数证实了这一发现[37]。

治疗和处理

病例 3 患者表现进展性难治性病程。局部药物治疗失败后，患者接受了 4 个周期的吉西他滨化疗，获得病情部分缓解，但由于恶心、疲劳等副反应，无法耐受进一步的治疗。尝试给予口服贝沙罗汀和外用氮芥治疗，但不幸的是斑块和肿瘤明显增长，占总 BSA 的 39.5%，mSWAT 值为 67.7。最终患者接受了 TSEBT 及进行了异体造血干细胞移植的相关准备。

尽管全身性化疗对于晚期、复发和难治性的病例有效率有差异，有效持续时间短，但全身性化疗仍是难治性病例的治疗手段之一[38]。先前的研究表明，吉西他滨治疗后的完全缓解率为10%，总缓解率为70%[39]。其他可使用的药物还有组蛋白去乙酰化酶(HDAC)抑制剂伏立诺他和罗米地辛。有研究表明，该药治疗一部分患者可以达到持续缓解，甚至长达数年[40,41]。MF的靶向治疗一直在研究中，尤其对于那些治疗困难的晚期和难治性MF。

照射野、剂量和技术：病例3

ILROG指南中，TSEBT的放疗剂量范围为8Gy~36Gy[28]。早期患者5年无复发生存率可达到90%，晚期患者5年无病生存率仅为30%~50%。TSEBT的靶区是表皮(其深度为0.05~0.5mm，四肢远端最深)和真皮(其深度为2~4mm，手和脚最深)[26]。根据EORTC TSEBT共识指南，80%的等剂量线应在≥4mm的深度。要求最大剂量放在皮下1mm处，80%等剂量线放在6mm处，20%的等剂量线在12mm处[42,43]，治疗机头、空气、散射物或衰减物、患者等因素均可导致韧致辐射散射光污染，可接受的范围为1.2%[42]。通过六个治疗体位轮照，使电子束在皮肤表面形成满意的等剂量曲线。

总体方法 我们中心采用直线加速器双野六个治疗体位技术。采用9Mev电子线，患者距照射源3m远，站在有机玻璃板后以减少X线受量。皮肤处的有效能量约为5MeV。机架角度设为113°和67°，从而构成上下两野照射。共设六个治疗体位，即前后位(AP)、后前位(PA)、右前斜位、左前斜位(RAO、LAO)、右后斜位和左后斜位(RPO，LPO)，每个治疗体位均上下野照射（图12.11）。多体位照射的目的是尽量“展开”皮肤皱褶，暴露“阴影”区域，改善侧向剂量的均匀性；而上下两野照射则改善了垂直方向剂量的均匀性。

本中心通常是每个野一周两次照射，即每周全身皮肤照射2Gy×2次共4Gy。通常在3周内完成12Gy的治疗，而32Gy治疗8周完成。为了避免毒性过大，通常分次剂量不超过2Gy/F[44]。

对于病变广泛、分期较高或者红皮病的患者，目前倾向于采用大剂量治疗方案(>30Gy)。图12.12所示的晚期病例接受了典型给量超过30Gy的治疗方案。

然而最近的研究，包括对三项12Gy低剂量治疗ⅠB~ⅢA期MF的Ⅱ期临床试验进行荟萃分析，低剂量方案有效性定义为局部缓解到完全缓解，强调了其治疗周期短、急慢性毒性反应小的优点。此外，该方案为复发病例保留了再次皮肤姑息治疗的选择余地，也为一些拟行干细胞移植的病例提供了巩固放疗的剂量选择方案[27]。在这项研究中，即便是三个临床试验所有资料加在一起，只有11例患者高于IB期，因此低剂量TSEBT方案用于存在不良预后因素和较广泛病变患者时，其有效性仍有待进一步证实。由于缺乏明确的可比较和指导数据，最新的ILROG指南仍然推荐对该类患者行高剂量TSEBT方案。

为了挑战传统方案，我们进行了一项单中心研究，回顾性将低剂量(12Gy)与传统剂量(≥12Gy)方案直接进行比较。病理确诊为MF(排除SS)共90例患者，其中绝大多数接受了≥30Gy的TSEBT。通过mSWAT评估发现，具有良好预后因素的患者，获得预期的部分缓解至完全缓解，即12Gy TSEBT组缓解率为73%，而≥12Gy TSEBT组为83%。相反，对于具有预后不良因素的患者，12Gy TSEBT组有效率为30%，而≥12Gy组为36%，两组之间无明显统计学差异(未发表数据)。比较结果似乎表明：首先，具有不良预后因素的患者绝对有效率较低。这类患者对于有效新疗法，例如干细胞移植等的开发和应用需求最为迫切。其次，无论TSEBT的剂

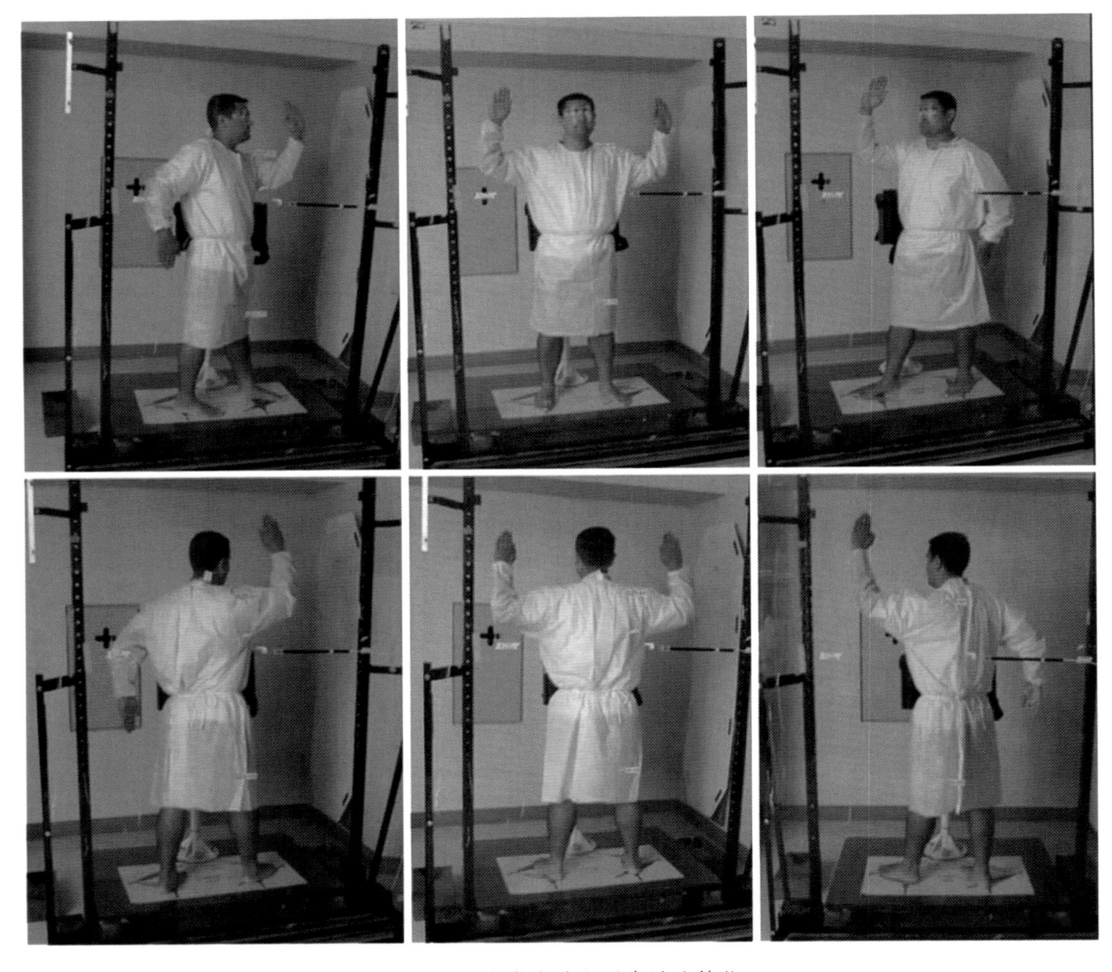

图 12.11 全身皮肤电子束治疗体位。

量如何增加，这类患者的有效率都较低，并不能从剂量提升中获益，因此我们建议将小剂量 TSEBT 作为标准方案。高剂量 TSEBT 仅选择性地应用于无其他经典全身治疗可选择的持续性难治性的患者，当然也包括其病程发展决定了将移植作为最后选择的患者。

缩野 电子线缩野照射用于放疗剂量不足区域。常见的剂量不足区域包括肩（图 12.13）、腋窝、乳房下皱襞、血管翳、大腿内侧、会阴、肛周，但患者身体的具体情况也应予以考虑。头顶皮肤的剂量也可能不足，但为了减少永久性脱发的风险，我们一般只在头皮有 MF 病灶时才使用缩野照射。体内剂量与临床评估、临床可疑同样重要，因为它关系到缩野范围以及确保皮肤表面至少能得到 50%的 TSEBT 处方剂量[45,46]。

遮挡 双手双脚和会阴部常为放疗剂量易过量的部位，这是因为这些部位易出现射野重叠或在解剖学上存在组织不均匀性[26]。在治疗过程中某个阶段，尤其是对那些总剂量超过 24Gy 的患者，需要对这些部位进行遮挡。双眼同样应该根据个体情况进行遮挡[47]。

毒性 尽管采用低剂量方案，皮肤毒性反应仍然很常见，极个别情况下会很严重。患者会出现瘙痒、干燥脱屑、红斑、脱发、干

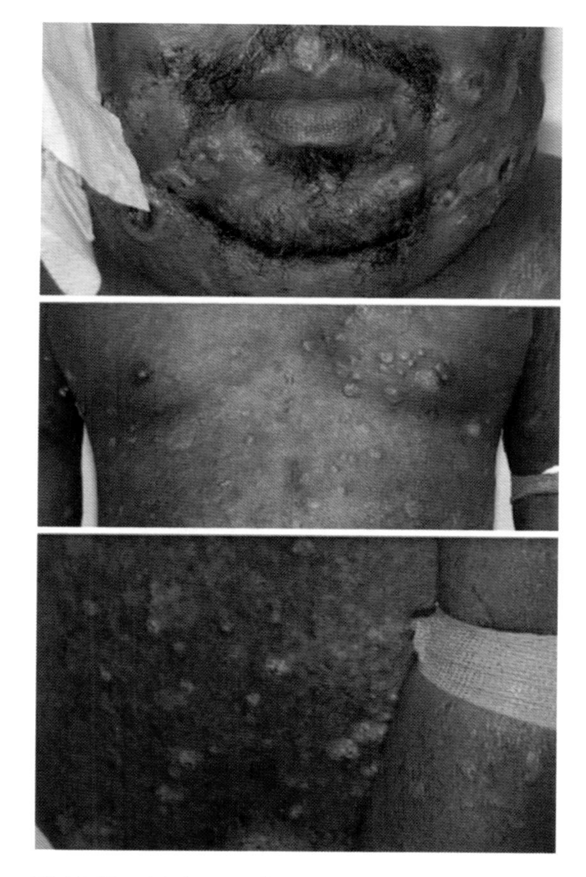

图 12.12　超过 12Gy 的 TSEBT，应用于多线方案均无效的预期移植或非移植的晚期病例。

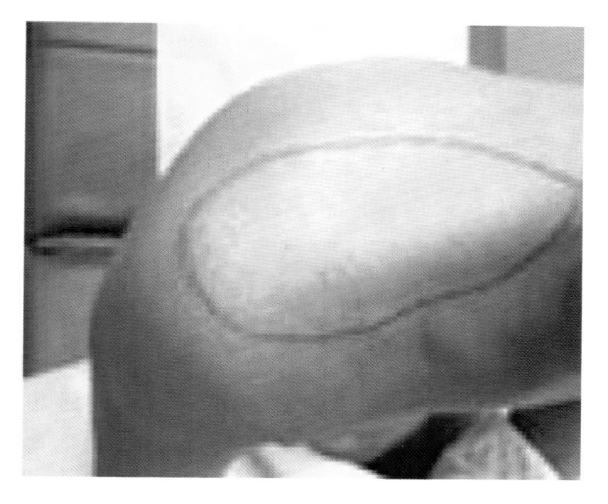

图 12.13　患者肩部缩野勾画区域。

燥病等，尤其在接受高剂量治疗时，手和脚会出现水疱和水肿（图 12.14），无汗（排汗减少）[48]，以及手指甲和脚趾甲脱落[43,49]等。副作用治疗应着眼于减轻症状和避免感染，必要时使用润肤剂，外用抗生素，口服或静脉注射抗生素，而旋流式温水浴疗、镇痛治疗是症状控制及帮助患者完成预期疗程的关键。出现并发症的时候需要中断治疗。常见的感染源包括金黄色葡萄球菌、β-溶血性链球菌、皮肤单纯疱疹或带状疱疹[50]。铜绿假单胞菌蜂窝组织炎也可能发生，且对于开放性溃疡的患者，菌血症和败血症可能是治疗期间危及生命的并发症。同时，感染也会和疾病本身混淆。因此，一旦怀疑有感染，抗生素的

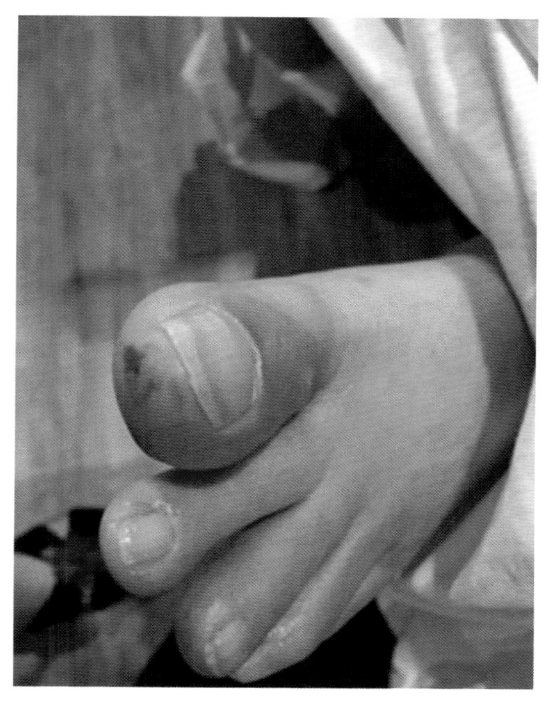

图 12.14　全身皮肤电子束根治性放疗中足部水泡。通常在全身电子线根治性治疗剂量大于 28Gy 时该水泡可发展为双脚性。该患者目前治疗时间超过 6 周，双脚部剂量不足 16Gy。

使用就很必要，这是避免患者治疗不当导致病情加重的关键。最值得关注的长期毒性反应是皮肤纤维化，一般在高剂量治疗或再次

治疗后出现,尤其是有四肢病变和存在诸如血管病变等合并症的患者,可最终影响到功能运动和循环系统[51]。

治疗后评估:病例 3

该患者获得临床完全缓解,PET-CT 随访显示淋巴结消失。这种情况在治疗皮肤后很常见,即使先前证实有淋巴结受累。然而,该患者的完全缓解期只持续了 8 个月,随后双腿就出现了新的溃疡病变。患者接受了本妥昔单抗治疗,但溃疡性的肿瘤仍持续加重,并伴随新的皮肤病变出现。靶向治疗仍然是 MF 治疗中的一个可行的正在发展的治疗领域。最近的研究表明,MF 患者 CD30 的表达水平各异,50%~70%的患者接受本妥昔单抗治疗后有效,外周神经病变为其最常见的毒性反应[52,53]。

病例 3 的患者拟行异体移植治疗。在异体移植之前我们用根治量的全身电子线照射予以减瘤治疗。事实上,异体移植是唯一可行的治愈该病的方法;基于资料建议给量 28~36Gy 会有更高的完全缓解率,我们拟对该病例进行上述剂量的放疗,以期移植前最大程度消灭皮肤病灶,获得最大的治愈率。该患者接受了总剂量 32Gy 共 8 周的 TSEBT,随后用其妹妹的供体进行了异体移植。16 个月后的今天,她仍处于完全缓解期,但也存在皮肤移植物抗宿主病(GVHD),正在对该情况进行相关处理。

支持异体造血干细胞移植用于治疗难治性 MF 的证据仍在继续更新。尽管异体移植似乎并未表现出持久疗效[54-56],但异体移植结合清髓性或非清髓性预处理方案均改善和延长了无病生存期,凸显了移植物抗淋巴瘤效应在持久缓解中的作用[57-63]。一项相关的分析显示,患者的总体缓解率达到 68%,完全缓解率达到 58%[64]。TSEBT 减瘤是标准放射治疗的组成部分,现在也是我们机构的标准治疗方案。

原发性皮肤 ALCL 病例

临床表现

67 岁男性患者,右足底中部有一较大且溃烂的瘤样真菌样病变,大小为 5cm×6cm(图 12.15)。活检提示为 CD30+T 细胞淋巴组织增生性疾病,由小、中、大型淋巴细胞组成,核轮廓不规则,核仁有的明显有的不明显,胞浆有的极少有的丰富,CD3 阳性,CD30 强阳性占 90%,ALK-1 阴性细胞。该病灶无法自行缓解。临床皮肤检查未发现其他病变。分期 CT 扫描未发现任何淋巴结和内脏侵犯。

病理

pcALCL 诊断是具有挑战性的。原发病灶必须局限于皮肤,但局部淋巴结也可广泛受累。如果并发全身性疾病,则不考虑其为原发性皮肤病。更困难的是鉴别系统性 ALCL,它起源于淋巴结,并且侵犯皮肤;侵犯的范围可浅可深,事实上,皮下侵犯很常

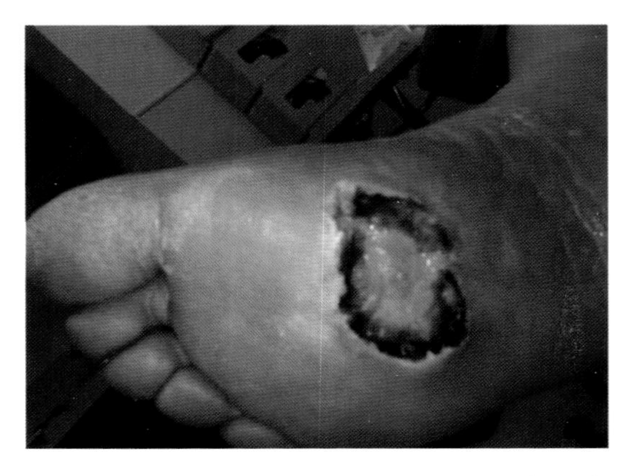

图 12.15 原发性皮肤间变性大细胞淋巴瘤(pcALCL)。

见；相反亲表皮现象很罕见，而且细胞很少表达上皮膜抗原(EMA)。存在间变性细胞，具有细胞核大、多形性明显、细胞质丰富的标志性形态。分子标志单一、强 CD30 表达，这一表达在增大的间变细胞中通常可占>75%；细胞有侵犯淋巴结窦的趋势。pcALCL 与系统性 ALCL 不同，pcALCL 中染色体易位 t (2;5) 和 ALK 通常无表达。而系统性 ALCL 中有 70%~80%的患者 ALK 阳性。pcALCL 很罕见，只占 ALCL 的 1%~2%，约占 CTCL 的 25%[65]。pcALCL 存在于一组相互重叠的原发性皮肤 CD30+淋巴组织增生性疾病中，其中也包括淋巴瘤样丘疹病。淋巴瘤样丘疹病临床表现独特，会伴有大量病例自发愈合[66]。

分期和预后因素

ISCL/EORTC 对原发性皮肤淋巴瘤，同蕈样肉芽肿和 Sézary 综合征一样设定了特有的 TNM 分期，包含 pcALCL。T 分期基于病灶大小和分布/侵犯范围，N 分期基于淋巴结数目和侵犯范围，M 分期基于皮肤外侵犯范围[67]。pcALCL 在 20 岁以下的患者中较为罕见；尽管通常 ALK 阴性，但病程缓慢，预后较好。相比之下，系统性 ALCL 的预后与 ALK 密切相关[68]。

治疗和处理

因病变呈局限性，该患者接受了 9MeV 电子束局部照射，外放 1.5cm，剂量为 10Gy 分 5 次完成。考虑到结节的厚度太薄，表面添加 5mm 的填充物。几次放疗后，效果立竿见影，溃疡处变平坦且软化了；后未行进一步治疗。溃疡缓慢愈合，3 个月后随访时，病变处已经恢复到接近正常，皮肤完整性的水平达到二期愈合(图 12.16)。

照射野、剂量和放疗技术

采用 ILROG 的照射野和剂量的指南共识，6Gy~>30Gy 的局部放疗剂量仍被大部分人所接受。然而与 MF 不同，pcALCL 的最佳治疗剂量还未确定。pcALCL 对局部 RT 非常敏感，RT 被认为是该病的一个有效治疗手段。虽然该病极为罕见，且报道的病例样本量很小，但是根据以往的数据，局部放疗后该病的有效率可高达 97%~100%，完全有效率可以超过 80%。但最终会出现复发，其长期无复发生存率仅有 50%或更低。不过该病的总体进程仍然是惰性的，既往报道长期肿瘤特异性生存率高于 80%~90%[66,69-71]。最近的单中心病例研究中，RT 剂量仍超过 30Gy[72]。由于该病极为罕见，低剂量 RT 资料非常有限，因此低剂量 RT 对 pcALCL 患者是否有效仍然是一个等待解答的问题。正如 MF 的患者一样，pcALCL 患者随着时间的推移也会有皮肤多处复发的可能，需要再次放射治疗，探索与高剂量类似控制率的最小放疗剂量是非常迫切和需要解决的问题。

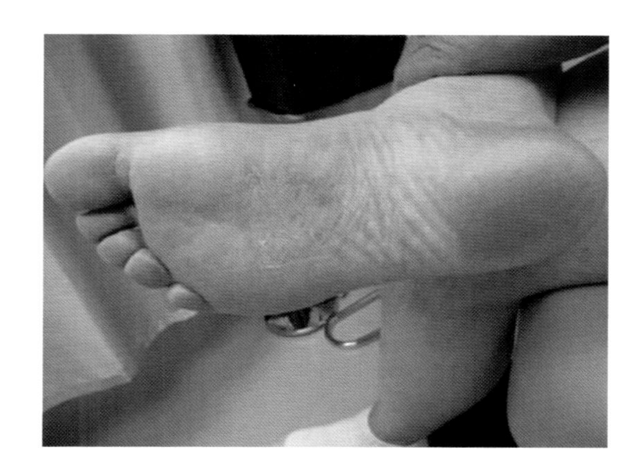

图 12.16　10Gy 放疗结束后 10 周疗效。

治疗后评估

3年后随访，患者病情持续性局部缓解，无疾病进展。该患者对于低剂量放疗的良好反应，表明这种惰性的CTCL患者也可以像MF患者一样，尝试使用低剂量RT。减少RT的强度、时间和毒性，可能更利于这种惰性、病程较慢，且随着时间推移需要多次RT的疾病。需要更多的研究来确定此种疾病最佳的治疗剂量。

结论

放疗是CTCL治疗的重要组成部分。MF是最常见的CTCL类型，局部和全身皮肤电子线治疗对于MF都有效。考虑到该病可预见的长期毒性反应，以及在漫长的疾病过程中需要再次治疗等因素，目前已有多项证据证明，MF的治疗模式已经逐渐向低剂量RT转变。皮肤局部治疗、全身治疗及靶向治疗与RT一起，成为MF治疗的必要组成部分。pcALCL是一种极其罕见的CTCL类型，表现为惰性病程，对RT高度敏感，因而RT可以作为对该CTCL亚型的根治性治疗手段。

（钱露茜 王婷婷 译 冯平柏 校）

参考文献

1. Criscione VD, Weinstock MA. Incidence of cutaneous T-cell lymphoma in the United States, 1973–2002. Arch Dermatol. 2007;143(7):854–9.
2. Sun G, Berthelot C, Li Y, Glass 2nd DA, George D, Pandya A, et al. Poor prognosis in non-Caucasian patients with early-onset mycosis fungoides. J Am Acad Dermatol. 2009;60(2):231–5.
3. Cheah CY, Seymour JF, Wang ML. Mantle cell lymphoma. J Clin Oncol Off J Am Soc Clin Oncol. 2016;34:1256–69.
4. Girardi M, Heald PW, Wilson LD. The pathogenesis of mycosis fungoides. N Engl J Med. 2004;350(19):1978–88.
5. Fung MA, Murphy MJ, Hoss DM, Grant-Kels JM. Practical evaluation and management of cutaneous lymphoma. J Am Acad Dermatol. 2002;46(3):325–57.
6. Willemze R, Jaffe ES, Burg G, Cerroni L, Berti E, Swerdlow SH, et al. WHO-EORTC classification for cutaneous lymphomas. Blood. 2005;105(10):3768–85.
7. Sibaud V, Beylot-Barry M, Thiebaut R, Parrens M, Vergier B, Delaunay M, et al. Bone marrow histopathologic and molecular staging in epidermotropic T- cell lymphomas. Am J Clin Pathol. 2003;119(3):414–23.
8. Graham SJ, Sharpe RW, Steinberg SM, Cotelingam JD, Sausville EA, Foss FM. Prognostic implications of a bone marrow histopathologic classification system in mycosis fungoides and the Sezary syndrome. Cancer. 1993;72(3):726–34.
9. Olsen E, Vonderheid E, Pimpinelli N, Willemze R, Kim Y, Knobler R, et al. Revisions to the staging and classification of mycosis fungoides and Sezary syndrome: a proposal of the International Society for Cutaneous Lymphomas (ISCL) and the cutaneous lymphoma task force of the European Organization of Research and Treatment of Cancer (EORTC). Blood. 2007;110(6):1713–22.
10. Kim YH, Hoppe RT. Mycosis fungoides and the Sezary syndrome. Semin Oncol. 1999;26(3):276–89.
11. Vonderheid EC, Diamond LW, van Vloten WA, Scheffer E, Meijer CJ, Cashell AW, et al. Lymph node classification systems in cutaneous T-cell lymphoma. Evidence for the utility of the working formulation of non-Hodgkin's lymphomas for clinical usage. Cancer. 1994;73(1):207–18.
12. Diamandidou E, Colome M, Fayad L, Duvic M, Kurzrock R. Prognostic factor analysis in mycosis fungoides/Sezary syndrome. J Am Acad Dermatol. 1999;40(6 Pt 1):914–24.
13. Wasik MA, Vonderheid EC, Bigler RD, Marti R, Lessin SR, Polansky M, et al. Increased serum concentration of the soluble interleukin-2 receptor in cutaneous T-cell lymphoma. Clinical and prognostic implications. Arch Dermatol. 1996;132(1):42–7.
14. Hoppe RT, Medeiros LJ, Warnke RA, Wood GS. CD8-positive tumor-infiltrating lymphocytes influence the long-term survival of patients with mycosis fungoides. J Am Acad Dermatol. 1995;32(3):448–53.
15. Delfau-Larue MH, Dalac S, Lepage E, Petrella T, Wechsler J, Farcet JP, et al. Prognostic significance of a polymerase chain reaction-detectable dominant T-lymphocyte clone in cutaneous lesions of patients with mycosis fungoides. Blood. 1998;92(9):3376–80.
16. Guitart J, Camisa C, Ehrlich M, Bergfeld WF. Long-term implications of T-cell receptor gene rearrangement analysis by Southern blot in patients with cutaneous T-cell lymphoma. J Am Acad Dermatol. 2003;48(5):775–9.
17. Beylot-Barry M, Sibaud V, Thiebaut R, Vergier B, Beylot C, Delaunay M, et al. Evidence that an identical T cell clone in skin and peripheral blood lymphocytes is an independent prognostic factor in primary cutaneous T cell lymphomas. J Invest Dermatol. 2001;117(4):920–6.
18. Bakels V, Van Oostveen JW, Geerts ML, Gordijn RL, Walboomers JM, Scheffer E, et al. Diagnostic and

prognostic significance of clonal T-cell receptor beta gene rearrangements in lymph nodes of patients with mycosis fungoides. J Pathol. 1993;170(3):249–55.
19. Smith BD, Wilson LD. Management of mycosis fungoides: part 2. Treatment. Oncology (Huntingt). 2003;17(10):1419–28; discussion 30, 33.
20. Heald PW, Glusac EJ. Unilesional cutaneous T-cell lymphoma: clinical features, therapy, and follow-up of 10 patients with a treatment-responsive mycosis fungoides variant. J Am Acad Dermatol. 2000;42(2 Pt 1):283–5.
21. Wilson LD, Kacinski BM, Jones GW. Local superficial radiotherapy in the management of minimal stage IA cutaneous T-cell lymphoma (Mycosis Fungoides). Int J Radiat Oncol Biol Phys. 1998;40(1):109–15.
22. Micaily B, Miyamoto C, Kantor G, Lessin S, Rook A, Brady L, et al. Radiotherapy for unilesional mycosis fungoides. Int J Radiat Oncol Biol Phys. 1998;42(2):361–4.
23. Quiros PA, Jones GW, Kacinski BM, Braverman IM, Heald PW, Edelson RL, et al. Total skin electron beam therapy followed by adjuvant psoralen/ultraviolet-A light in the management of patients with T1 and T2 cutaneous T-cell lymphoma (mycosis fungoides). Int J Radiat Oncol Biol Phys. 1997;38(5):1027–35.
24. Chinn DM, Chow S, Kim YH, Hoppe RT. Total skin electron beam therapy with or without adjuvant topical nitrogen mustard or nitrogen mustard alone as initial treatment of T2 and T3 mycosis fungoides. Int J Radiat Oncol Biol Phys. 1999;43(5): 951–8.
25. Hoppe RT. Mycosis fungoides: radiation therapy. Dermatol Ther. 2003;16(4):347–54.
26. Jones GW, Hoppe RT, Glatstein E. Electron beam treatment for cutaneous T-cell lymphoma. Hematol Oncol Clin North Am. 1995;9(5):1057–76.
27. Hoppe RT, Harrison C, Tavallaee M, Bashey S, Sundram U, Li S, et al. Low-dose total skin electron beam therapy as an effective modality to reduce disease burden in patients with mycosis fungoides: results of a pooled analysis from 3 phase-II clinical trials. J Am Acad Dermatol. 2015;72(2):286–92.
28. Specht L, Dabaja BS, Illidge T, Wilson LD, Hoppe RT, International Lymphoma Radiation Oncology G. Modern radiation therapy for primary cutaneous lymphomas: field and dose guidelines from the International Lymphoma Radiation Oncology Group. Int J Radiat Oncol Biol Phys. 2015;92(1):32–9.
29. Diamandidou E, Colome-Grimmer M, Fayad L, Duvic M, Kurzrock R. Transformation of mycosis fungoides/Sezary syndrome: clinical characteristics and prognosis. Blood. 1998;92(4):1150–9.
30. Vergier B, de Muret A, Beylot-Barry M, Vaillant L, Ekouevi D, Chene G, et al. Transformation of mycosis fungoides: clinicopathological and prognostic features of 45 cases. French Study Group of Cutaneous Lymphomas. Blood. 2000;95(7):2212–8.
31. Vonderheid EC, Bernengo MG, Burg G, Duvic M, Heald P, Laroche L, et al. Update on erythrodermic cutaneous T-cell lymphoma: report of the International Society for Cutaneous Lymphomas. J Am Acad Dermatol. 2002;46(1):95–106.
32. de Coninck EC, Kim YH, Varghese A, Hoppe RT. Clinical characteristics and outcome of patients with extracutaneous mycosis fungoides. J Clin Oncol Off J Am Soc Clin Oncol. 2001;19(3):779–84.
33. Prince HM, Whittaker S, Hoppe RT. How I treat mycosis fungoides and Sezary syndrome. Blood. 2009;114(20):4337–53.
34. Stein M, Farrar N, Jones GW, Wilson LD, Fox L, Wong RK, et al. Central neurologic involvement in mycosis fungoides: ten cases, actuarial risk assessment, and predictive factors. Cancer J. 2006;12(1):55–62.
35. Agar NS, Wedgeworth E, Crichton S, Mitchell TJ, Cox M, Ferreira S, et al. Survival outcomes and prognostic factors in mycosis fungoides/Sezary syndrome: validation of the revised International Society for Cutaneous Lymphomas/European Organisation for Research and Treatment of Cancer staging proposal. J Clin Oncol Off J Am Soc Clin Oncol. 2010;28(31):4730–9.
36. Scarisbrick JJ, Prince HM, Vermeer MH, Quaglino P, Horwitz S, Porcu P, et al. Cutaneous lymphoma international consortium study of outcome in advanced stages of mycosis fungoides and sezary syndrome: effect of specific prognostic markers on survival and development of a prognostic model. J Clin Oncol Off J Am Soc Clin Oncol. 2015;33(32):3766–73.
37. Benton EC, Crichton S, Talpur R, Agar NS, Fields PA, Wedgeworth E, et al. A cutaneous lymphoma international prognostic index (CLIPi) for mycosis fungoides and Sezary syndrome. Eur J Cancer. 2013;49(13):2859–68.
38. Kaye FJ, Bunn Jr PA, Steinberg SM, Stocker JL, Ihde DC, Fischmann AB, et al. A randomized trial comparing combination electron-beam radiation and chemotherapy with topical therapy in the initial treatment of mycosis fungoides. N Engl J Med. 1989;321(26): 1784–90.
39. Zinzani PL, Baliva G, Magagnoli M, Bendandi M, Modugno G, Gherlinzoni F, et al. Gemcitabine treatment in pretreated cutaneous T-cell lymphoma: experience in 44 patients. J Clin Oncol Off J Am Soc Clin Oncol. 2000;18(13):2603–6.
40. Whittaker SJ, Demierre MF, Kim EJ, Rook AH, Lerner A, Duvic M, et al. Final results from a multicenter, international, pivotal study of romidepsin in refractory cutaneous T-cell lymphoma. J Clin Oncol Off J Am Soc Clin Oncol. 2010;28(29):4485–91.
41. Piekarz RL, Frye R, Turner M, Wright JJ, Allen SL, Kirschbaum MH, et al. Phase II multi-institutional trial of the histone deacetylase inhibitor romidepsin as monotherapy for patients with cutaneous T-cell lymphoma. J Clin Oncol Off J Am Soc Clin Oncol. 2009;27(32):5410–7.
42. Chen Z, Agostinelli AG, Wilson LD, Nath R. Matching the dosimetry characteristics of a dual-field Stanford technique to a customized single-field Stanford technique for total skin electron therapy. Int J Radiat Oncol Biol Phys. 2004;59(3):872–85.
43. Jones G, Wilson LD, Fox-Goguen L. Total skin electron beam radiotherapy for patients who have mycosis fungoides. Hematol Oncol Clin North Am. 2003;17(6):1421–34.
44. Rosenblatt E, Kuten A, Leviov M, Cederbaum

M. Total skin electron irradiation in mycosis fungoides dose and fractionation considerations. Leuk Lymphoma. 1998;30(1–2):143–51.
45. Gamble LM, Farrell TJ, Jones GW, Hayward JE. Composite depth dose measurement for total skin electron (TSE) treatments using radiochromic film. Phys Med Biol. 2003;48(7):891–8.
46. Anacak Y, Arican Z, Bar-Deroma R, Tamir A, Kuten A. Total skin electron irradiation: evaluation of dose uniformity throughout the skin surface. Med Dosim. 2003;28(1):31–4.
47. Asbell SO, Siu J, Lightfoot DA, Brady LW. Individualized eye shields for use in electron beam therapy as well as low-energy photon irradiation. Int J Radiat Oncol Biol Phys. 1980;6(4):519–21.
48. Price NM. Electron beam therapy. Its effect on eccrine gland function in mycosis fungoides patients. Arch Dermatol. 1979;115(9):1068–70.
49. Desai KR, Pezner RD, Lipsett JA, Vora NL, Luk KH, Wong JY, et al. Total skin electron irradiation for mycosis fungoides: relationship between acute toxicities and measured dose at different anatomic sites. Int J Radiat Oncol Biol Phys. 1988;15(3):641–5.
50. Axelrod PI, Lorber B, Vonderheid EC. Infections complicating mycosis fungoides and Sezary syndrome. JAMA. 1992;267(10):1354–8.
51. Jones GW, Kacinski BM, Wilson LD, Willemze R, Spittle M, Hohenberg G, et al. Total skin electron radiation in the management of mycosis fungoides: consensus of the European Organization for Research and Treatment of Cancer (EORTC) Cutaneous Lymphoma Project Group. J Am Acad Dermatol. 2002;47(3):364–70.
52. Kim YH, Tavallaee M, Sundram U, Salva KA, Wood GS, Li S, et al. Phase II investigator-initiated study of brentuximab vedotin in mycosis fungoides and Sezary syndrome with variable CD30 expression level: a multi-institution collaborative project. J Clin Oncol Off J Am Soc Clin Oncol. 2015;33(32):3750–8.
53. Duvic M, Tetzlaff MT, Gangar P, Clos AL, Sui D, Talpur R. Results of a phase II trial of brentuximab vedotin for CD30+ cutaneous T-cell lymphoma and lymphomatoid papulosis. J Clin Oncol Off J Am Soc Clin Oncol. 2015;33(32):3759–65.
54. Bigler RD, Crilley P, Micaily B, Brady LW, Topolsky D, Bulova S, et al. Autologous bone marrow transplantation for advanced stage mycosis fungoides. Bone Marrow Transplant. 1991;7(2):133–7.
55. Russell-Jones R, Child F, Olavarria E, Whittaker S, Spittle M, Apperley J. Autologous peripheral blood stem cell transplantation in tumor-stage mycosis fungoides: predictors of disease-free survival. Ann N Y Acad Sci. 2001;941:147–54.
56. Sterling JC, Marcus R, Burrows NP, Roberts SO. Erythrodermic mycosis fungoides treated with total body irradiation and autologous bone marrow transplantation. Clin Exp Dermatol. 1995;20(1):73–5.
57. Burt RK, Guitart J, Traynor A, Link C, Rosen S, Pandolfino T, et al. Allogeneic hematopoietic stem cell transplantation for advanced mycosis fungoides: evidence of a graft-versus-tumor effect. Bone Marrow Transplant. 2000;25(1):111–3.
58. Guitart J, Wickless SC, Oyama Y, Kuzel TM, Rosen ST, Traynor A, et al. Long-term remission after allogeneic hematopoietic stem cell transplantation for refractory cutaneous T-cell lymphoma. Arch Dermatol. 2002;138(10):1359–65.
59. Molina A, Zain J, Arber DA, Angelopolou M, O'Donnell M, Murata-Collins J, et al. Durable clinical, cytogenetic, and molecular remissions after allogeneic hematopoietic cell transplantation for refractory Sezary syndrome and mycosis fungoides. J Clin Oncol. 2005;23(25):6163–71.
60. Soligo D, Ibatici A, Berti E, Morandi P, Longhi E, Venegoni L, et al. Treatment of advanced mycosis fungoides by allogeneic stem-cell transplantation with a nonmyeloablative regimen. Bone Marrow Transplant. 2003;31(8):663–6.
61. Duarte RF, Canals C, Onida F, Gabriel IH, Arranz R, Arcese W, et al. Allogeneic hematopoietic cell transplantation for patients with mycosis fungoides and Sezary syndrome: a retrospective analysis of the Lymphoma Working Party of the European Group for Blood and Marrow Transplantation. J Clin Oncol Off J Am Soc Clin Oncol. 2010;28(29):4492–9.
62. Duarte RF, Schmitz N, Servitje O, Sureda A. Haematopoietic stem cell transplantation for patients with primary cutaneous T-cell lymphoma. Bone Marrow Transplant. 2008;41(7):597–604.
63. Wu PA, Kim YH, Lavori PW, Hoppe RT, Stockerl-Goldstein KE. A meta-analysis of patients receiving allogeneic or autologous hematopoietic stem cell transplant in mycosis fungoides and Sezary syndrome. Biol Blood Marrow Transplant J Am Soc Blood Marrow Transplant. 2009;15(8):982–90.
64. Duvic M, Donato M, Dabaja BS, Richmond H, Singh L, Wei W, et al. Total skin electron beam and non-myeloablative allogeneic hematopoietic stem-cell transplantation in advanced mycosis fungoides and Sezary syndrome. J Clin Oncol Off J Am Soc Clin Oncol. 2010;28(14):2365–72.
65. DeCoteau JF, Butmarc JR, Kinney MC, Kadin ME. The t(2;5) chromosomal translocation is not a common feature of primary cutaneous CD30+ lymphoproliferative disorders: comparison with anaplastic large-cell lymphoma of nodal origin. Blood. 1996;87(8):3437–41.
66. Bekkenk MW, Geelen FA, van Voorst Vader PC, Heule F, Geerts ML, van Vloten WA, et al. Primary and secondary cutaneous CD30(+) lymphoproliferative disorders: a report from the Dutch Cutaneous Lymphoma Group on the long-term follow-up data of 219 patients and guidelines for diagnosis and treatment. Blood. 2000;95(12):3653–61.
67. Kim YH, Willemze R, Pimpinelli N, Whittaker S, Olsen EA, Ranki A, et al. TNM classification system for primary cutaneous lymphomas other than mycosis fungoides and Sezary syndrome: a proposal of the International Society for Cutaneous Lymphomas (ISCL) and the Cutaneous Lymphoma Task Force of the European Organization of Research and Treatment of Cancer (EORTC). Blood. 2007;110(2):479–84.
68. Jaffe ES. Anaplastic large cell lymphoma: the shifting

sands of diagnostic hematopathology. Mod Pathol Off J US Can Acad Pathol Inc. 2001;14(3):219–28.
69. Beljaards RC, Kaudewitz P, Berti E, Gianotti R, Neumann C, Rosso R, et al. Primary cutaneous CD30-positive large cell lymphoma: definition of a new type of cutaneous lymphoma with a favorable prognosis. A European Multicenter Study of 47 patients. Cancer. 1993;71(6):2097–104.
70. Liu HL, Hoppe RT, Kohler S, Harvell JD, Reddy S, Kim YH. CD30+ cutaneous lymphoproliferative disorders: the Stanford experience in lymphomatoid papulosis and primary cutaneous anaplastic large cell lymphoma. J Am Acad Dermatol. 2003;49(6):1049–58.
71. Yu JB, Blitzblau RC, Decker RH, Housman DM, Wilson LD. Analysis of primary CD30+ cutaneous lymphoproliferative disease and survival from the Surveillance, Epidemiology, and End Results database. J Clin Oncol Off J Am Soc Clin Oncol. 2008;26(9):1483–8.
72. Yu JB, McNiff JM, Lund MW, Wilson LD. Treatment of primary cutaneous CD30+ anaplastic large-cell lymphoma with radiation therapy. Int J Radiat Oncol Biol Phys. 2008;70(5):1542–5.

索　引

P

Q

S

T

W

X

Y

Z

其他